JN005372

ブレイン・ブースト

BRAIN BOOST

脳を変える究極のマインドセット

TheExpectationEffect
How Your Mindset Can Transform Your Life

David Robson
Yoshie Nakao

デビッド・ロブソン／著
中尾由恵／訳

二見書房

The Expectation Effect:
How Your Mindset Can Transform Your Life

by David Robson

Copyright ©David Robson, 2022
Japanese translation rights arranged with
the author c/o Felicity Bryan Ltd, Oxford, U.K.
through Tuttle-Mori Agency, Inc., Tokyo

ロバートへ

はじめに――謎の「突然死」症候群

「心はそれ自体が世界をなし、その世界の中で、地獄を天国にも、天国を地獄にも変えられる」

――ジョン・ミルトン『失楽園』〔引用部は中尾訳／以下同〕

　人は、まるで呼吸するように何かを期待する。どんな場面でも期待はつきまとうが、それをきちんと意識することは、めったにない。あなたは自分のことを「体が丈夫」だと思っているかもしれないし、逆に「病気がち」だと思っているかもしれない。「スリムで運動神経が良い」、あるいは「太りやすい体質だ」と考えているかもしれない。「ストレスは健康に悪い」「睡眠不足の翌日は歩く屍《しかばね》になる」などと信じている人もいるだろう。

　そうした考えは、どれも揺るぎない客観的事実のように思えるかもしれない。しかし本書では、その思い込みや信念こそが、あなたの健康状態や幸福感を形づくっているのだということを明らかにし、それぞれの問題に対する期待をリセットすることで、健康や幸福、生産性に対して、実に驚くべき効果をもたらせるということを、お伝えしたいと思う。

「なんだか怪しい」と思われただろうか。であれば、まずは、ハーバード大学がホテルの清掃員を対象におこなった注目すべき研究をご紹介したい。清掃員の仕事は、体力的にハードな作業が多いが、ジムでやるような、いわゆる「運動」とはイメージが違う。そこでこの研究では、清掃員がいだいている運動習慣に対する自己認識を変えるため、「あなたたちの掃除機がけ、ベッドシーツの交換、家具や備品の移動によって消費されるエネルギー量は、健康維持のために推奨される運動レベルに匹敵する」と被験者に説明した。すると1か月後、被験者の健康状態は目に見えて向上し、体重と血圧にも有意な変化が認められた。驚くべきことに、自分の体に関する思い込みや仕事に対する期待が変わったことで、生活習慣には何の変化もなかったにもかかわらず、実際に生理学的な効果がもたらされたのだ。

これから本書では、このような脳の「期待効果」が、健康状態、体重の増減、ストレスや不眠による短期的・長期的な結果などにも影響を及ぼすことを明らかにしていく。次にご紹介するエピソードが示すように、こうした期待や予測の力は非常に強く、時に人の寿命を左右することさえあるのだ。

＊＊＊

１９７０年代の後半から、米国疾病予防管理センター（ＣＤＣ）に妙な報告が入りはじめた。ラオスから米国へ渡ってきたばかりの移民が睡眠中に死亡する例が、かなりの数にのぼるというものだ。そのほぼ全員が男性で、年齢は20代半《なか》ばから40代半ば。大半はラオスで迫害されていた「モン族」の出身で、共産主義の政治勢力であるパテート・ラーオの台頭を受けて米国へ逃れてきていた。それぞれの家族が気づいた「死の予兆」と言えば、苦しそうな呼吸音や、ときおり混じるあえぎ声やうめき声、叫び声くらいだったという。そして救命救急が到着するころには、すでに息を引き取っていた。

疫学者がどれだけ調べても、この「夜間突然死症候群」（ＳＵＮＤＳ）をきちんと説明できるような医学的根拠は見つからなかった。検死では、毒物の痕跡もなく、食事や精神状態にも特に異常は認められなかった。にもかかわらず、ＳＵＮＤＳによるモン族男性の死亡率は非常に高く、ピーク時には、その他の上位五つの死因による死者数を合わせた数を上回るほどだった。いったいなぜ、これほど多くの健康と思われていた大人が、睡眠中に不慮の死を遂げたのだろうか。

その謎は、医療人類学者シェリー・アドラーがおこなった調査によって解明されることになる。モン族の伝統的な民間伝承に、夜になると「ダブ・ツォグ（dub tsog）」と呼ばれる邪悪な悪霊が世界を徘徊する、という話がある。この悪霊は、獲物を見つけると、その体の上に覆いかぶさって身動きを封じ、口をふさいで窒息死させるとされている。

ラオスの山奥にいたころは、モン族の人たちはシャーマンにお守りの首飾りを作ってもらったり、動物を生贄《いけにえ》として先祖に捧げて「ダブ・ツォグ」を追い払ってもらったりすることができた。だが米国に移住した今、シャーマンもいなければ、先祖の霊をなだめる儀式を執《と》りおこなうこともできない。つまり「ダブ・ツォグ」から身を守るすべがないということだ。彼らのような移民の多くは、米国文化に溶け込もうとしてキリスト教に改宗し、昔の儀式はすっかり手放していたのだ。

こうした、民族の伝統を捨ててしまったことへの罪悪感そのものが、慢性的なストレスの原因となり、健康に悪影響を及ぼしていた可能性もある。だが、「ダブ・ツォグ」の恐怖が現実になるのは、決まって夜だった。不穏な悪夢にうなされ、睡眠麻痺、いわゆる金縛りに襲われる。眠りについた状態で、まるで完全に目覚めたかのように意識は覚醒しているが、体は動かせない。睡眠麻痺自体は、危険なものではなく、約8パーセントの人が経験しているとされる。しかし、モン族の移民にとっては、「ダブ・ツォグ」

が復讐に来たように思えたのである。その結果、強烈なパニックによって心臓の状態が悪化し、心停止に至ったとアドラーは結論づけている。さらに、実際の死者が増えるにつれてモン族男性の恐怖心もつのり、ある種の集団ヒステリーが発生した結果、ますます死者が増えたとも考えられる。この説明は現在、多くの科学者に受け入れられている。

当時の新聞報道は、モン族の「文化的な原始性」を指摘し、彼らを「時が止まったような」「迷信と神話に支配された」民族であると形容していた。しかし現代の科学者は、人の信念というのは、この「ダブ・ツォグ」と同じように強力なものであり、誰もが簡単にその影響を受けてしまうと主張している。悪霊の存在など信じていない人でも、運動に関する考え方や長期的な健康への不安が、心臓病のリスクなどを含め、寿命に実質的な影響を与える可能性があるということだ。これが、期待効果の偉大な力である。裏を返せば、その影響力を認識さえできれば、私たちは期待効果を味方につけて、より長く、より健康で、より幸せな人生につなげることができるのだ。

このような主張には、ロンダ・バーンによる３５００万部を突破したベストセラー『ザ・シークレット』を始めとする、多くのニューエイジ系自己啓発書の内容と、危険なほど近いにおいを感じるかもしれない。バーンの提唱する「引き寄せの法則」は、例えば、自分が金持ちになった姿をイメージすると実際にお金がどんどん入ってくるといったものだが、これはまったくの疑似科学である。それに対し、本書で取り上げる知見は、どれも査読つきの学術誌に掲載された確かな実験に基づいており、神経系や免疫系の作用など、広く認められた心理学的・生理学的メカニズムで説明できるものばかりだ。本書では、いかに私たちの「思い込み」が人生に重大な結果をもたらすかということを、超常現象などに頼ることなく、明らかにしていく。
　また、この現代社会の混乱の中で、本当に、自分の思考が何か意味のある影響をもたらすことなどあるのだろうか、と疑念をいだく人もいるかもしれない。実は、本書の大部分は、新型コロナウイルスによるパンデミックのさなかに執筆した。多くの人が、愛する人の死や病状を嘆《なげ》き、自身の生活に大きな不安を抱えていた時期だ。政治的な不透明さや将来への不安にも直面し、今なお大勢の人が、強大な不平等と闘っている。だから個人の期待や信念など、そうした障壁の前では無力に等しいのではないかと感じるかもしれない。

　もちろん、「ポジティブ思考」でどんな不幸や不安も消し去ることができる——などというのは愚論であり、私もそんな主張をする気は毛頭ない（科学的な研究でも、困難な状況から目をそむけていては、事態は悪化するばかりだという結論が出つづけている）。しかし、これから明らかにするように、自分の能力に対する考え方しだいで、課題にどう対処するかが変わり、それによって心身の健康に対するダメージが変わることは、大いにありえる。たしかに、現代の危機の多くは制御不能ではあるが、困難な状況に対する反応の仕方は、私たちの期待や予測の産物であることが多い。その事実を正しく理解することで、私たちはレジリエンス（困難を乗り越える力）を高め、目の前の問題に対して最も建設的なアプローチを取ることができるのだ。

　ここできわめて重要なのは——本書を通じて何度も強調することだが——、各章で取り上げる「期待効果」は、楽観主義か悲観主義かといった、ざっくりとした話ではなく、具体的な信念や思い込みに関するものだということだ。自分の持つ期待や予測が、いかにして人生を形づくっているかという科学的知識を身につければ、自分をだますことなく、自分の思考に別の視点をもたらし、再評価することができる。つまり、期待効果を得るために、お気楽な楽観主義者に生まれ変わる必要などないのだ。

＊＊＊

私自身が「期待」の威力を思い知ったのは、7年前、人生における波乱の時期だった。

私も多くの人と同じように、うつや不安感に悩まされた経験があったが、それまではたいてい、不調の波が過ぎ去るまで、何とかやり過ごせていた。しかしある時期、激しいストレスにさらされたことによって、気分の落ち込みがどんどん深く、長くなり、ついに耐えられない状態になってしまった。

かかりつけ医を受診したところ、抗うつ剤が処方された。その際、偏頭痛などの副作用に関する、お決まりの注意説明も受けた。その後、薬の服用でたしかに気分は安定したのだが、最初の数日間は、頭蓋骨にアイスピックが突き刺さったのではないかというほどの、ひどい頭痛に襲われた。あまりの痛みの強烈さに、私は、自分の脳に何か恐ろしいことが起きているはずだと確信した。この苦痛が何かの警告でなくしていったい何であろうか、と。

しかし、ちょうどそのころ、私はプラセボ（プラシーボ）効果（「私は喜ばせる」を意味するラテン語に由来）に関する、一般読者向けの科学記事を書きはじめたところだった。現在ではよく知られているように、患者がただの不活性な（薬効成分のない）糖などの錠剤を飲んだ場合でも、それによる治癒効果を期待するだけで、症状が軽くなったり回復が早まったりすることがある。そしてこの現象は、血液循環やホルモンバランス、免疫反応における生理学的な変化とも一致する。

記事の執筆中、私はあることに気づいた。それは、プラセボ薬を服用した人の多くは、彼らが信じている薬の効能だけでなく、その副作用も同時に感じているということだ。報告されている副作用には、吐き気や頭痛といったものから、失神や、危険なほどの血圧低下まである。これは、ノセボ（ノシーボ）効果（「私は害をなす」を意味するラテン語に由来）として知られており、プラセボ反応と同じく、その症状は単なる「想像」上のものではなく、ホルモンや神経伝達物質などの、測定可能な生理学的変化によるものなのだ。

抗うつ剤についても、副作用の大部分は、必然的な反応というよりは、このノセボ反応で説明できることが多い。要するに、私が服薬中に感じたひどい痛みは、それ自体はまぎれもなく本物ではあるものの、薬による実際の化学的作用というよりは、脳の「期待」によるものだったということだ。それがわかると、なんと、痛みはたちまち消え去った。そのまま数か月間、同じ抗うつ剤を（副作用なく）飲みつづけたところ、私の抑うつ症状は治まった。最終的に薬を断つうえでも、「断薬後の離脱症状の多くが、ノセボ効果によるものかもしれない」という知識が役立ったのは間違いない。

私はそれ以来、脳が持つ、健康や幸福、肉体的・精神的能力を形づくる力に関する研究を、注意深く追うようになった。最近の研究では、人の信念や思い込みが、自己成就《じょうじゅ》的予言（self-fulfilling prophecies）［訳注：期待や思い込みに基づいて意識的または無意識的に行動することで、それが現実になること］となり、人生を良くも悪くも左右すること、そして、薬物に対するプラセボ反応やノセボ反応は、その一例に過ぎないことが明らかになってきている。

こうした現象は、科学文献によって「期待効果」「意味づけ反応」「オイディプス効果」（予言の自己成就を描いたソフォクレスの有名な悲劇『オイディプス王』に由来）など、さまざまな名前で呼ばれている。本書では便宜上、人の信念がもたらす現実の結果の根底にある、こうした科学的現象をまとめて表す言葉として、一つめの「期待効果」を用いることにする。

先述の、ハーバード大学によるホテル清掃員を対象とした研究は、この最先端の研究のほんの一例であり、ほかにも興味深い研究結果が数多く存在する。例えば、いわゆる「不眠を訴えるグッドスリーパー」（夜中に目がさえて眠れない時間を過大評価する人）は、日中に疲労や集中力の低下に悩まされる可能性が高い一方、その逆の「不眠を訴えないバッドスリーパー」は、不眠の悪影響をあまり受けないという傾向がある。つまり、翌日のパフォーマンスのためには、眠れたことと同じくらい、眠れたと思うことが大切なのだ。

同時に、不安にまつわる信念が、ストレスに対する生理的反応を変化させ、心身の健康への短期的な働きや長期的な負担に影響することもある。自己成就的予言は、ポジティブなものかネガティブなものかを問わず、知的な活動に取り組んでいるときの記憶力や集中力、疲労、あるいは問題解決における創造性にも影響を与えうるのだ。さらには、長いあいだ不変の特性だと考えられてきた「人の知能」さえも、期待や予測によって向上したり低下したりする可能性があることがわかっている。

こうした発見がきっかけとなり、一部の科学者は、脳の本質的な限界について疑問を投げかけ、適切なマインドセット（思考パターン）を身につけさえすれば、誰もが自分の中に眠っている精神的な能力を解放できるのではないかと示唆している。これは、仕事や学習、新たなプレッシャーへの対処法などにも関わる考え方である。

中でも驚くべきなのが、老化プロセスに関する研究結果だろう。老後についてポジティブにとらえている人は、老化を衰弱や障害と結びつけて考えている人よりも、難聴や虚弱《フレイル》状態、病気になりにくく、アルツハイマー病を発症する可能性も低くなることがわかっているのだ。文字通り、「年齢は気持ちしだい」というわけだ。

先のホテル清掃員に関するハーバード大学の研究が示す通り、私たちの期待は不変のものではない。期待が人生に及ぼす影響力を認めることで、私たちは、研究が示すシンプルな心理的技法を応用しながら、心身の健康を増進し、潜在的な知力を最大限に発揮できるようになる。この分野で最も影響力のある研究者のひとり、スタンフォード大学のアリア・クラムはこう述べている。

「私たちの脳は、現実をただありのままに受け取る受動的な観察者ではなく、現実を変える力を持っています。つまり、明日経験する現実の一部は、今日持っているマインドセットの産物なのです」

では、体と脳と環境がどのように相互作用して、そうした自己成就的予言を生み出すのか。私たちの心身の健康を決定づける期待や信念とはどのようなものなのか。どうすれば、こうした興味深い研究結果を人生に役立てることができるのか。本書では、これらの問いを中心に解き明かしていく。

その出発点として、脳は「予測マシン」であるという、画期的な新理論から見ていこうと思う。これは、意識的・無意識的な期待や予測が、私たちの現実のとらえ方——北極探検家の奇妙な幻覚から、痛みや病気の感じ方まで——に、いかに強い影響を与えるかを説明する概念だ。ここで重要なのは、この「予測マシン」が、体の生理機能にまで変化をもたらす点である。その事実をもとに、医療における期待や信念の力について掘り下げ、手術からの回復を早める方法など、驚くほどシンプルな心理的介入について取り上げる。また、期待が社会的伝染により個人間で広がっていく過程や、食物アレルギーの不可解な増加など、最近の多くの健康不安の元となっている心身相関的な原因についても考察し、そうしたネガティブな期待の犠牲にならないようにする方法もご紹介する。

さらに、医学の枠を超えて、日常の健康や、幸福における期待の力についても探求する。食品ラベルがいかに栄養素の代謝方法を左右し、ウエストラインに直接的な影響を与えるか。思考をどう使えば、運動の苦しさを取り除き、薬物に頼らずに運動能力を高められるのか。どうすれば、ストレスに対する身体的・精神的な反応を変えられるのか。インドなどでよく見られる文化的な信念が、いかに高い集中力や意志力をもたらすのか。そうした事例を一つずつ見ていきたいと思う。また、世界最高齢のアクロバティック・サルサダンサーからは「スーパーエイジャー」（若い心と体を持つ高齢者）の秘訣を学び、人の信念には、個々の細胞レベルで老化現象を遅らせるほどの強い力が秘められているということを確認する。そして、最後にもう一度モン族の話に戻り、そのエピソードをもとに、どうすれば、人生を豊かにする自己成就的予言を生み出せるかを明らかにしたいと思う。

なお、各章の最後には、こうした期待効果を人生に活《い》かすためのテクニックも、まとめている。章ごとに内容は異なるが、全体的に、練習と反復によって効果が高まるものばかりだ。ぜひオープンな心を持って、快適な環境で、少しずつでも成果を積み重ねることを意識しながら、各手法を試してみてほしい。ついつい、実用的な情報を求めて飛ばし読みしたい誘惑に駆られるかもしれないが、期待効果は、その裏にある科学的な根拠を理解したほうが、より強力に働く傾向がある。つまり、本書の内容を深く理解すればするほど、大きな効果が見込めるということだ。

自分の人生にどう応用したいかという具体的な方法をメモしながら読むのも有効かもしれない。また、試してみた結果をＳＮＳで「#expectationeffect」のハッシュタグをつけてシェアしたり、私の運営するウェブサイトdavidrobson.meのフォームから送信していただいたりするのもよいだろう。自分の体験を他人と共有したり、相手の体験を聞いたりすることで、期待効果が高まることを示唆する研究結果もあるのだ。

さてここで、あえてはっきり申し上げておくが、あなたの思考だけで奇跡を起こすことはできない。札束の山を想像するだけでお金持ちになったり、前向きなイメージを持つだけで末期の病気が治ったりすることはないだろう。しかし、あなたの期待や信念が、あなたの人生に驚くほど強い影響を与えうる——そしてすでに与えはじめている——ことは確かである。その効果を人生に役立てる方法を学びたい方は、ぜひこのまま本書を読み進めてほしい。あなたの中に秘められた自己変革の大いなるパワーに、きっと驚かれることだろう。

第1章

予測マシン

いかにして脳の「思い込み」は現実を作るのか

クリスマスを数日後に控えたある夜、謎のドローンが神出鬼没の様相を呈していた。

騒動の始まりは、２０１８年12月19日午後9時、ロンドン・ガトウィック空港の警備員が2機のドローンの飛行を通報したことだった。１機は空港を囲むフェンス付近、もう１機は敷地内を飛んでいたという。テロ攻撃が迫っている恐れがあるとして、ただちに滑走路が閉鎖された。そのわずか19か月前には、マンチェスター・アリーナでイスラム過激派による爆破事件が発生しており、ＩＳＩＳ（イスラム過激派組織）が商業用ドローンへの爆発物の搭載を計画しているとの報道もあった。

空港では、その後もドローンの目撃情報が相次いだため、約30時間にわたって封鎖状態が続き、現場は混乱を極めた。ところが、警備隊と警察がどれだけ探しても、そのドローンを見つけることができなかった。まるで、目撃と同時に消滅したかのようである。さらに驚くべきことに、このドローンの操縦者は、軍のドローン追跡・無効化システムを回避する方法も知っているようだった。合わせて１７０件もの目撃情報があったにもかかわらず、軍の設備をもってしても、空港区域での異常は見つからなかったのだ。このニュースはすぐに国際メディアでも報じられ、ほかの国でも同様の攻撃が起こる可能性があるとして、さらなる警戒が呼びかけられた。

12月21日午前6時ごろ、ようやく脅威が過ぎ去ったとして、空港は業務を再開した。テロリストによる攻撃だったのか、あるいは愉快犯のいたずらだったのかは不明だが、いずれにせよ、空港を混乱におとしいれるという目的は達成された。１０００便以上が欠航となり、14万人もの利用者の移動に支障が出たのだ。その後、多額の報奨金を提示したにもかかわらず、警察は結局、犯人を特定できなかった。証拠を示す写真も一枚も上がらなかった。そのため、そもそも本当にドローンが存在したのか、警察内部者を含め疑念をいだく人も現れた。ある時点では本当に空港付近を飛んでいたのだとしても、目撃情報の大半が誤報だったのは明らかであり、その後の騒動も空騒ぎだったと言わざるをえない。

　あれだけ多くの目撃報告が、さまざまな情報源から個別に寄せられたことを考えると、単なる嘘や陰謀の可能性は、まずなさそうだ。むしろ、この事件から明らかになったのは、人の期待や予測が持つ力である。その力は、私たちの物事の見方を変え、時には、ありもしない光景まで作り出してしまう。

　私たちの脳は「予測マシン」である——つまり、脳は感覚器官から入ってくる生《なま》の情報だけでなく、期待や過去の経験にも基づいて、現実世界を精巧に模した疑似世界を構築している——という考え方は、ますます多くの神経科学者が認めるところとなっている。その疑似世界が客観的な現実と一致している人や場合が多いものの、まれには物理的世界から大きくかけ離れてしまうこともある。

　この「予測マシン」という考え方を知っていれば、幽霊の目撃談からスポーツの審判によるとんでもない誤審まで——そして、存在しないはずのドローンがロンドンの冬空に出現した謎についても——すべて説明がつく。なぜ同じビールでもラベルが変わると味も変わるのか、なぜ恐怖症の人には世界が実際より恐ろしく見えるのか、といった理由も理解できる。これから本書で論じるあらゆる期待効果も、この画期的な脳の統合的理論が土台となっている。

視覚と予測

脳に関するこの驚くべき理論は、19世紀半ばにドイツの学者ヘルマン・フォン・ヘルムホルツがおこなった研究に端を発する。眼球の解剖学的構造を研究していたヘルムホルツは、網膜に当たる光のパターンはあまりにも複雑で、周囲に何があるかを目だけで認識するのは困難だということに気づいた。三次元の世界では、あらゆる物がさまざまな距離や角度に位置するが、それが二次元の二つの網膜上に投影されて平面化することで、輪郭がぼやけたり重なり合ったりして、識別が難しくなるのだ。また、同じ物体でも、光源によってまったく異なる色を反射することもある。例えば、この本（紙版）を夕暮れの屋内で読んでいる場合、直射日光の下で濃い灰色のページを見る場合よりも、光の反射は少ない。にもかかわらず、どちらの場合も白色に見える。

ヘルムホルツは、脳は過去の経験に基づいて視覚の混乱を整理することで、受け取った情報から最善の解釈を導き出しているという考えを提唱し、そのプロセスを「無意識的推論」と呼んだ。私たちは世界をありのままに見ているつもりでも、実は、目の前に最もありそうだという推測に基づいて、脳という「暗い背景」上で作り上げたものを見ているのではないかと彼は説いた。

ヘルムホルツの視覚理論は、ジョルジュ・スーラなど後期印象派の画家たちにも影響を与えたが、神経科学の分野で本格的に注目を浴びはじめたのは１９９０年代に入ってからだ。そのころようやく、脳の予測が視覚処理のあらゆる段階に影響することを示す証拠が出てきたのだ。

　例えば、人が部屋に入るとき、脳はあらかじめ、部屋の中にありそうなものの疑似映像を多数生成し、それを後で実際に見たものと比較する。網膜から入ってきたデータに合わせて予測を調整し直すときもあれば、脳が予測を強く信頼するあまり、受け取った信号の一部を無視するときもある。この処理を無数に繰り返すうちに、脳はその場面の「最善の推測」にたどりつく。イスラエルのバル＝イラン大学の神経科学者で、この研究の大半を主導したモシェ・バーは、「私たちは、そこにあるものよりも、むしろ予測したものを見ているのです」と述べている。

　この仮説を裏づける証拠は無数にあり、脳の解剖学的な構造にも見られる。脳の中にある視覚野の神経回路を調べると、網膜からの電気信号を伝える神経の数は、ほかの脳領域から予測を伝える神経よりも、はるかに少ないことがわかるというのだ。つまり、見ている光景の元データという観点で言えば、目からの情報は比較的小さな部分（とはいえ間違いなく重要だが）であり、残りの光景は、やはり脳の「暗闇」で作り出されているということだ。

　モシェ・バーなどの神経科学者は、脳の電気的活動を測定することで、期待や予測の影響をリアルタイムで観察できるとしている。例えば、期待の形成に関わる脳の前頭部から視覚野への信号伝達は、視覚処理の最初期の、映像が意識に浮かぶよりはるか前に発生することが見て取れるのだという。

　人がそのような世界の見方をするように進化したのには、たくさんの理由が考えられる。一つには、予測を用いて視覚を補助することで、脳が実際に処理する感覚情報の量を減らし、最も重要な内容――最も意外で、最新のシミュレーションと一致しない物事――に集中できるということが挙げられる。

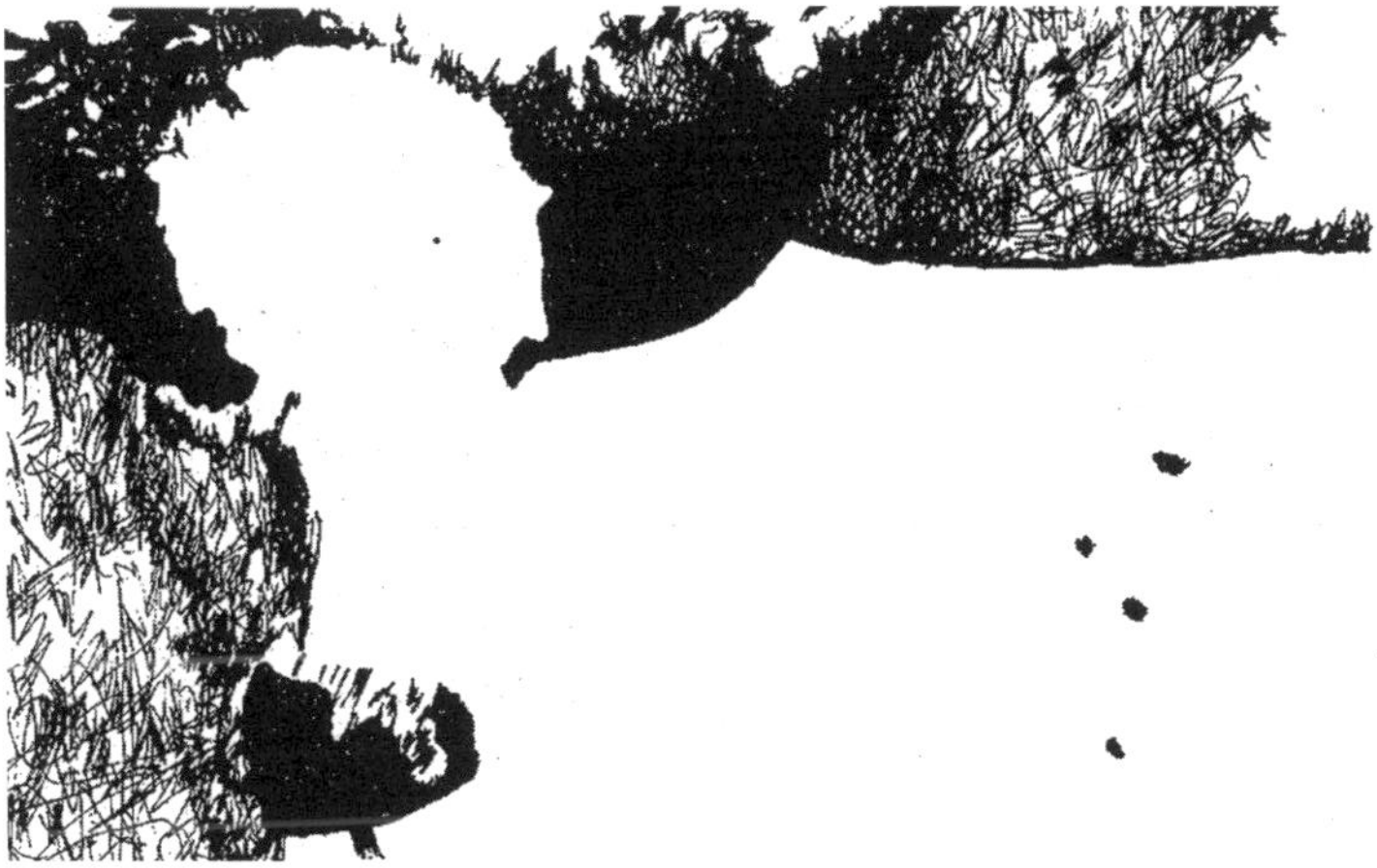

　また、ヘルムホルツが指摘していたように、脳は予測に頼ることで、途方もない曖昧《あいまい》さにも対処できるようになる。上の画像を見ていただこう。画質が悪くて粗いが、本物の写真である。おそらく、何が写っているのかわからないのではないだろうか。

　だが、「牛を探してみて」と言われたらどうだろう。牛は大きな頭を画像の左側に、顔はあなたに向けている。そう言われると、何かがピンときて、画像が突然意味を持ちはじめるかもしれない。もしそうならば、脳の予測処理が新たな情報を利用してメンタルモデルを再調整し、画像を意味のあるものに変える現象をまさに体験したことになる。

　では、次ページの画像からは何が見えるだろうか(少なくとも10秒は考えてみてほしい)。

　もし、私と似たような感覚をお持ちであれば、最初は何も浮かんでこないのではないだろうか。では、「人気のあるペット」だと言われたらどうだろう。それでも難しい場合は、元の画像(43ページ)を参照して

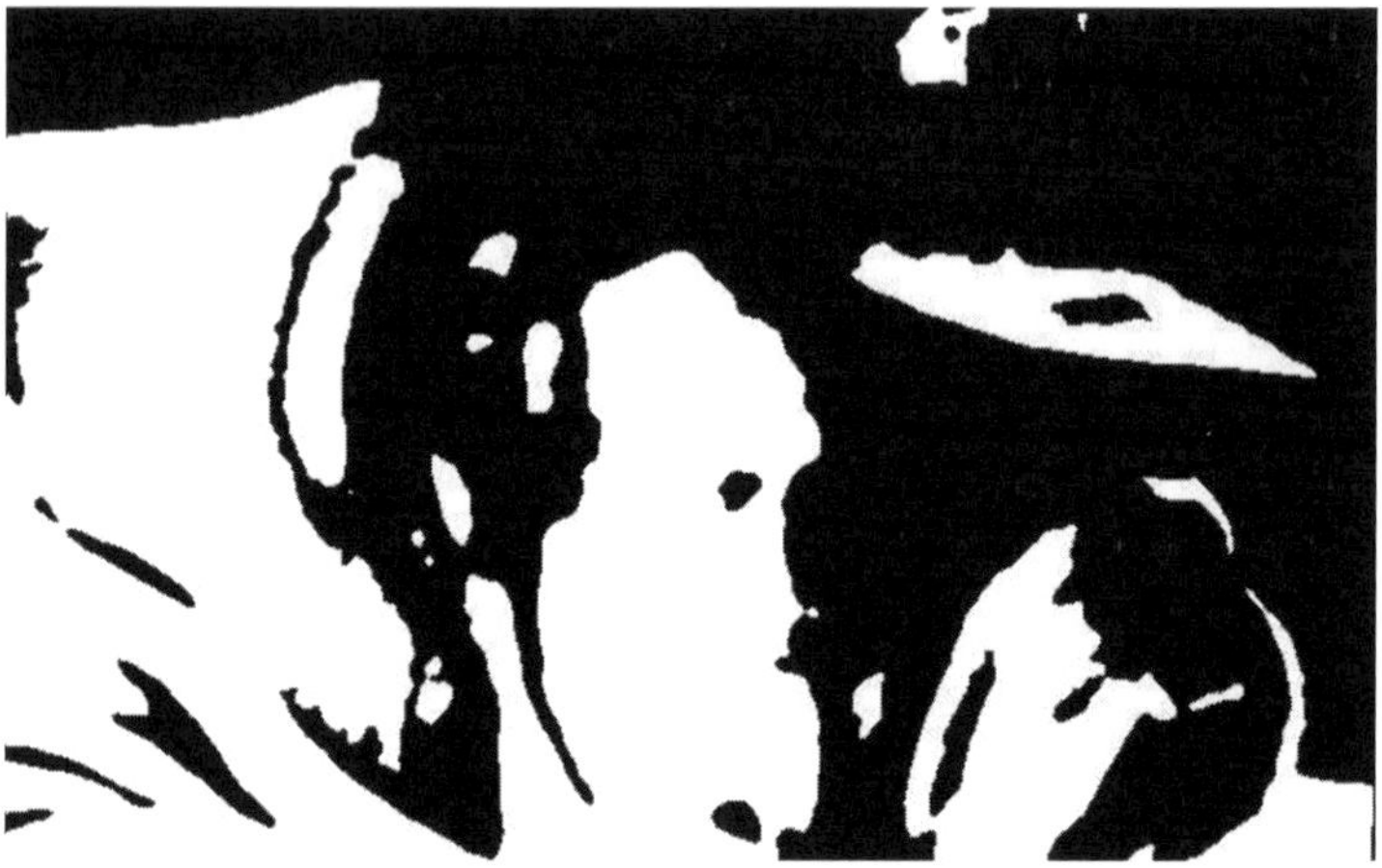

ほしい。これで、かなりはっきりと認識できるようになるはずだ。あなたの脳の予測が更新されたことで、急に混沌から意味を見いだせるようになったのだ。いったん元の画像を見てしまうと、最初に頭を抱えたことが、逆に信じがたくなる。つまり、更新された予測の効果は持続するのだ。たとえ1年後にこのページに戻って来ても、ただの黒と白の不可解な模様に見えたときと比べれば、画像の意味を理解できる可能性は、はるかに高い。

　脳は予測を精緻化しようと、利用できるあらゆる文脈情報を利用する。そしてその情報が、目に見えるものに直接影響する（上の画像をペットショップや動物病院の診察室で目にしていたら、最初から犬に見えた可能性はかなり高くなる）。また、脳が曖昧な光景をどう処理するかは、時季によっても左右される。例として、スイスの科学者ふたりがチューリッヒ動物園の正面入口で、二つの見方ができる有名な錯視画（次ページのイラスト）を来場者に見せ、何が見えるかを尋ねた実験がある。

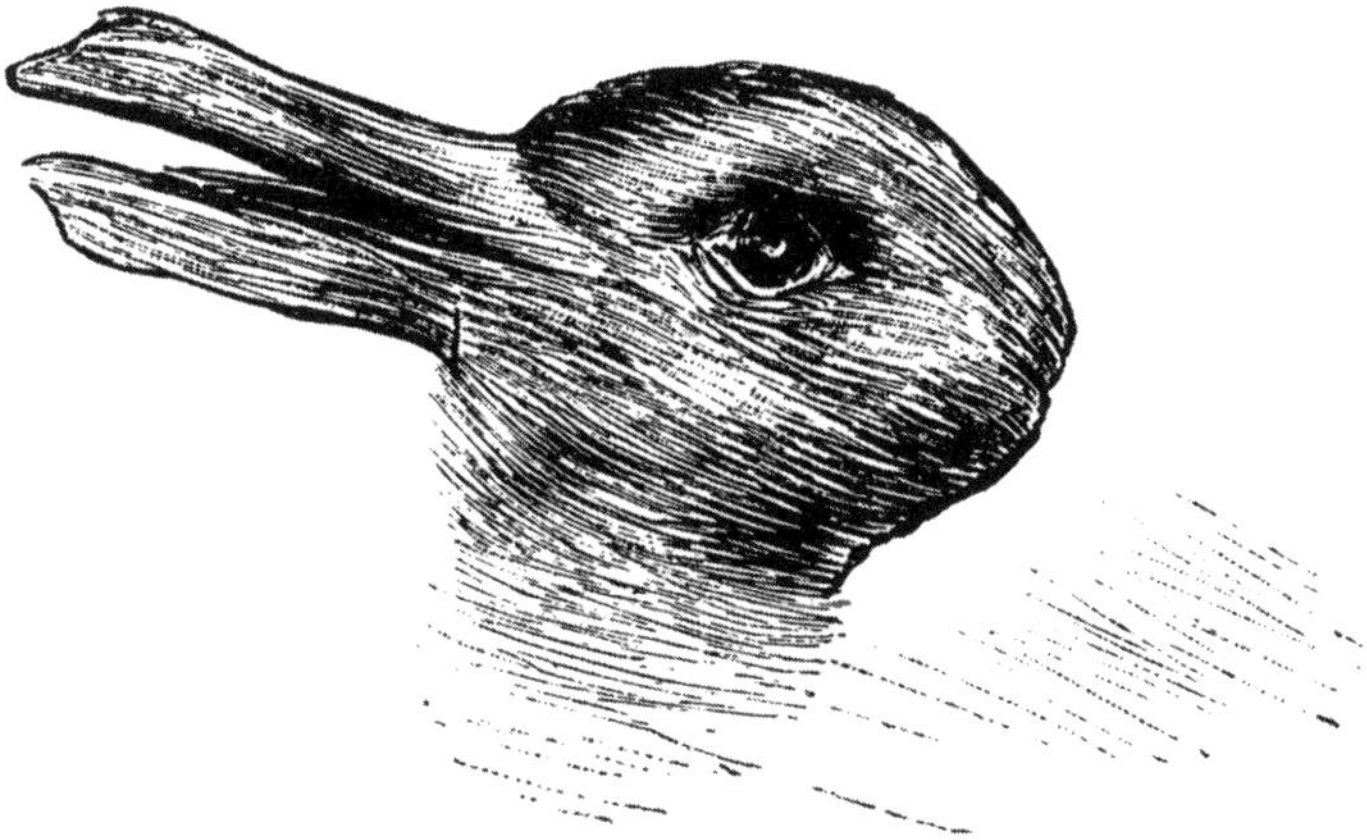

10月に実施したときは、来場者の約90パーセントが「左を向いている鳥」と答えた。ところが春のイースターの時季には、その割合は20パーセントに下がり、「右を向いているウサギ」と答えた人が大多数を占めた。特に、プレゼントをくれるイースター・バニーが重要な存在であろう10歳未満の子どもに絞れば、イースターの週末にウサギと答えた子は、ほぼ１００パーセントだった。「予測マシン」が錯視画の解釈方法のうち、どれが最も妥当かを天秤にかけ、時季という要素がそのバランスを傾けた結果、人の意識的な視覚体験に明らかな影響が及んだのだ。

　現在、脳の期待による「トップダウン」の影響は、視覚に限らず、あらゆる知覚を支配していることがわかっている。そしてその効果は絶大だ。例えば、霧のかかった日に運転していることを想像してみてほしい。ふだん走り慣れた道であれば、過去の体験が助けとなって、脳は道路標識やほかの車を見分け、事故を回避することができる。あるいは、雑音混じりの電話で相手の話を聞き取ろうとするときも、すでに話し手のアクセントや口調に慣れていれば、ずっと理解しやすくなる。これも「予測マシン」のおかげである。

　また、脳は自分の動作による影響を予測することで、体のある部分が別の部分に触れたときの触感を弱めることができる。そのおかげで、片方の足がもう片方の足に触れたり、腕が体の側面に当たったりしても、驚いて跳び上がることはない（自分で自分をくすぐっても、くすぐったさが感じられないのも、まさにこれが理由である）。あるいは、手や脚を切断した人が失った部位に痛みを感じることがよくあるが、これも脳内シミュレーションの誤差で説明できる。脳が体の全体像をアップデートできていないがゆえに、その部位に激しい痛みがあるはずだと、誤って予測するのだ。

　脳が周囲の世界についてシミュレーションする際に、多少の誤差が生じるのは避けられない。物の見間違い、文の聞き間違いが起きても、すぐに修正される。しかし、時にはそのシミュレーションが現実から大きく乖離《かいり》してしまうこともある。行きすぎた期待や予測は、実際には存在しない物――例えば、ロンドンの空港上空を飛ぶドローン――を鮮明に浮かび上がらせたりもする。

　このことを見事に証明した実験がある。被験者にランダムな灰色の斑点模様（アナログテレビの砂嵐のようなもの）が映った画面を見せ、しかるべきヒントを与えたところ、被験者の34パーセントが、ランダムな視覚的ノイズしかないはずの画面から「顔」を見いだしたという。顔が現れるだろうという期待により、脳が砂嵐の中から特定の画素パターンを鮮鋭化したことで、驚くほど多くの人が意味のある像を幻視したのだ。さらに、被験者の脳がそうした幻影を作り出すところをリアルタイムでスキャンしたところ、顔の認識に関わる領域の神経活動が活発化していた。言うなれば、「百聞は一見に如《し》かず」ならぬ、「百見は一信に如かず」というわけだ。

また、「百聞は一信に如かず」も同様に言える。ドイツの研究者は学生数名にホワイトノイズの録音を聞かせたが、その際「ビング・クロスビーの歌う『ホワイト・クリスマス』が、かすかに聞こえるかもしれない」と伝えた。すると、実際には何の音楽も入っていないにもかかわらず、約3分の1がその歌声が聞こえたと回答した。今からこれが聞こえるはずだという思い込みが植えつけられたことで、学生たちの脳はホワイトノイズの要素ごとに、強調したり弱めたりと異なる処理をおこない、クロスビーの歌声の幻聴を起こしたのだ。さらに興味深いことに、この種の幻聴は、ストレスを感じているときやカフェインを摂取したときに起こりやすいことが、その後の調査で明らかになっている。カフェインには軽度の幻覚作用があると考えられており、その作用により脳の予測への信頼度が高まった可能性があるのだ。

ガトウィック空港の警備員の話をもう一度考えてみると、テロ攻撃が差し迫っているかもしれないという恐怖が、冬の灰色の空にドローンの像を浮かび上がらせた可能性は、想像に難《かた》くない。空には「予測マシン」が誤認しがちな曖昧なもの（鳥やヘリコプターなど）が無数に存在しただろう。目撃情報が増えれば増えるほど、ドローンが見えるはずだという期待も高まったはずだ。当時、科学者が目撃者の脳を覗き見ることができたなら、おそらく本物のドローンを見ているときとまったく同じ脳の活動が観察できたことだろう。

このように「予測マシン」の誤差により瞬間的に幻覚や幻聴が起こる場面は、挙げればきりがない。例えば、極地探検家は奇妙な幻覚を見ることが多いと言われる。目の前に広がる、変化のない無の世界——「ホワイト・ダークネス（白い闇）」と表現する人もいる——が、「予測マシン」のシミュレーションを大きく狂わせるのだ。
その最も印象的な事例の一つは、ロアール・アムンセンの南極探検にまつわる話だろう。１９１１年12月13日、南極点の間近まで迫っていたアムンセン隊は、ライバルのロバート・ファルコン・スコット隊に先を越されるのではないかと恐れていた。そんな中、キャンプを設営していると、隊員のひとりであるスベレ・ヘルゲ・ハッセルが、遠くで人が動くのが見えたと声を上げた。すると間もなく、全隊員がその人影を認めた。しかし、急いで前進した彼らが見つけたのは、自隊の犬が雪の上に残した糞の山であった。隊員たちの思考が、ただの糞の山を恐怖の対象に変えてしまったのだ。

また、いわゆる「超常体験」の多くも、同様のプロセスで起きている可能性がある。２０１９年4月15日、パリのノートルダム大聖堂で火災が発生したとき、目撃者の多くが、炎の中にイエス・キリストの姿を見たと報告した。そのことを、事態に対する神の不承認のサインだと見る人もいれば、被害者に慰めを与えようとしているととらえる人もいた。実際には、目撃者の心の底にある信念に基づき、脳が曖昧な光のパターンから意味のある物を構築したというのが科学者の考えである。幽霊を見た、周波数の合っていないラジオの雑音の中に亡者の声を聞いた、雲の中にエルビス・プレスリーの姿を見たといった主張も、「予測マシン」の過剰反応によるものだと考えられる。こうした現象はすべて、脳が通常通りに世界を解釈しようとしたことによる自然な結果なのだ。もちろん、宗教や超常現象を元々信じている人のほうが、そうした体験をする可能性ははるかに高い。

スポーツにおいて選手と審判で判断が分かれたときも、この「予測マシン」の役割を思い出すとよいだろう。テニスの選手と審判がポイントを巡って口論になるとき、ふたりはまったく異なる視覚体験をしたということになる。一方はボールがコート内に入ったのを「見た」し、もう一方はコート外に落ちたのを「見た」のだ。どちらが愚かだとか不誠実だとかいう話ではなく、単にふたりの脳が目の前の世界について異なるシミュレーションをおこなった結果、同じ事象をまったく異なる形で体験したということだ。どちらにとっても、草が緑色であり、空が青色であることと同じくらい、自身の知覚は「事実」だと感じられるはずだ。特に、自信に満ちた選手には、ボールが自分に有利な位置に着地するように見えやすく、人をあざむく意図などなくても、単に知覚が歪んでしまう可能性があるのだ。この現象を心理学者は「願望的視覚」と呼んでいる。

ガトウィック空港への「ドローン攻撃」が起きたとき、警察はひたすら目撃者の信頼性を強調しようとしていた。だが、脳を「予測マシン」とする理論は、完全に客観的な観察者など存在しないということを示唆している。神経科学者のアニル・セスはこう述べている。「私たちは世界を受動的に知覚するだけでなく、能動的に生成しています。私たちが経験している世界は、外から入ってくるものと同じくらい、もしくはそれ以上に、内から出てくるものなのです」と。脳の「期待」は、私たちが知覚するあらゆる物事に、複雑に織り込まれているのだ。

この本質的主観性は、哲学的にも十分に意義深い。だが、次に見ていく通り、脳を「予測マシン」ととらえる理論は、私たちの生活や幸福にも多大な影響をもたらし、不可思議な幻覚などの次元をはるかに超えた洞察を与えてくれる。その影響力を理解するためには、ある驚くべき患者の事例をご紹介する必要があるだろう。

「見えなかったのに見えるようになった」

ある若い女性（ここではサラと呼ぶ）は、10代後半のある日、目が覚めると、ほとんど視力を失っていた。その半年前から視力は徐々に低下していたが、その日は、いくつかの光源のまわりがかすかに明るく見えるだけで、それ以外は完全な暗闇だった。ところが眼科医が彼女の目を調べても、何の異常も見つからなかった。むろん、異常がないという情報は、家で階段の一段一段を慎重に数え、家具を触りながら手探りで移動していた彼女の生活には、何の役にも立たなかった。

数々の検査を受けた結果、サラは「機能性神経障害」（ＦＮＤ）と診断された。解剖学的な損傷の兆候がないにもかかわらず、脳と神経系の働きに深刻な問題があることを示す疾患だ。ＦＮＤの別の例として、生理学的な問題のない健康な人に、難聴、手足の感覚・運動の麻痺、無痛症などが起こる場合もある。ＦＮＤの認知度は比較的低いが、実はそれほど珍しい病気ではなく、神経科の受診理由のうち（頭痛・偏頭痛に次いで）２番めに多い。

ジークムント・フロイトは、これらの症状はストレスやトラウマの抑圧によるものだと考えた。現在の神経学者の多くは、サラのような症状の直接の原因は、脳の予測誤差ではないかと見ている。脳が予測を誤ることで、感覚信号の正常な処理が何らかの形で阻害され、感受に至らないということだ。サラの場合、脳が目にシャッターを下ろしたような状態だと言える。

彼女は最初、自分の症状が「心因性」だと言われたことに納得がいかなかった。それまで精神疾患をわずらったこともなく、今回の謎の失明にも忍耐強く向き合っていることを思えば、なんとも奇妙な診断に感じられた。最終的に、彼女はエジンバラ大学の神経科医でＦＮＤを専門とするジョン・ストーンを紹介された。彼は最初の問診で、サラが視力を失う前、光が原因と思われる慢性的な偏頭痛に悩まされていたことを知った。そのせいで暗い部屋で過ごす時間が長くなり、ある朝目覚めると何も見えなくなっていたとのことだった。

ストーンは、彼女が「羞明《しゅうめい》」（光過敏症）の悪化で常に暗闇を求めていたことで、脳が「何も見えない」という考えに固執してしまったのではないかという仮説を立てた。そして、無意識のうちに脳の予測誤差が生じたのだとすれば、継続的な励ましや話し合いによってその誤差を修正することも可能ではないかと考えた。そこで、彼はサラが自分と目を合わせたり特定のジェスチャーをまねたりするたびに、そのことを彼女に伝えた。彼女の脳がまだ無意識レベルで視覚情報を処理できているという兆候を指摘したのだ。ストーンは彼女の家族にも、家で同じことを実践するよう勧めた。

さらなる試みとして、ストーンは「非侵襲的」な（生体を傷つけないような）脳刺激法も採用した。これは、頭皮に電磁コイルを装着させ、頭蓋骨下の神経細胞を刺激する方法だ。こうして視覚野の電気活動を増幅させることで、目からの入力なしに明るい閃光の感覚を誘発することができる。つまり、サラの脳はまだ視覚認識が可能だという直接的な証拠を示し、見るという感覚を思い出させようとしたのだ。

ストーンの方法は功を奏した。脳刺激法の初回セッション後、サラは携帯電話の画面の光が以前より強く見えるようになったと報告した。3回めのセッションでは、発症後初めて、色つきの画像が見えるようになっていた。その後の進展は遅かったものの、治療開始から8か月後のある日、朝目覚めると、なんと視力が完全に回復していた。驚くべきことに、慢性的な偏頭痛も治まっていた。そして、2週間も経たないうちに、いっさいの症状がなくなり、以前の生活に戻ることができたのだ。

不安を抑える

サラの体験からわかるのは、「予測マシン」の威力だけではない。同じくらい重要なのは、そうした重大な予測誤差が修正可能だということだ。幸い、私たちのほとんどは、サラのような強烈な脳の不具合を体験することはない。しかし、日常生活において、健全とは言えない期待や予測によって、知覚が良くも悪くも微妙に偏《かたよ》ってしまう場面はよくある。「ミクロ・イリュージョン」とでも呼ぶべき知覚の微小な誤差が、私たちの感覚を決定づけたり増幅させたりするのだ。

私自身の生活から簡単な例を挙げてみよう。少し前に、私の住むアパートの部屋で、2件の住居侵入未遂が起きた。いずれも私が寝ているあいだに、玄関の鍵をこじ開けようとしたものだった。それから数か月間、昼夜を問わず、私の脳はどんな些細な物音もドアが開く音に変えてしまった。別の部屋でプリンターが動きだす音さえも、開錠音のように聞こえ、侵入者ではないかとあわてて見にいくほどだった。この反応はすべて、「予測マシン」が脅威を見つけようと過熱した結果だと言える。

私の場合は、時が経ち、特に部屋の鍵を変えたことで、侵入音の幻聴が聞こえることはなくなった。だが、こうした不安や恐怖がなかなか消えない場合は、環境にひそむ危険に対する知覚が歪んだままになっていることが関係している（そして、おそらくその歪みが不安や恐怖を引き起こす一因である）ことが証明されている。

例えば、高所恐怖症の人に対し、8メートルほどの高さのベランダから地面を見下ろしてもらい、その距離を推測してもらった実験がある。その結果、高所恐怖症の人はそうでない人に比べ、平均で約1・5メートル高く見積もっていた。同様に、クモ恐怖症の人は一様に、クモを実際よりずっと大きく、また動きを速く感じており、その恐怖心が強ければ強いほど、錯覚が顕著になることもわかっている。これは、すぐ近くの壁でクモが這っていると、ごく普通の家グモであっても、恐ろしいタランチュラのように見えかねないということだ。

　このような脳の予測の偏りから生じる知覚の歪みは、社会的不安とも関係している。恥ずかしさ、悲しみ、緊張などを感じている人は、穏やかな心境の人に比べて、中立的な顔の写真から敵意を読み取る傾向があるというのだ。さらに、自分は拒絶されるだろうと（意識的にせよ無意識的にせよ）予測している人は、友好的な笑顔を無視して、敵対的な表情を長く記憶することもわかっている。ある印象的な心理学実験で、大学生に対して複数の若者が出てくる動画を休み時間に見せ、目の動きを観察したものがある。元々自分のことを人気者で人から好かれていると感じていた学生は、人のうなずきや会話、笑顔に目が行きがちなのに対し、孤独や孤立を感じていた学生は、人の温かみを示す兆候にはほとんど気づかず、不親切や拒絶の表情に注目する傾向が強かった。心理学者のミッチ・プリンスタインは、後者の学生たちについてこう述べている。「彼らは、まったく違う動画を見ているかのように、ほかの人が気にも留めないような微妙なサインに目を奪われていました」

　あなたも似たような経験があるかもしれない。特に、人前で話すような場面では、恐怖心から、聴き手の顔が退屈そうに見えたり批判的に見えたりすることがあるだろう。あるいは、起きたときに気分がさえないと、その朝は通勤電車に乗っている人全員が、やけに無愛想に見えたりもする。こうした歪みは一時的なものだ。しかし、人の敵意などの予測が、幼いころから深く染みついてしまっている人もたくさんいる。そういう人は、過去に拒絶された経験が自分の属する社会全体に長く影を落とし、周囲の友好的な表情を、そのまま感じることができなくなっているのだ。

いずれの例でも、世界の歪みは、本人の目には完全に客観的なものとして映っている。人の気分、脳の予測、実際の感覚入力の相互作用により、ちょうどガトウィック空港の人たちがドローンを「見た」のと同じように、不安や抑うつ状態を感じている人は、本当に脅迫的な世界を「見て」いるのだ。そして、脳がそのように偏った処理をおこなった結果、人は脳の予測を再調整できるはずのチャンスを避ける行動に出てしまう。エスカレーターの段差が実際よりずっと高く見えたら、最初の段に足を踏みだすのはそのぶん難しくなるだろうし、まわりの人がみんなしかめっ面に見えたら、隣の席の人に話しかけることは、まずないだろう。

幸い、こうした軽微な錯覚は、訓練によって無効化することができる。実際、不安に正面から立ち向かわせる曝露療法をおこなうと、知覚が再調整されることがあるようだ。２０１６年に、ドイツの研究チームは、クモ恐怖症の人たちに仮想現実（ＶＲ）ヘルメットを装着させ、本物そっくりのクモが見える部屋を歩き回ってもらった。その際、「落ち着きを保ち、クモから逃げないこと」という単純な目標を課した。実験の結果、このセッションを通して本物のクモに対する恐怖が軽減しただけでなく、クモの大きさの推定も、はるかに現実的な数値になったのだ。

また、「認知バイアス修正法」という技法を用いて、知覚の歪みに直接働きかけることもできる。例として、不安症の人にゲームをやらせる方法がある。内容は単純で、さまざまな顔の表情（山の風景にひそむ妖精のイラストなど）が次々に映し出される中で、敵対的な表情は無視して、笑顔で幸せそうな表情を素早く見つけるというものだ。

ゲームの目的は、脳の視覚処理を再調整し、視界の中の脅迫的な情報を強調しないようにすることだ。多くの患者が、この治療で大きな効果があったと報告している。このようなゲームを1回やってみるだけでも、人の感情や行動に対する短期的な変化が期待でき、例えば人前で話すときのパフォーマンスの向上にもつながる。そして定期的な訓練を繰り返すほど、その効果は長く持続すると考えられている。

私自身、脳の本質的な主観性について知ったことで、気分の落ち込みにうまく対処できるようになった。特に、不安や抑うつ症状を感じていて、世界中がその不安を裏づけているように思えるとき、私は「自分の感情と、それに伴う期待や予測が知覚を歪めているせいかもしれない」と考えるようにしている。また、ネガティブな期待によって注目する対象が偏っている可能性も踏まえ、なるべく友好的な行為を見つけるよう心がけている。まさに、現実の世界でバイアス修正ゲームを実践しているのだ。

むろん、この手法は、重篤な精神疾患などにも効くような万能薬ではない。ただ、私自身、かつてなら気分の落ち込みを長々とこじらせていたような状況でも、ネガティブ思考の悪循環におちいらずにすんだと感じることがよくある。期待や予測の力をいったん理解すれば、それを再調整し、より健全で幸福な世界の見方ができるようになる。私の経験は、そのことを示す、ほんの一例に過ぎない。

味覚は見え方で決まる

期待の力は、特に美食の世界では有名である。長年にわたり、多くのマーケターや料理人が、料理への満足度を高めるために「予測マシン」を利用してきた。

１９６０年代に実施された、味覚に対する脳のトップダウン処理に関する初期の実験をご紹介しよう。ふたりの米国人科学者が、宇宙飛行士の食事（タンパク質、炭水化物、ビタミンが豊富なチョコレート風味の健康ドリンクなど）に対する人びとの知覚を調べたものだ。そのドリンクがどういうものかを知らされなかった人は、一般的なチョコレートミルクと比較し、あまりおいしくないと感じる傾向があった。それに対し、ドリンクに「宇宙食」と明記したところ、味の評価は劇的に上がった。当時は、最先端科学ということでエキゾチックな響きもあり、期待が膨らんだことで、その期待が強力な調味料となったのだろう。今では、これが脳のトップダウン処理による直接の結果であろうことがわかっている。脳の期待に基づいて、味が変化したということだ。

もう少し最近の研究では、マサチューセッツ工科大学（ＭＩＴ）の研究者が、同大学を象徴する「マディー・チャールズ」と「サースティ・イヤー」という二つのパブの飲酒客を対象におこなった簡単な味覚実験がある。参加に同意した人たちは、普通のビール（バドワイザーまたはサミュエル・アダムス）と、なじみのない「ＭＩＴビール」を試飲した。宇宙食の実験と同様に、「ＭＩＴビール」という名前には、最新技術で作られたかのような、最先端でエキサイティングな響きがあった。しかし、参加者には知らされなかったが、実はこの「MITビール」は、普通のビールを注いだグラスにバルサミコ酢を数滴加えただけのものだった。

酢が混じったビールと聞くと、おいしそうという印象は受けないのではないだろうか。だがパブの常連客はこの掛け合わせを気に入ったようで、約60パーセントが「MITビール」のほうを強く好むと答えた。試飲の後で実は酢が入っていたことを明かしても、その嗜好は変わらなかった。しかし、試飲の前にその「秘密の成分」の正体を知らせた場合には、普通のビールよりおいしいと答えた人は30パーセントにとどまった。ここでも、ビールの味に対する予測が「MITビール」の人気を半減させるだけの効果を発揮したと言えるだろう。

あなたも高級ワインを飲んだことがあれば、これと似たようなことを経験しているかもしれない。高い値札がついていると、品質に対する期待度が変わり、実際の内容は同じでも、味の評価が格段に上がることが研究で示されている。

また、見た目の違いも同様の影響をもたらす。ある研究で白ワインを赤色に着色したところ、それを飲んだ被験者は「プルーン」「チョコレート」「タバコ」といった、一般的に赤ワインから連想されがちな豊かな風味を感じ取っていた。こうした期待効果は、ワインの専門家でさえも味の錯覚を起こしてしまうほど強力だという。

食べものに対する脳の反応をスキャンして見てみると、思い込みの影響がはっきりと認められる。例えば、うま味調味料のグルタミン酸ナトリウム（MSG）を使った実験で、被験者にMSGを与える際に、その「豊かでおいしい味」について詳しく説明した一文を添えた場合、単に「グルタミン酸ナトリウム」や

「野菜のゆで汁」だと伝えたグループよりも、味覚的な快楽を処理する脳の領域が大きく活性化していたのだ。

時には、まったく同じ物質が、人の期待に応じて強い快楽を引き起こしたり、逆にひどい嫌悪感をもたらしたりもする。例えば、イソ吉草酸と酪酸を混ぜると、ツンと鼻を突くような、身近なところで言えばパルメザンチーズか嘔吐物のようなにおいを発する。これも、どちらでラベルづけするかによって脳がまったく異なる処理をおこなうため、同じにおいを嗅いで、よだれが出ることもあれば、吐き気を催すこともある。

これらの知覚的な期待効果は、先ほどご紹介した画像解読の話と、実はさほど変わらない。どちらも、複数の解釈ができる曖昧な信号を読み解くうえで、ラベリングが重要な役割を果たすということに尽きる。こうした研究結果を踏まえれば、人によって食の好みが大きく異なるのも不思議ではない。それぞれの期待や連想によって、まったく異なる味覚体験をしているかもしれないからだ。

これらの研究結果を応用して、例えば何かを初めて食べるときには、事前にその食べものについてよく調べておくのがよいだろう。他人がそれを好む理由を知れば、脳がその味覚信号を読み取れる状態になり、なじみのない味の組み合わせを、きちんと味わうことができる。旅行中など、ふだんのコンフォートゾーン（居心地のよい場所）から大きく外れた食事では、これは特に重要になる。刺激的なにおいでおなじみのドリアンなども、一部の食通が「ヘーゼルナッツ、アプリコット、キャラメリゼしたバナナ、エッグカスタードの風味」と表現するのを知っていれば、「腐った肉」という典型的な例えを想定しているよりも、はるかに受け入れやすくなるはずだ。

また、ディナーパーティを開くときも、同じ原理を応用できる。思考や祈りだけで水をワインに変えることはできないにしても、用意した料理をどう表現するかで、あなたもゲストも含め、食べる人の評価は大きく変わる。そのため、料理を振る舞うときは、ぜひ「おいしい言葉」で味つけすることをお勧めする。添える言葉は、物理的な調味料と同じくらい重要なエッセンスとなるからだ（消化や代謝、ダイエットの見通しに対する期待の影響については、第6章で考察する）。

知覚のスーパーチャージ

この「予測マシン」の力を使って、視覚や聴覚を全体的に研ぎすまし、見るもの、聞く音の解像度を上げられる可能性もある。それはさすがに無理だろうと思われるかもしれないが、では、サングラスやヘッドホンのブランド名が、いかに人の視覚と聴覚に影響を与えるかについて見ていこう。

２０１０年代の初頭、イスラエルと米国の研究チームは、被験者にサングラスをかけさせ、明るい光の下で84個の単語を読み上げてもらった。サングラスの品質は全員同じだったにもかかわらず、それが名ブランド「レイバン」の製品だと伝えられたグループは、中堅ブランドのものだと伝えられたグループに比べ、約半分しかミスをしなかった。また、読むスピードも速く、約60パーセントの時間で読み終えることができた。

驚くべきことに、ノイズキャンセリング機能つきヘッドギアを使った同様の音声テストでも、まったく同じ結果が得られた。全員が同じヘッドギアを装着していたにもかかわらず、高級ブランド「３Ｍ」の製品だと伝えられたグループは、低品質の製品だと言われたグループに比べ、工事の騒音の中で単語の羅列を聞き取る力が優れていた。

どちらの実験でも、被験者は製品が（実際はどうあれ）高品質だと信じ、高品質なのだから物や音をより高精度で感知できるはずだと想定した。その結果、実際には製品に差がないにもかかわらず、まさに想定通りの知覚体験が得られた。他ブランド製品よりも、よく見えるはず、よく聞こえるはずという期待により、脳の視覚・聴覚処理が変化し、脳は目や耳から入った情報をもとに、より鮮やかで正確な疑似映像を作り出そうと必死で働いたようだ。

この発見は、ハーバード大学のエレン・ランガーがおこなった研究にも通じる。人の信念が遠視力（遠くのものを見る力）に顕著な影響を与えることを明らかにしたものだ。この研究では、ＭＩＴの予備役将校訓練部隊の士官候補生を被験者とし、まず始めに標準的な視力検査を実施して視力の基準値を得てから、フライトシュミレーターに乗り込んでもらった。コンピュータのシミュレーションではあるが、できるだけ真剣に訓練にのぞむよう指示し、本物のコックピットにいる自分をイメージしながら本物のパイロットのように反応するよう求めた。その後のフライトゲームでは、前方から４機の飛行機が近づいてきた際に、その翼に書かれたシリアルナンバーを読み上げさせた。士官候補生たちには知らされていなかったが、実はこれがもう一つの隠れた視力検査となっていて、翼に書かれた数字の大きさは、ちょうど標準視力検査表の一番下の４行に相当するものだった。

ランガーは、士官候補生たちが飛行機の操縦体験と優れた視力を結びつけて考えることで、シミュレーション中は視力が向上するのではないかと考えた。そして、まさにその通りの結果となった。全体の約40

パーセントが、標準検査で見えた文字よりも小さな（飛行機の翼の側面に書かれた）数字を正確に読むことができた。一方、完全なシミュレーションはおこなわず翼に書かれた数字の静止画像を見せられた対照群では、視力の改善はいっさい見られなかった。

その結果を裏づけるため、ランガーは二つめの実験として、被験者に「視力が向上する可能性がある」と伝えたうえで、スタージャンプ（手足を大きく広げながら飛びはねる激しい運動）をしてもらった。そのような短時間の運動で目の光学系が変化するとはとうてい考えられないが、「運動選手は視力が良い」という思い込みにより、被験者はその後の視力検査でも、より良い結果を出した。

ランガーが最終確認としておこなった実験では、単に視力検査表の順番を逆にし、小さな文字を上に、大きな文字を下に表示した。その結果、被験者は標準検査のときよりも小さい文字を読むことができた。これは、視力検査を長年受けてきた経験から、上の行ほど見やすいという信念を築いてきたためだと考えられる。

ランガーのどの実験でも、「視力が上がるだろう」という期待によって脳の視覚処理が強化されたことで、網膜上では若干《じゃっかん》ぼやけていた文字像が鮮明になったのだ。印象的なのは、被験者の多くは元々良い視力の持ち主であり、20／20［訳注：日本の視力1・0に相当］を超えて視力が向上した点である。だが、元々視力の悪い人たちにも、有意な改善が見られた。

もっとも、だからといってメガネやコンタクトレンズを捨ててしまうのは早計だ。さすがに、そうした精神的な変化だけで重度の視力障害を補うことは不可能だろう。ただ、ランガーの研究結果は、ある種の期待を持つことで、少なくとも今かけているメガネを通した視力は向上し、可能な範囲で世界がくっきりと見えるようになる可能性を示唆している。
　私たちは往々にして、自分の能力を正しく判断できていない。そして、マインドセットを少し変えるだけで、自分が思っている限界を押し広げることができる。これから本書を通して、そのことを明らかにしていきたいと思う。

複数の現実

　アナイス・ニンは自伝的小説『ミノタウロスの誘惑』の中で、主人公リリアンと画家ジェイの、世界のとらえ方の違いを見事に描写している。例えば、次のような一節がある。

「リリアンは、ジェイのモデルと、彼が描く絵のあまりの違いに当惑していた。ふたりで同じセーヌ川沿いを歩いていても、彼女の目には、川は柔らかな灰色で、しなやかで輝いているように映ったが、彼は絵を発酵させた泥で不透明に塗り、淀んだ川岸にワインボトルのコルクや雑草をびっしりと描いていた」

　ニンは、ジェイのことを、世界をできるだけ客観的に描く「現実主義者」として表現している。しかし、彼の知覚は、本当にリリアンよりも現実的だったのだろうか。リリアンは、ニンの最も有名なせりふの一つ、「私たちは物事をありのままに見ているのではなく、私たち自身のありようを見ているのだ」という言葉で表現している。

　この言葉は人間のあらゆる体験において深い真理を突いていることが、「予測マシン」という新たな知見によって明らかになった。極端な例では、前述のサラという患者のように、予測が人の視界を完全に遮断してしまうこともある。あるいは、存在しないものを感知させることもある。ごく日常的な場面でも、私たちの先入観が、目の前にあるもの――食べものの味から、顔の表情、セーヌ川の景色まで――を変化させることはめずらしくない。

こうした些細な期待効果は、幻覚のような劇的なものではないかもしれない。しかしこれまで見てきたように、その結果は、私たちの日常生活の中から悪循環も好循環も生み出しうる、大きな力を持っている。先のニンの考察に乗っかれば、私たちの感情や思考によって経験が決まり、その経験がまた私たちの感情や思考に影響するという、終わりなき循環を生むのだ。

この知識は、次の章でも非常に重要になってくる。次章では、私たちの内側に目を向け、身体的な健康に対する期待の影響を探っていく。「予測マシン」は、体の内側から、さまざまなインプットを受け取る。臓器の損傷やその可能性に反応し、痛みの感覚を引き起こす侵害受容神経なども、その発信元の一つだ。これまで、私たちの期待や予測が視覚、聴覚、嗅覚、味覚、触覚などの体験を変容させる例を見てきたが、それと同様に、体からの信号を増幅したり減衰させたりと、信号処理にも影響を与えることがある。時には、誤った予測によって、何もないのに痛みの錯覚を覚えたり、逆に実際の傷の痛みが消え去ったりすることもあるのだ。

さらに不思議なことに、脳の「シミュレーション」によって、測定可能な生理学的変化が実際に生じることさえある。これは、後述するように、「予測マシン」の驚くべき力によって、私たちの主観的な期待が、客観的な身体的現実になりうるということだ。

考え方のヒント……感覚的な世界について

■目撃者としての自分の客観性を疑おう。周囲の世界に対する脳のシミュレーションは、正しいことが多いが、間違っていることもある。その事実を謙虚に認識することで、錯覚が起きたときに錯覚だと気づきやすくなる。

■何かの恐怖症を抱えている場合は、脳が恐怖の対象を過大視しているせいで、実際よりも大きく怖く見えている可能性があることを覚えておこう。曝露療法は、その知覚的バイアスを縮小するのに役立つ。

■不安を抱えている場合は、周囲の脅威に対する注意を再調整するためのゲームなどの利用を検討してみよう。

■何をやってもうまくいかない日は、自分の気分やそれに伴う予測によって、出来事に対する見方が偏っている可能性を考えてみよう。出来事によっては、疑いようもなく悪い状況もあれば、予測の影響を受けやすいものもある。その二つを切り離して考えることで、過度なネガティブ思考におちいらずにすむかもしれない。

■食事などの感覚体験は、言葉の力で満足度を高めよう。パッケージが味に影響を与えることを踏まえ、料理を食べるときや人に振る舞うときは、おいしさをアップさせるような説明を、考えたり探したりしてみよう。

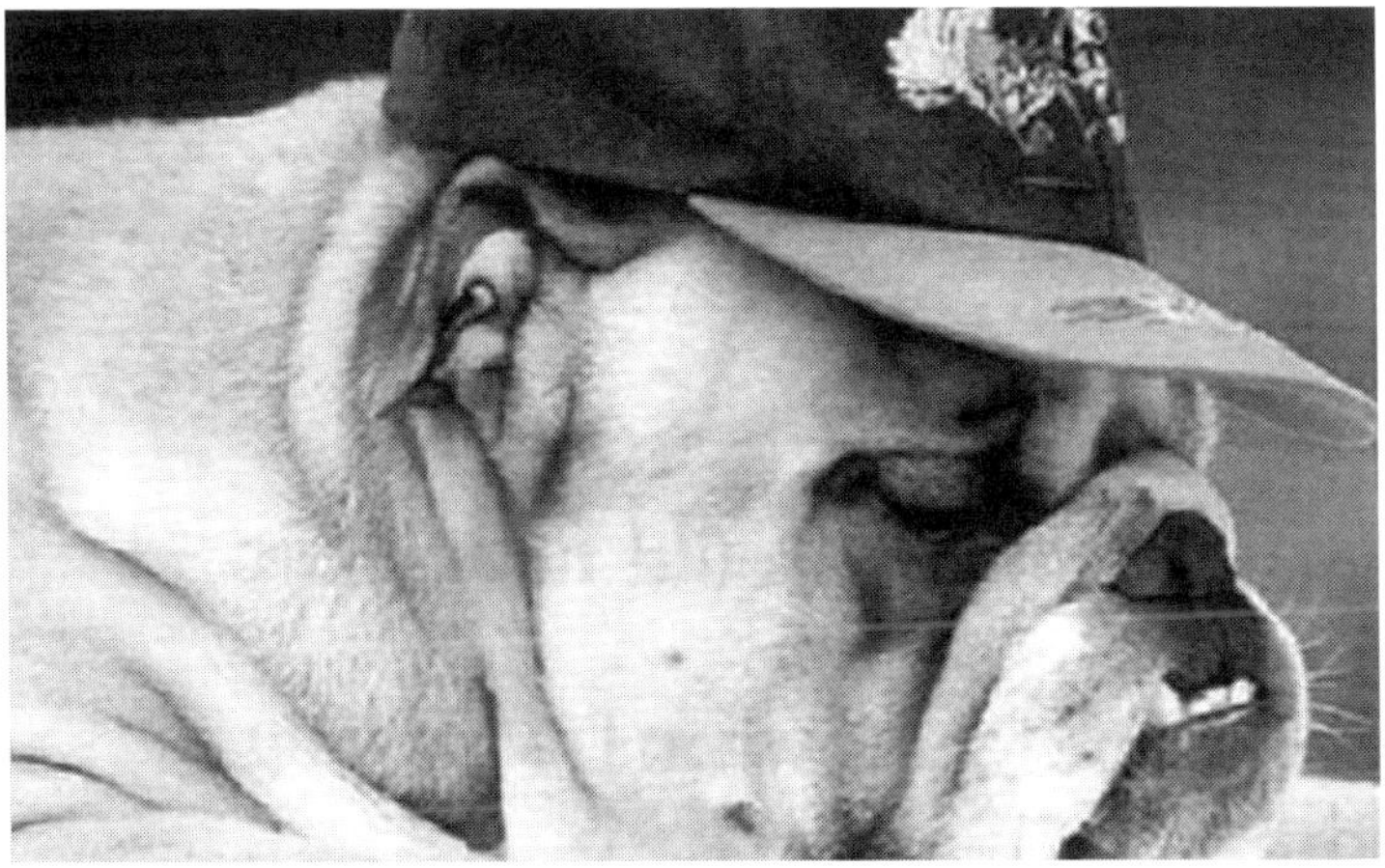

22ページのハイコントラスト画像の元写真。このブルドッグが見えただろうか

第2章

信じれば治る

プラセボ（偽薬）治療の最前線から

これまで、プラセボ効果や心身相関説ほど、人びとの興奮、そして激しい怒りを巻き起こした科学的概念はないだろう。

18世紀に近代医学が誕生して以来、医師たちは、特定の「偽《にせ》」治療が患者の信念のみによって効果を発揮することを実感してきた。しかし、そうした偽治療で、果たして根本的な問題を修復することができるのだろうか。仮にできるとしても、そこに内在する不誠実さは、医師の倫理規範に反することにならないだろうか。

この難問は、第3代米大統領トーマス・ジェファーソンを悩ませた。彼は１８０７年に友人に宛てた手紙の中で、一部の医師が水銀やアヘンなどの一般薬を過剰投与していることへの懸念を記している。それらの物質は益よりも害を及ぼすことが多いと考えていた彼は、不定愁訴（原因不明の体調不良）の多くは、医学的治療への幻想を用いたほうが、うまく対処できるはずだと信じていた。

「私の知る最も活躍している医師のひとりは、ブレッドピル（パンくずを固めて作った錠剤）や着色した水、ヒッコリーの灰の粉を使った回数のほうが、ほかのあらゆる薬を使った回数を合わせたよりも多いと断言していた」と彼は綴っている。こうした偽治療は、倫理的には首を傾げざるをえないものの、患者にとって有害な可能性があり、現状以上の改善をもたらさない物質を過剰処方するよりはましだと思われた。ジェファーソンはこれを「方便の嘘」と表現している。

しかし、それから数十年間で、医師たちはこうした信念の効果に対して懐疑的になっていった。プラセボ薬が精神的な安らぎを与えるだろうことは認めつつも、当時の生物学的な理解に基づき、近代医学において偽薬はほとんど関心の対象外となっていたのだ。医師の中には、プラセボ薬を、詐病者や心気症患者の可能性を見抜くための診断ツールととらえている人もいた。偽治療で回復が見られれば、本当の病気ではなかったと判断していたということだ。20世紀半ばには、医学雑誌の記事はプラセボに反応を示す人たちのことを「知性が低い」「神経症的」「無知」「無能」などと揶揄《やゆ》し、『ランセット』誌はプラセボ効果自体を「つまらぬペテン」と形容していた。そんな無意味な現象の研究に時間を費やす連中の気がしれない、という論調であった。

このような懐疑的な見方が続いた結果、プラセボ学の発展には長い年月がかかることとなった。しかし現在では、ポジティブな期待を持つことが、精神的な安らぎをもたらすだけでなく、喘息《ぜんそく》、パーキンソン病、心臓病、慢性疼痛など、多くの身体的症状を本当に緩和することがわかっている。さらに驚くべきことに、プラセボ薬による治療効果は、それらの症状の治療に用いられる実際の処方薬と同じメカニズムで起こることが多いということも示されている。「心と体のつながり」は本物であり、強い潜在能力を秘めているのだ。

人間がこのような驚くべき自己治癒力を進化させてきたという事実は、謎に包まれており、その進化の原因については科学者の論争の的になっている。だが、謎はそれだけではない。プラセボ効果が、より強力になってきているという事実もあるのだ。語義的にも化学的にも「不活性」である偽治療が、なぜ突然、効力を増したのだろうか。実際、偽治療だとわかって受けた人でもプラセボ反応を示すことがあるという、一見理屈に合わない証拠も増えてきている。

そうした謎を解決する鍵は、ここでも、脳を「予測マシン」ととらえる画期的な知見にある。これがヒントとなり、ポジティブな期待によるあらゆる効果を、いっさいの欺瞞なしに活用できる、実に革新的な手法が登場してきているのである。偽薬というのは、期待効果を詰め込む一つの方法に過ぎない。病気をとらえなおし、回復を早めるためのシンプルな手法は、ほかにもある。多くの薬の過剰処方に対する懸念が高まる中、そうした心理学的手法の検討は、喫緊の課題となっているのだ。

ジェファーソンがブレッドピルや着色水の力を評価してから２００年以上が経過した今、私たちはようやく、詐術や方便のたぐいを使わずに、心と体のつながりを利用できるようになったのだ。

信じれば、それは存在する

プラセボ効果への関心が再燃したのは、米国の麻酔科医ヘンリー・ビーチャーの報告がきっかけだった。第二次世界大戦末期にイタリアとフランスで従軍した彼は、見るも無残な傷を負った兵士たちを治療しなければならなかった。肉が裂けた人、骨が粉々になった人、頭や胸や腹部に砲弾の破片が埋まった人もめずらしくなかった。ところが不可解なことに、治療した兵士の多く——約32パーセントもの人たち——が、痛みをまったく感じないと報告し、44パーセントは軽度または中程度の不快感を訴えるのみだった。鎮痛剤が必要かどうか尋ねられても、4分の3がそれを断ったほどだ。戦場から生きて戻れたという安堵が、ある種の高揚感を生み出し、傷の痛みを麻痺させているのではないか。ビーチャーにはそう感じられた。症状に対する患者の解釈が、何らかの形で脳と体に作用し、内側から自然な鎮痛剤を分泌させた。これは、当時の医学的理解をはるかに超えた現象だった。

ビーチャーの発見は、神の恵みとも言うべきものとなる。当時はモルヒネが不足しており、兵士たちは、自身の希望にかかわらず鎮痛剤なしで手術を受けざるをえないこともあったからだ。ビーチャーのもとで働く看護師たちは、治療の錯覚を起こさせるために、本物の鎮痛剤だと安心させながら生理食塩水を注射することもあった。この治療に、兵士たちは驚くほど良好に反応した。実際、ビーチャーは、プラセボ薬には実薬の約90パーセントの効果があると推定した。さらに、本来は、鎮静剤や鎮痛剤なしで手術を受けると心血管系ショックを起こすリスクがあり、致命的にもなりうるが、プラセボ治療には、そのリスクを軽減する効果も見られたのだ。

国のために命と体を危険にさらした兵士たちは、当時プラセボに反応すると考えられていた典型的な詐病者や神経症患者とは、かけ離れた存在だ。彼らの戦傷が想像の産物だという主張も成り立たない。プラセボ反応が、一般に考えられていたよりも普遍的で興味深い現象なのは明らかだった。

ビーチャーは、期待が持つ症状緩和効果に驚嘆したが、それ以上に、新しい治療法の治験に対する影響について懸念をいだいた。有効な薬というのは高価であり、望ましくない副作用を伴うものも多い。そのため、少なくとも糖の錠剤や生理食塩水の注射よりは効果的だということを、証明しなければならない。

ビーチャーの研究は、のちにプラセボ対照臨床試験の普及につながっていく。プラセボ対照試験では、患者は偽薬（糖の錠剤など）を服用するグループか、実際の治験薬を服用するグループの、いずれかに無作為に割りつけられる。試験が終了して「盲検解除」されるまで、医師も患者も、どちらを服用しているか知らされない。すべてのデータが集まると、科学者によって、プラセボ薬による効果と実薬群が示した効果とが比較され、プラセボを統計的に有意に上回る効果が確認された治療薬のみが承認を受ける。

　1970年代には、米食品医薬品局（FDA）もこのプロトコルに賛同し、プラセボ対照試験はすぐに、医療規制における決定的基準として認められるようになった。これは患者にとって間違いなく有益なものだ。この試験のおかげで、患者は有効性がきちんと証明された治療を受けられるからだ。また、科学者としても、医薬品が多くの人びとに使用される前に安全性を確認できることになる。

　ただ、残念ながら、この仕組みでは、まだプラセボ反応は邪魔者扱いされている。治験薬が偽治療よりも高い効果を発揮する限り、プラセボ反応は利用されずに無視されることが多い。しかし、少なくともその効果は記録されており、医学における期待の役割に関心を持つ研究者にとっては十分なデータとなっていく。その研究者たちが過去数十年間におこなった発見が、実に驚くべきものなのだ。

　ビーチャーが戦場で認めた強力な鎮痛効果もその一つだ。この効果は鎮痛薬のプラセボ対照試験で何度となく再現されている。研究者の推定によると、プラセボ反応は、実薬による鎮痛効果の50パーセントに達するとされている。

　前章で見たように、「予測マシン」が苦痛に対する予測を再調整し、主観的経験が変化した結果として、痛みが軽減した可能性がある。だが同時に、実際の薬の作用と同じような、明確な生理学的変化も起きているようだ。

例えば、モルヒネの代わりにプラセボ薬を服用すると、脳は、痛みをやわらげるオピオイドをみずから産出しはじめる。このことを証明するため、プラセボ鎮痛薬と併せて、ナロキソンという化学物質を投与する実験がおこなわれた。ナロキソンは、脳のオピオイド受容体を遮断することでモルヒネの過剰摂取を治療するための薬剤である。案の定、ナロキソンはプラセボの鎮痛効果をいちじるしく低下させた。本物のモルヒネの効果を抑制するのと同じ反応が見られたのだ。これは、もし痛みの緩和が単に主観的なものであれば、起こりえない反応である。脳は「内なる薬局」を備えていて、必要に応じてオピオイドなどの特定の化学物質を生成できるということだ。

これと同じように驚異的な効果が、パーキンソン病の治療でも見られる。パーキンソン病は、脳内のドーパミン不足が原因とされる病気だ。ドーパミンは快楽をもたらす報酬系に関わるだけでなく、スムーズな運動調整にも不可欠な化学物質であり、そのためにパーキンソン病患者は、制御不能な震えに悩まされることが多い。パーキンソン病の治療薬は、ドーパミンのレベルを増加させるか、あるいはドーパミンに正常に反応する脳の部位を刺激することで神経伝達物質の代替として作用する。それを不活性な糖などの錠剤で再現するのは、さすがに無理だろうと思われるかもしれない。しかし、さまざまな試験によって、プラセボ治療によりパーキンソン病患者の症状を約20～30パーセント改善できることが示されている。ここでも、改善への期待が何らかの形で脳に働きかけて「内なる薬局」を稼働させ、自然なドーパミンの分泌を増やしたのだ。

プラセボ治療には、脳内の化学成分を変化させる効果のほか、免疫系を調整する効果もある。例えばアレルギーは、通常は無害な物質を、体が誤って危険な病原体と認識し、過剰に反応することで起きる。特定の薬を使って反応を鎮《しず》めることができるが、単なる「期待」にも、その力がある。例として、アレルギー性の皮膚反応を起こした人が、炎症を抑えるという名目のプラセボ薬を使用すると、有効成分はいっさい含まれていないにもかかわらず、かゆみが軽減したり、腫れが引いたりすることがあるのだ。また、喘息患者についても、有効成分の入っていない吸入器の使用により、実際にサルメテロールを使用したときの約30パーセントの効果が得られることがわかっている。

さらに、特定の外科手術においてもプラセボ効果が働く場合がある。例えば動脈ステントの挿入手術では、動脈にカテーテルを通し、閉塞部位まで到達させる。カテーテルを配置したら、金属製のメッシュ（ステント）で覆われた小さなバルーンをカテーテルに沿って送り込む。その後、バルーンを膨らませて動脈を広げてステントを留置することで、動脈壁を開いた状態に保つ。

この手術は、心臓発作のような緊急事態（プラセボが即座に役立つとは考えにくい状況）で必要となることが多い。しかし、ステントの別の用途として、狭心症患者の血液循環をスムーズにし、持続的な痛みや不快感を軽減するために使用されることもある。期待効果が重要な役割を果たしうるのは、そちらのケースだ。

この事実が明るみに出たのは、ごく最近である。というのも、新しい手術法を導入する際は、医薬品開発とは異なり、医師や科学者は必ずしもプラセボ対照試験を実施する義務を負わないからだ。その代わりに、新しい手法を、同じ効果が期待できない「通常の治療」などと比較することが多い。そこで、動脈ステントでプラセボ効果が働く可能性があるのかどうかを調べるため、英国各地の病院の心臓専門医で構成されるチームが、２３０人の患者を二つのグループに分け、半数には完全な手術を実施し、もう半数には「偽」手術として、動脈にカテーテルを挿入後、ステントを留置することなくカテーテルを抜去した（その際、医薬品のプラセボ対照試験と同様に、患者全員にステントを留置しない可能性があることを伝え、手術の影響が長引かないよう、最大限に努めた）。

研究チームが『ランセット』誌に発表した報告によると、手術後、両グループともに身体活動能力（トレッドミルでの運動パフォーマンスで測定）の向上が見られた。ステントを留置したグループの向上度は、偽手術を受けたグループと比較して、統計的に有意とは言えない程度の差しかなかった。むろん、この結果は心臓病専門医のあいだで大きな議論の的になっている。医療ガイドラインを変更するには、今後も研究を継続し、同じ結果を再現する必要があるだろう。それでも、この研究が慎重な管理のもとでおこなわれたことを考えれば、狭心症に対するステントの効果が、心臓の血管に対する物理的変化よりも、患者の改善への「期待」によるところが大きい可能性は、十分にある。

さらには、プラセボ治療が命を救う可能性すらある。ベータ遮断薬に関する試験で、プラセボ薬を指示通りの頻度で服用していた被験者は、指示を忠実に守らずランダムに服用していた被験者に比べ、試験中の死亡率が半分であることが示された。プラセボ薬と実薬の両方を同じ高頻度で服薬した場合は、プラセボ薬が実薬ほど有効でないことは明らかだが、いわゆる「プラセボ・アドヒアラー」［訳注：プラセボ群のうち服薬アドヒアランス（医師の服薬指示への遵守度）の高い人］については、実薬または偽薬のいずれかを不定期に服用していたグループよりも長生きしたことがわかっている。

「プラセボ・アドヒアラー」がそうでない人に比べて長生きする傾向があることは、ほかにも数多くの研究で実証されており、もはや単なる統計的な偶然として片づけることはできなさそうだ。医師の服薬指示に従う人は、概して健康な生活を送っているものだという説明もありえるが、例えば所得、学歴、喫煙、飲酒、過食など、死亡リスクに関わるあらゆる変動要素を制御した場合でも、その差は依然として見られる。このことは、薬を定期的に飲むという儀式そのものが、服薬によってもたらされる健康への期待を生むことで、健康的な体の維持につながる可能性を示唆している。

私たちはなぜ、どのようにして、これほど多様な形でプラセボに反応するのだろうか。その正確な機序や理由については激しい議論が繰り広げられているが、多くの研究者は、この種の期待効果には、少なくとも二つの要因があると主張している。その一つは、一般的な治癒反応、つまり、体が直接的脅威の存在に適応できるように進化した反応だ。例えば、ケガをした直後は、体をより慎重に動かしてさらなるダメージを防ぐために、痛みを感じる必要がある。しかし、安全な場所でケガの治療を受けると、痛みの果たす役割は小さくなるため、痛みをやわらげる余裕が生まれる。同様に、炎症反応も、病原体との接触に対処するうえで不可欠なものだが、ダメージを癒すのに必要なプロセスまでさまたげかねない。そのため免疫系は、その人が回復傾向にあると認識すると、炎症を抑えるほうが有益となる。このような一般的な治癒反応が、病気に対する不安や恐怖を軽減させる何らかの要素（医療を受けているという実感など）によって生じ、それ自体が強力に作用する可能性がある。ビーチャーが診た兵士たちの体験、つまり戦場から離れられたという事実による痛みの緩和も同様の現象だと思われるが、私たちが医療を受けるときにも同じことが起こりうるわけだ。この説に立てば、プラセボというのは、こうした反応を引き起こす非常に象徴的な治療だと言える。

重要な点として、「予測マシン」はコンディショニング（条件づけ）と呼ばれる学習プロセスを通じて、特定の経験に基づいて挙動を微調整するよう進化してきたことが挙げられる。例えば、プラセボ鎮痛剤をモルヒネだと期待して服用する場合、過去にモルヒネを服用したことのある人のほうが、内因性オピオイドが、はるかに強く分泌される。同様に、すでに抗パーキンソン病薬の服用経験がある人のほうが、プラセボによるドーパミン分泌はずっと強くなる。また、移植後の拒絶反応を抑えるための免疫抑制剤を使用したことがある人のほうが、やはりプラセボ効果は高くなる。いずれの場合も、脳は過去の記憶や連想に基づいて、体内のリソースをできるだけ有効に使えるよう、体の機能を活性化させているのだ。

このように、適切な経験に訴えかけながら適切なメッセージを伝えれば、どんなものでもプラセボに変えられる可能性がある。コロンビア大学とスタンフォード大学の科学者が、ペットボトルに入ったただの湧き水を、カフェイン200ミリグラムを含むエナジードリンクだと学生に信じ込ませたところ、血圧もそれに見合った反応を示した。さらに、物理的に同じ場所にいなくても、プラセボ効果をもたらせる可能性もある。スイスの研究チームによると、仮想現実空間でプラセボ治療をおこなうことで、実際の手足の痛みを軽減できることがわかっている。

ただし、「予測マシン」は通常、あらゆる人生経験を通じて学習した関連づけを当てはめながら、さまざまな手がかりをもとに予測を立てている。そのため、ある種のプラセボが、一貫してほかよりも強く働くことがある。それには、物の大きさといった表面的な要因も含まれる。多くの人は「大きいほど良い」という思い込みを持っているため、薬を飲むときも、小さな錠剤よりも大きな錠剤に、より大きな反応を示すことがある。形状についても、錠剤よりカプセルのほうが、効果が感じられやすいようだ。また、人は価格の影響も受ける。例えば、パーキンソン病の注射薬のラベルに安価である旨が記載されていると、同じ注射薬に高価な旨が記載されている場合に比べ、プラセボ効果が半減したという研究結果もある。

同じような理由で、医薬品のマーケティングがもたらす影響も計り知れない。プラセボ薬が、洗練されたNUROFEN［訳注：イブプロフェン鎮痛剤のブランド名］のパッケージ（「痛みを狙って効く」という文言入り）に入っている場合、ジェネリック薬で単に「イブプロフェン」とだけ記載されたものを服用するよりも、効果ははるかに高くなる。ある研究では、NUROFENのプラセボ薬が強力すぎて、有効な鎮痛剤に匹敵する効果を示していたという。これは意外なことではない。NUROFENはふだんからよく目にしていて、鎮痛効果について聞いたこともあるため、効果に疑いの余地が少ないのに対し、ジェネリック薬はなじみがない分、低品質の印象を受けやすいのは当然だろう。

さらに広い目で見れば、経口薬よりも注射のほうが、そして注射よりも外科手術のほうが、効果が強くなる傾向がある。おそらく、複雑な化学反応を伴う服薬治療と比較して、メカニズムを理解したりイメージしたりしやすいからだろう。また、治療法の新規性という要素もある。医薬品や医療機器が承認されたばかりで注目を集めている場合、30年前からある治療法よりも、プラセボ反応が大きくなる可能性がある。さらにもう一つ、忘れてはならないのが、医療従事者との関係性だ。医療従事者に対し、思いやりがあり有能そうだという印象を持てば、プラセボ効果ははるかに高くなる。

「予測マシン」は驚くほど包括的にシミュレーションを更新し、体の反応を調整しており、その際、回復への期待を研ぎ澄ますのに役立ちそうな、あらゆる手がかりを利用している。脳の期待が私たちの身体的な現実を形づくることができる――そして実際に形づくっている――ことには、もはや疑いの余地がないのだ。

もっとも、究極の問題は、こうした期待効果を責任ある形で活用できるのか、ということだろう。ジェファーソン大統領は偽治療を「方便の嘘」と見なしたかもしれないが、患者に嘘をつくことは医師の倫理規範に反するため、一般的な診療でプラセボ反応を意図的に利用することは、少なくとも表向きは、長らく「ご法度《はっと》」とされてきた（実際の現場では、プラセボの利用はそれほどめずらしいことではない。英国の一般開業医の12パーセントが、少なくとも一度は生理食塩水の注射や糖の錠剤の投与をおこなったことがあると報告している）。

では、もしもその「ごまかし」が必要ないとしたらどうだろうか。いわゆる偽治療だとわかっていてもなお、改善が見込めるとしたらどうだろうか。逆説的に聞こえるかもしれないが、これから見ていくように、プラセボ効果を知ること自体が治癒反応を喚起し、患者にとって自己治癒のための精神的ツールとなる可能性があるのだ。

正直なプラセボ

実は、そうしたごまかしを伴わない治癒反応の兆候は、すでに医学文献の中に隠れている可能性がある。製薬会社が新たな治療薬の開発に取り組む中で、壁にぶつかりはじめるまでは、それを探そうと考える人がいなかっただけだ。

臨床試験の誕生から数十年間は、創薬の黄金期であった。実施される試験の多くが、諸症状に対する新しく効果的な治療法につながっていた。大手石油会社よりも大手製薬会社のほうが儲かる時代だった。しかし、21世紀に入るころには、臨床試験が失敗に終わることが、以前よりずっと増えていた。あまりにもすぐに、そして頻繁に失敗するため、財政面に不安を抱える医学研究機関も出てきたほどだ。

精力的なデータマイニング〔訳注：大量のデータから傾向やパターンを抽出する分析手法〕の結果、科学者たちは、ついにその理由を突きとめた。臨床試験はどれも完璧に設計されていたが、プラセボ群の人が偽薬で効果を得ていると見られる例が多く、それにより、実薬の効能だけを統計的に有意な差をもって実証するのがきわめて難しくなっていたのだ。例えば、１９９０年代の鎮痛剤の試験を見てみると、実薬の効果はプラセボに比べ約27パーセント上回る形で推移していたのに対し、２０１３年には、その差はわずか9パーセントにまで低下している。なんとその原因のほとんどが、偽薬の効力が高まったせいであった。同期間の始めと終わりを比べると、プラセボ薬がもたらす鎮痛効果は約20パーセント上昇していたが、実薬の鎮痛効果には、それほど変化が見られなかった（おそらく、発揮しうる鎮痛効果の限界に達していたのだろう）。レースに例えるなら、最初は本物の薬が大きくリードしていたところ、後方にいたノーマークの選手がなぜか近距離まで追い上げてきた形だ。さらに不可思議なことに、プラセボの効力の高まりは米国で集中して見られ、欧州における臨床試験には、ほとんど影響がなかった。

なぜそんなことが起こりうるのか。一つの可能性として、米国における医薬品の消費者向け直接広告が挙げられる。テレビＣＭが繰り返し流れることで、使用を検討している薬の効能への期待が高まり、それに伴って偽薬から感じられる効果も増大した可能性があるのだ。鎮痛薬の例で言えば、期待の高まりによって脳の内因性鎮痛物質の放出が促《うなが》された結果、実薬群で摂取した有効成分の付加効果が目立たなくなってしまったのかもしれない。一方、消費者向けの直接広告がおこなわれていない国々では、このようにポジティブな期待が何度も喚起されることがないため、プラセボ反応の大きさも、より一定に保たれていたと考えられる。

もう一つ興味深い仮説として、プラセボ反応自体が世間一般に知られるようになったことで、その効力が高まったと考えることもできる。これは、カリフォルニア大学サンディエゴ校のゲイリー・ベネットが提唱したものだ。彼は疼痛治療におけるプラセボ効果の上昇を示した研究チームに属していた。ベネットによると、20世紀半ばにはプラセボに関する世間の知識は乏しく、なんとなくのイメージしか持っていない人がほとんどだった。もし当時、臨床試験の被験者となり、偽薬を飲んだかもしれないという懸念があれば、症状改善への期待はあまり高くなかっただろう。しかし、最近ではプラセボへの関心が高まり、実際に生理学的効果をもたらす力が示されるようになったことで、人びとの認識は変化している。メディアでも、期待の持つ潜在力が広く取り上げられるようになった。そのため、今では、プラセボ薬を摂取するかもしれないという状況は、それほど悪い印象ではない。多くの人が、実薬かプラセボ薬かにかかわらず、何らかの効果があるはずだと期待するからだ。その結果、心身のつながりのおかげでそれが現実となり、実薬が苦戦するほどにプラセボの効果が高まっているわけだ。

ベネットは、プラセボ効果に関するメディア報道は特に英語圏で多く見られるのではないか、そのためにプラセボ効果の高まりが米国の臨床試験では顕著なのに対し、欧州ではさほど見られないのではないかと考えた。これを検証するため、彼は英語、フランス語、ドイツ語、イタリア語、スペイン語の膨大なデータベースを調べ上げた。その結果、彼の仮説通り、「プラセボ」という単語の使用頻度は、英語圏以外ではほとんど変化がなかったのに対し、英語圏ではここ数十年で劇的に増加していた。注目すべきなのは、その増加が学術文献のみならず、新聞、一般雑誌、テレビ放送の台本など、一般大衆にメッセージが届きやすい媒体でも見られたことだ。

プラセボという言葉自体がプラセボ反応を引き起こす、というのは、ある種のジョークに聞こえるかもしれない。18世紀以来、プラセボ効果という概念の中心には、「顕著な効果を得るには『本物』の治療を受けていると信じる必要がある」という前提があった。ジェファーソン大統領が「方便の嘘」と書いたのは、それがやむをえない行為だったからだ。ビーチャー自身も「被験者がプラセボだと気づかない限りは、プラセボの原料や量はまったく問題ではない」と述べている。ところが、さまざまな画期的研究により、不活性薬だと承知したうえで服用しても、多くの人が効果を示すことが明らかになっている。ベネットの仮説に立てば、この現象はプラセボ効果がすでに認知されている地域で起きやすいということになるだろう。しかし昨今の研究では、被験者に対して「脳は『予測マシン』であり、身体的反応に影響を与える力を秘めている」と明確に説明すれば、「非盲検プラセボ」が他の地域でも同じくらい効果を発揮する、という証拠が多数出てきている。

例として、健康心理学者クラウディア・カルバーリョがポルトガルのリスボンにある公立病院で実施した、慢性の腰痛患者を対象とした試験を見てみよう。その成果が２０１６年に初めて発表されたときには、世界の科学界に波紋が広がった。被験者が受け取った瓶には、オレンジ色のゼラチンカプセルが入っており、ラベルには「プラセボ錠：１日２回服用のこと」と明示されていた。カルバーリョは被験者に対し、錠剤には有効成分が含まれていないこと、それでもコンディショニングなどのプロセスによって体に強い影響を与える可能性があることを説明し、その内容をまとめた短い動画を見せた。また、被験者の精神的な負担を増やさないように、プラセボが効果を発揮するためには、楽観的な気分を保とうとすること――慢性の痛みを抱えている人には無理な注文――などは特に必要ないということ、つまり、治療の効果を得るために必要なのは、決められた頻度で錠剤を服用する行為のみであることを強調した。
3週間後、効果は顕著に表れた。被験者が「通常の」および「最大の」痛みとして評価したスコアが、30パーセント低下していたのだ。この「非盲検プラセボ」を追加せず、通常通りの治療を続けた対照群には、これほど大きな改善は見られなかった。また、別のアンケートでも、「外出できた」「体力的にハードな仕事をこなせた」など、日常生活にいちじるしい改善が見られた。一般的に、実薬治療で期待される臨床的有意性の閾値は、症状の30パーセントの改善とされるが、この「非盲検プラセボ」の全体的な効果は、その基準を満たしていた。

さらに衝撃的なことに、カルバーリョが2020年に発表した追跡調査の論文で、その試験の終了から5年間にわたり、プラセボによる効果が持続していたことが示されている。プラセボ反応に関する知識が被験者に定着し、症状への対処能力が全体的に向上したためだと考えられる。この調査結果は、私が本書の執筆にあたりインタビューした多くの科学者の見解と一致している。つまり、期待効果に関する知識が被験者にとって大きな力となり、最初の試験から長い時間が経過しても効果が持続するということだ。

「非盲検プラセボ」はほかにも、偏頭痛、過敏性腸症候群、うつ、注意欠如・多動症（ADHD）、更年期のほてりなど、多くの症状の治療において効果が実証されている。また、花粉症による目や喉の痛み、鼻水、皮膚のかゆみをやわらげる効果も示されている。ただ、最も注目を集めつづけているのは、やはりその鎮痛効果である。というのも、オピオイド依存症のリスクを抑えるアプローチとなりえるからだ。

米国疾病予防管理センターによると、1999年から2019年にかけて、45万人の米国人がオピオイドの過剰摂取で死亡しており、その多くは処方薬に依存していた。「非盲検プラセボ」を使えば、そうした薬への依存を減らせる可能性がある。期待の力によって脳の自然な鎮痛作用を引き出し、徐々に医薬品をそれに置き換えながら、実際のオピオイドの服用量を減らしていくのだ。やや強引に思えるかもしれないが、プラセボ効果に関する知識を活用しながら緻密な戦略を立て、成功の可能性を最大化することはできる。例えば、最初に実際の薬と強く刺激的なにおいを結びつけることで、同じにおいのプラセボ薬を服用するときの体の反応を強化することも可能だろう。ハーバード大学医学大学院のレオン・モラレス＝ケザーダが主導した最近の研究では、まさにそれが実践された。被験者は全員、脊髄損傷などの重傷を負い、リハビリを受けていた。３日間、被験者に強力なオピオイドと併せて、プラセボと明示された錠剤を服用してもらい、同時にカルダモンオイルの強いにおいが染みこんだ綿棒を嗅ぐよう求めた。その後、可能なタイミングで実薬の摂取を中止するよう勧めた。

　結果は、研究者たちの大胆な予想を超えるものだった。プラセボ薬によって減らせるオピオイド量は、せいぜい3分の1程度だろうというのが彼らの予想だったが、実際には、被験者のオピオイド服用量は66パーセントも減少し、痛みや不快感が増すこともなかった。「非盲検プラセボ」のおかげで、余計な苦痛なしに、依存性があるとされるオピオイド薬の服用量を劇的に減らすことができたのだ。

　今後の目標は、より大規模で長期的な試験をおこない、最終的に被験者の完全な断薬を目指すことである。モラレス＝ケザーダが聞かせてくれた話によると、ある患者は先の手法を実践して、たった3日間でオピオイドを断つことができたという。もちろん、一つの事例だけでは十分な証拠とは言えない。ただ、彼の話は、これまで医師を悩ませてきた倫理的な問題を伴うことなく、プラセボ反応を使って痛みを軽減できるかもしれないという、希望の光をひとまず見せてくれるものだ。プラセボの力は、新薬の開発に取り組む製薬会社にとっては害でしかないかもしれないが、依存症リスクを回避したい、あるいは依存症の呪縛から抜けだしたいと願う多くの患者にとっては、大きな益となる可能性を秘めているのだ。

知は力なり

数年前、医学心理学者のヨハネス・ラフェルトンは、かつての患者から1枚のハガキを受け取った。それは科学者なら誰もが感激するような内容だった。

「お約束通り、あなたと親切なチームの皆さんに、イタリアより心を込めてお便りします。皆さんは本当に心強い存在でした！　手術の前は、このすばらしい場所で休暇を過ごせるとは思っていませんでした。私はとても元気です」

　67歳の彼女は、そのわずか3か月前に心臓バイパス手術を受けたばかりだった。当然ながら、5～6時間に及ぶ手術は患者にとってトラウマになりやすく、手術後も全身の不自由さに悩まされつづける人が多い。ラフェルトンが所属するドイツのマールブルクにあるウィンフリート・リーフ研究室は、心身のつながりを利用して――ただし目に見えるプラセボ薬などは使わずに――術後の回復プロセスを楽にし、手術の効果を最大限に高めることができないかと見込み、ある試験をおこなった。

　この試験はPsy-Heart［訳注：心臓（Heart）手術患者の術後転帰を改善するための心理学的（Psychological）な術前介入に関する評価、という意味から命名］と呼ばれ、これから受ける手術に対する患者の期待を高めることを目的として、対面での面談を2回、短い電話相談を3回実施するというものだった。その中で、心理学者が手術の手順を詳しく説明し、それが冠状動脈性心臓病を緩和するのにどう役立つかを解説した。こうした説明は、通常の診察では省略されることがあるが、患者が手術の効果への確信を高めるのに有益だと考えられた。その後、患者は個人的な「回復行動計画」の作成を求められ、手術から得られる、楽観的かつ現実的な結果を書き出した（ラフェルトンにハガキを送った67歳の患者の場合は、ガーデニングなどの小さな活動から、友人との交流や旅行にまで及んだ）。さらに、視覚化（ビジュアライゼーション）エクササイズの指導を受け、手術から6か月後の生活を具体的にイメージしてもらった。

マールブルクの研究チームは、比較のための対照群も設けた。対照群には、より一般的な感情面のサポートとして、先ほどの介入群とまったく同じ数の面談を設定したが、治療への期待に関して明確に話し合うことはしなかった。共感してもらったり社会的つながりを感じたりすること自体が癒しをもたらす可能性があるため、この対照法は非常に高い基準となる。そこで、もう一つの比較対象として、典型的な心臓バイパス手術患者と同じ処置を受け、追加の支援は受けなかった患者の経過も調べた。

三つのグループの違いとしてすぐに表れたのは、入院期間の長さだった。期待を高める介入を受けた患者は、標準的な医療を受けた患者に比べ、平均して約4・7日早く退院した。社会的サポートのみを受けた患者の入院期間は、その中間であった。手術後の入院治療にかかる費用を考えると、その利点だけでも医療サービスにおける介入提案として十分に魅力的だ。面談にかかる時間は患者ひとりあたり3時間ほどであるため、心理学者に支払う費用のほうが、はるかに安くつくからだ。

介入の効果は、手術後の数か月にわたって続いた。術後の不快感が家庭生活、娯楽、性行動、睡眠に与えた影響について質問したところ、前向きな期待を持つよう促されたグループが最も早く回復する傾向が見られた。また、ほかの二つのグループに比べて、6か月の追跡調査期間の終了までに報告した、仕事への復帰能力に関する自己評価も高かった。

　重要なのは、こうした改善が自己申告だけでなく、グループ間の客観的・生物学的な違いにも一致して表れたことだ。例えば、研究チームはインターロイキン－6（IL－6）などの炎症性分子のレベルを測定した。この分子は、一般的な体調不良を引き起こすだけでなく、血管を損傷することが知られており、それが手術の効果を減らしたり、心臓病のリスクをさらに高めたりする可能性がある。ラフェルトンらが予想した通り、期待が高められたグループは、6か月後の追跡調査において、IL－6レベルが低い傾向があった。

　患者の改善は、おそらく行動の変化と心身相関の変化が組み合わさった、ある種の「好循環」によるものだろう。期待が高まり、それに応じて生物学的反応が変わることで、体を動かすのが楽になる。それによって回復しているという前向きな確信が強まり、さらなる改善につながる。そうやって、幸せで健康な生活への復帰が早まったと考えられる。

　この結果を、どう解釈すればよいのだろうか。Psy-Heart試験は明らかにプラセボ効果の研究を基礎としており、メカニズムも非常によく似ている。しかしながら、今回の結果は、偽薬や偽治療は必要ないことを示している。そうしたものに頼らずとも、被験者は合理的な分析によって根拠のない疑いを解消し、治療の効果について現実的なビジョンを描いて、「予測マシン」の予測する結果を再構築していた。このアプローチは、例えば先ほどのような「非盲検プラセボ」には（人工的で偽物のような印象があることから）消極的だが、自分の将来の見通しを再考することにオープンな患者にとっては、魅力的かもしれない。

今後ありえそうな展開として、このような期待効果を、ほかにも多くの医療処置に組み込むことがあるかもしれない。Psy-Heart試験の設計に協力したニュージーランドのキース・ペトリーらは近年、前向きな期待が、貧血で鉄剤の点滴治療を受けようとしている患者にも有効かどうかを調べる実験をおこなった。被験者を点滴につなぐ前に、期待されるヘモグロビン値の変化を示すグラフを見せ、それが体内のエネルギー供給を増やす理由を説明したのだ。4週間後、被験者に対し、日常生活におけるエネルギーレベル（記憶力、集中力、身体活動に対する疲労の影響など）を測定するための、標準的なアンケートを実施した。対照群には、食事や運動など、全体的な健康増進につながるような実践的対策について話していたが、案の定、期待を高めたグループのほうが、疲労のレベルがいちじるしく低かった。治療のメカニズムについて短い会話を交わしただけで、被験者の治療に対する考え方や成功への期待度を変え、効果を最大限高めることができたのだ。

　時には、たった一言が状況を大きく変えることもある。結局のところ、医師が診る患者の症状は、時間とともに自然に治るものも少なくない。その場合、積極的な治療は必要ないが、医師が発する言葉によって治癒プロセスを加速させることはできる。スタンフォード大学のカリ・レイボウィッツが主導した最近の研究では、まず被験者の皮膚に軽いアレルギー反応を起こし、刺激的なかゆみを与えた。その後、約20分間、実験室に残ってもらった。一部の被験者には、特にコメントすることなく皮膚反応の状態を調べ、残りの被験者には、発疹や炎症がすぐに治まることを明確に説明した。その安心させる言葉が自己成就的予言となって症状の緩和につながり、言葉をかけられた被験者は、対照群よりも早く回復した。

　医療の現場では、そうしたやりとりは普通におこなわれているのではないかと思うかもしれない。しかし、患者によっては、病気の証明となる薬を処方してもらわないと、医者へ行っても時間の無駄だと考える人もいるのだと、レイボウィッツは指摘する。だが、彼女の研究が明らかにしているのは、薬がなくても対話だけで患者の不快症状を軽減することが可能であり、薬の処方を伴わない診察自体にも価値があるということだ。レイボウィッツの研究に関連して、もう一つ驚くべき研究結果がある。風邪をひいた患者に、医師が共感的で安心感を与える態度で接し、感染はほんの一時的なものだと強調すると、鼻の炎症なども含め、通常より早く風邪の症状が治ることが示されたのだ（あまり安心感を与えない医師にかかった患者に比べて、平均して1日、早く回復した。風邪はせいぜい1週間ほどしか続かないことを考えれば、決して小さくない差である）。医師の話す「言葉」は、それ自体が「生物学的な活性」を持つものであり、あらゆる治療において不可欠な要素なのだ。

ここで重要なのは、これらの画期的な治療法は、どれも、患者に誤った希望を植えつけるものではないということだ。いずれのケースでも、ただ目の前の事実を使って、患者が治療プロセスや予後について理解し、経過をできるだけポジティブにとらえる手助けをしたに過ぎない。このアプローチは、本書の残りの部分でも何度も繰り返し登場する。心身のつながりに関して言えば、まさに「知は力なり」なのだ。

生きる意志

歴史を振り返ってみると、１８０７年に先のトーマス・ジェファーソン元大統領が、初めてアヘンなどの薬物の過剰処方を防ぐための偽薬の使用に言及したとき、もし研究者たちがその効果にもっと関心を払っていれば、医療はどのような進展を遂げただろうかと考えたくなる。彼はそれを「方便の嘘」と呼んだが、本書で見てきた通り、実際に、嘘やごまかしを伴わずにオピオイドの乱用を防げることが示されている。そうした患者の期待を高める正直な手法は、エビデンス（証拠）に基づくあらゆる医療の重要な要素として組み込むことが可能であり、また、組み込まれるべきだろう。

ジェファーソン自身は、プラセボの話題について再び記述することはなかった。しかし、心身相関の研究にたずさわる研究者が彼に興味を引かれる理由は、もう一つある。それは、彼が亡くなった日のことだ。ジェファーソンの体調は１８２５年に悪化しはじめ、腸や尿路の疾患を相次いで発症した。１８２６年6月までには完全に寝たきりとなり、ひどい高熱に苦しみつづけたが、7月4日まで生き延びた。アメリカ独立宣言の、調印50周年の記念日が命日となったのだ。

驚くべきことに、ジェファーソン大統領の前任のジョン・アダムズも、なんと同じ１８２６年の同じ日に亡くなっている。ライバルの死を知らされていなかったアダムズの最後の言葉は「トーマス・ジェファーソンは生き残る」だったとも言われている。

米国の第2代、第3代大統領がこの歴史的な日に亡くなったのは、単なる偶然だろうか。それとも、何か興味深い現象が起きたのだろうか。ジョン・アダムズの息子で、当時現職の大統領だったジョン・クインシーは、ふたりの元大統領の死のタイミングについて「神の恩寵の一目瞭然の証《あかし》」と述べている。もっとも、科学者たちは基本的にそのような神の介入の存在を信じないため、別の答えを模索した。そして、ふたりの死のタイミングは、心身相関的な影響によるものではないかと主張するに至っている。老齢の両元大統領は、どちらも、自分が独立に貢献した国の重要な記念日まで生き抜くという強靭な意志力を発揮し、その日を迎えた瞬間、体が力尽きたのだろうということだ。

空想じみて聞こえるかもしれないが、私たちの思考や感情は、実際に死のタイミングを左右することすらある。次章では、「予測マシン」がもたらす多くの重要な結果のうち、そうしたダークサイドについて明らかにしていきたいと思う。

考え方のヒント……治療と治癒について

- 治療による効果の一部はプラセボによるものだと知ったからといって、パニックになる必要はない。生物学的な効果は、期待から生じたものだったとしても、価値ある効果であることに変わりはない。
- 治療の選択肢がある場合、プラセボの効果に影響を与える要因を考慮しよう。ほかのすべての条件が同じなら、小さい錠剤より大きい錠剤のほうが、さらに錠剤よりもカプセルのほうが効果は高い。
- 同様に、医療従事者の選択肢がある場合は、共感的で思いやりがあると感じる人を選ぶようにしよう。その態度によって、治療に対する自分の反応が変わる可能性がある。
- 自分が受ける治療の仕組みや効果について、医療従事者から聞いたり、信頼できる情報源から調べたりしてみよう。その知識によって、治療効果が高まる可能性がある。
- 得られた情報をもとに、回復の過程をイメージし、必要に応じて、より健康な状態に到達するための計画を立ててみよう。そうすることで、改善の可能性を最大限に高めることができる。

■可能であれば、同じ治療を受けて効果があり、その経験を喜んで聞かせてくれるほかの患者と交流しよう。そういう人たちと対話することで、治療自体やその成功への期待度が変わる可能性がある。

■「非盲検プラセボ」薬の入手を検討してみよう（一部のオンライン業者などで市販されている）。医療従事者に相談せずに実薬と置き換えることは絶対に控えるべきだが、進行中の治療と併用することで、効果を高められる可能性がある。

■何よりもまず、心身のつながりがもたらす結果について、現実的かつ楽観的に考えよう。

第３章 痛みと思考

ノセボという「呪い」を無毒化する方法

米国心理学会の辞書を見ていると、「ボーン・ポインティング症候群」という謎めいた項目が載っている。これは、オーストラリア中央部の赤い砂丘近辺にある、アボリジニ社会の伝統を指す言葉だ。20世紀半ばにこの地のアボリジニ集団を訪れた人類学者によると、シャーマンは悪事を犯した者に対し、人間やカンガルーの骨を突きつけ、呪いの言葉を唱えることで、致命的な罰を与えることができたという。罰を受けた者はたちまち元気を失い、呪いが効いてくるにつれ体はどんどん衰弱し、数日のうちに完全な機能停止におちいってしまう。あるシャーマンはこの罰について、人を内側から突き殺す「思考の槍」と表現している。

このような「ブードゥー死」とも呼ばれる現象は、世界中で報告されている。米国のモン族移民に起きたＳＵＮＤＳの事例でも見たように、こうした現象を報告する人たちの多くは、「科学的」な社会に属する人ならば、そのような致命的な予測の影響は受けないはずだという前提に立っていた（今でも米国心理学会はこれを「文化依存症候群」と位置づけ、人類普遍のものではなく、特定の集団に固有の現象としている）。

しかし、歴史的・医学的な文献を紐解くと、違った話が見えてくる。まずは、１９７０年代に起きた有名な事例について考えてみよう。テネシー州ナッシュビルに住むある男性が、食道ガンと診断された。外科手術で腫瘍は無事に摘出されたが、その後の検査で、ガンが肝臓に転移していることが判明。男性は、その年のクリスマスまで生きられるかどうかだと宣告された。結局、クリスマスは家族とともに祝うことができたが、それから間もない1月初旬に亡くなった。

この男性の運命は、ガンという恐ろしい病気による悲劇の一つに見えたが、解剖の結果、なんと、元の診断が間違っていたことが判明した。肝臓に腫瘍はあったが、手術可能な小さなものであり、命に関わるような腫瘍ではなかったのだ。ならば、彼の抱えていた不吉な思考が、彼を死に導いたのではないだろうか。彼の主治医のクリフトン・ミーダーはそう結論づけ、この誤診を、ある種の「呪い」と形容している。この不運な男性にとっては、ガンへの恐怖が、超常的な呪いと非常によく似た反応を引き起こしたようだ。

オーストラリアのガン専門医Ｇ・Ｗ・ミルトンも、皮膚ガン患者の診断において同様の結論に達している。彼によれば、「患者の中には、死が差し迫っていることを知った衝撃がすさまじく、その事実を受け入れられずに、悪性腫瘍が死を引き起こすほど進行する前に急死してしまう人が、少数ながら存在する」という。アボリジニの伝統について知る彼は、こうした「自己意志による死」は、アボリジニ社会における「ボーン・ポインティング症候群」に並ぶ一例に過ぎないのではないかと主張している。

現代の科学者の多くは、これらの逸話は、「ノセボ効果」として知られる、期待効果の極端な例だと考えている。本書の冒頭で述べたように、プラセボは「私は喜ばせる」、ノセボは「私は害をなす」を意味する言葉で、ノセボ反応は、自分の体が脅威にさらされていると信じたときに起こる。「予測マシン」の働きにより、期待や予測が生理機能を変化させ、「症状や病気を抱えている」と考えるだけで病気になってしまうのだ。

死に至るのは極端な例だとしても、ノセボ効果は、私たちの日常生活におけるさまざまな苦しみの原因となっている。アレルギー、偏頭痛、腰痛、脳震盪《のうしんとう》などを含め、だいたいどんな不調でも、ノセボ効果によって症状が悪化することがわかっている。また、ネガティブな期待は、不調を治すための薬が持つ厄介な副作用にも影響を及ぼすことがある。そしてこれが、人が薬をなかなかやめられない大きな理由の一つでもある。

幸い、脳を「予測マシン」とする新しい知見のおかげで、ノセボ効果を抑え、みずから作り出した呪いを無効化するための画期的な手法が出てきている。これらの手法と、リフレーミング（物事を別の視点でとらえ直すこと）という技法とを組み合わせることで、多くの人が待ち望んできた、あらゆる痛みや不快感からの解放が実現するはずだ。

有毒な思考

プラセボ反応と同じく、ネガティブな期待の潜在的な力についても、「ノセボ反応」という名前がつくはるか以前の、近代医学の最初期から知られていた。

外科医のジョン・ノーランド・マッケンジーは、医学におけるネガティブな期待効果を調べた草分け的存在だ。１８８０年代にボルチモアの眼耳咽喉科慈善病院で勤務していた彼は、重度の喘息とひどい花粉症を併発した32歳の女性を診察した。彼女は、花粉にさらされると鼻水と涙が止まらなくなり、喉が「爪で掻きむしりたい」ほどに、かゆくなった。ひどいときには、1時間もくしゃみが収まらないこともあった。発作がつらすぎて、夏のほとんどをベッドで過ごしていたという。家の中に花を置くことなどもってのほかで、遠くの牧草地を目にしただけでも発作が起きるほどだった。

マッケンジーは、疑念のきっかけは明らかにしていないが、女性の説明の何かが引っかかり、症状の原因は本当に花粉だろうかという疑いを持った。仮説を検証するため、彼は「本物と見まがうほど精巧に細工された」バラの造花を入手し、患者が到着する前に造花のすべての葉と花びらを入念に拭きとり、発作の引き金となりうる花粉の粒子を取り除いた。

患者は驚くほど元気な状態で現れた。最初に検査をおこない、気さくな会話を交わしてから、マッケンジーはさりげなく衝立の裏に置いていた造花を見せた。その後の彼女の反応は、本物の花束を見せたときと変わらないであろう強烈なものだった。造花を見てからわずか1分以内に、声がかすれ、鼻が詰まり、くしゃみが止まらなくなったのだ。

詳しく診てみると、鼻と喉に明らかな炎症が見られ、赤く腫れていた。症状を偽っているわけではないのは明らかだった。この特異なケースについて、マッケンジーは「思考の関連づけ」には実際の花粉粒子と同じくらい強い力があるようだと結論づけている。

言うまでもなく、バラの正体を知らされた患者はあっけにとられ、自分でもつぶさに調べてみてから、ようやく生花ではないと納得した。最初は信じられない様子だったが、その気づきがハッピーエンドをもたらした。その後はいっさい治療を受けることなく症状が消失し、次に病院を訪れたときには、本物のバラの花束に鼻を埋めても、くしゃみ一つしなかったのだ。

それから数十年にわたり、このようなネガティブな思考の力を明らかにする独創的な研究結果が、少しずつ積み重なっていく。その後、１９６０年代から１９７０年代に臨床試験がさかんにおこなわれるようになってようやく、ネガティブな期待効果に関する研究がプラセボ研究と交わりはじめた。科学者たちは、人が糖の錠剤の効果を信じると、既存の症状が緩和されるだけでなく、実薬のもたらす副作用に似た有害な症状まで発生しうること、そしてそれらは、しばしば同時に起こることを発見した。

実は、前章でご紹介した軍医で麻酔医のヘンリー・ビーチャーも、１９５５年に発表した「強力なプラセボ」に関する論文で、この可能性について言及している。彼はそれまでにおこなったいくつかの実験に基づいて、偽薬を服用した患者がしばしば吐き気や頭痛、口の渇き、眠気、疲労感など、実薬を服薬した患者が訴えるような症状を経験していたことを報告している。また、不安症の治療薬に関する試験では、プラセボ群のひとりが、びまん性の発疹を発症し、偽薬の服用をやめると治まったという。ほかにも、動悸を訴えた人や、服用から10分以内に深刻な下痢に襲われた人もいた。

それから60年以上が経過した今、この現象は厄介なほど普遍的なものであることがわかっている。オックスフォード、カーディフ、ロンドンの研究チームが最近おこなった調査では、１２００件以上のプラセボ対照試験のデータを分析した。その結果、通常の試験において、偽薬を服用した人の約半数が、少なくとも一つ以上の「有害事象」を報告していたことが判明したのだ。そのうち5パーセントは、症状がひどすぎて治療自体を中止してしまうほどだった。それらの症状の一部は、試験とは何の関係もない原因によるものが、誤って試験と関連づけられた可能性もあるが、それでもかなりの数が、医師や製薬会社による特定の副作用に関する警告に起因すると考えられるという。これは、きわめて特異的な期待効果を示唆するものだ。

次に、２００７年に発表された、前立腺肥大の治療薬としてよく使われるフィナステリドに関する調査を見てみよう。この薬は、勃起不全や性欲減退を引き起こすことが知られており、パンフレットや健康情報サイトでも、その副作用が大きく取り上げられている。その情報自体が副作用を増幅させている可能性を調べるため、フィレンツェ大学の研究チームは1年間にわたる試験を設定し、被験者の半数には副作用の可能性について明確な警告を与え、残りの半数には特に警告をおこなわなかった。

その結果、明確な警告を受けたグループでは、勃起不全の発生率が、10パーセントから30パーセントまで上昇したことがわかった。生活の質に大きな影響を及ぼす症状の発生率が、ただの情報によって3倍になったのだ。これと同じ傾向が、狭心症の症状を抑えるためにアスピリンを摂取している人にも見られた。胃腸への刺激に関する警告を受けた人は、吐き気や胃もたれの悪化により治療を中止する確率が6倍高いことが示された。

ノセボ反応は、痛みの感覚に対して特に強く表れるようだ。あなたも、ちょっとした医療処置を受けるときに経験したことがあるかもしれない。例えば、注射や採血をする前に、かなりの確率で医師や看護師から「チクっとするかもしれません」といった警告を受けるのではないだろうか。この言葉の裏には、患者は痛みに対して心構えができるのが良い、という前提があるのだろう。ただ実際には、その短い声かけが、痛みを感じる可能性を引き上げてしまうのだ。

ある調査で、硬膜外麻酔を受けようとしている女性に「大きな蜂に刺されたような痛みを感じるが、これが処置の一番つらい部分である」と伝えたところ、「処置中も、ずっと違和感のない状態が続く」と安心させた別のグループに比べ、はるかに強い苦痛を訴えた。痛みについて警告を受けた人には、脊髄と脳幹の信号伝達に顕著な変化が見られた。もし被験者が同情を引くためにわざと効果を誇張しているのであれば、このような変化はまず起こりえないだろう。

　時には、ノセボ反応が強すぎて、有効な薬が本来もたらすはずのプラスの効果を打ち消してしまうこともある。感覚を麻痺させる鎮痛クリームを塗っても、「皮膚が過敏になる」と言われると、痛みが増すことがあるのだ。そのときには、その苦痛を引き起こしていると思われる血圧の上昇も見られる。同様に、筋弛緩剤についても、それが刺激薬だと告げられた場合、筋肉の緊張を感じることがある。

「予測マシン」がいかにしてこれらの効果を引き起こすのか、具体的な仕組みはまだ研究が進行中だが、多くのケースは、プラセボ反応の反対の現象——前章で見たあらゆる生理学的変化の負の鏡像——のように見受けられる。例えば、ポジティブな期待がドーパミンやオピオイドの自然分泌を促す一方で、ネガティブな期待はこれらの神経伝達物質を不活性化させるのだ。それどころか、痛みに対するネガティブな期待は、苦痛を増強する化学物質の分泌を誘発することもある。疼痛信号の伝達を促すコレシストキニン（CCK）というホルモンも、その一つだ。言うなれば、神経に拡声装置をつけて、「痛い」というメッセージでほかのメッセージをかき消しているようなものだ。また、「予測マシン」は病気に関する予測に基づいて、神経系や免疫系、循環系、消化系などに指令を出し、炎症、血圧の変化、吐き気、ホルモン分泌などを引き起こし、ストレスを増幅させることがある。

「予測マシン」は、記憶を頼りにどう反応するかを計画するため、ノセボ効果を感じるかどうかは、その人の経験によって決まる。過去に何らかの薬による有害事象に苦しんだことのある人は、別の治療薬を服用したときに、それがまったく異なるメカニズムで作用する薬であっても――さらには偽薬であっても――同様の副作用を感じる可能性が、ずっと高くなるのだ。日常生活でも、病気と特定の食べものを結びつけることはよくあるが、それとよく似た現象だ。何かを食べて、たまたまおなかを壊したら、それから何年も、その料理のことを考えるだけで吐き気をもよおしたりするが、これも、過保護な「予測マシン」が、次なる奇襲に備えさせてくれた結果である。

プラセボ反応の例で見たように、出来事に対する期待、そして期待から生じる症状は、表面的な要因にも左右されることがある。例えば、ジェネリック薬よりもブランド薬のほうが、洗練されたマーケティングによって患者の信頼度が高まるため、副作用が発生しにくい可能性がある。

あるいは、医薬品の外見がわずかに変わるだけでも、副作用の発生率が急増することがある。グラクソ・スミスクライン社は２０００年代後半に、苦い経験を通してこのことを発見した。同社のエルトロキシンという甲状腺ホルモン補充薬は、数十年の歴史があり、ニュージーランドの何万人もの人びとが使用していたが、副作用に関する苦情は30年間でわずか14件しかなかった。しかし、２００７年に製造を新工場に移したのに伴い、錠剤の形状を変更せざるをえなくなった。色が黄色から白色になり、味もわずかに変化した。だが、有効成分はまったく同じで、錠剤を固めるための結合成分を変更しただけであり、広範な検査により、薬の吸収・代謝速度に差異がないことが示されていた。想定では、患者は特にその変化に気づくことなく治療を続けられるはずだった。

ところが不運なことに、そのような安心できる情報が適切なタイミングで患者に届かず、多くの人が、見た目が変わったのはコスト削減や製造不良の表れだと思い込んだ。そして薬局に新形状の薬が並びはじめると、頭痛、発疹、目のかゆみやかすみ、吐き気など、まったく新しい副作用の報告が相次いだ。言うまでもなく、そうした懸念はすぐに地元メディアにも伝わり、メディアはその話に乗っかった。そうして変更から1年半のあいだに、新たに１４００件もの副作用報告が寄せられた。以前の、数年に1件という割合からすると、約２０００倍もの増加である。人びとの懸念が収まり、副作用の数が以前の水準に戻るまでには、さらに何か月もかかった。ニュージーランド人にはノセボ効果を受けやすい何らかの特質があるのではないかと思うかもしれないが、そうではない証拠に、フランスでもその数年後に、薬の組成変更によって同様の健康不安が巻き起こっている。

　現在、特に薬を服用していない人は、自分はそうしたネガティブな期待効果には引っかからないと考えているかもしれない。だが、ほかにもノセボ効果に似た反応が健康に影響を与える状況は多々考えられる。私たちは、それぞれ異なる「病気に関する信念」を持っており、それに応じて自分の身体感覚を解釈する方法も変わる。その信念が、多くの一般的な疾患に重要な影響をもたらすことがあるのだ。神経科学者のジーナ・リッポンは、月経前症候群（PMS）はこうした影響を受けることがあると主張している。ある調査で、被験者に月経周期のどの時期にあたるかについて誤った情報を伝えたところ、実際のホルモン状態よりもその誤情報のほうが、被験者が訴える症状の予測因子として優れていたという。

　乗り物酔いについても、似たような傾向が見られる。多くの人にとって、移動中の吐き気の原因は、実際の乗り物の動きよりも、「酔うだろう」という予測にある。そのため、自分の酔いやすさに関する思い込みを変えることで、驚くほど胃の不快感が落ち着くことがあるのだ。また、ケガをした後になかなか治らない、むち打ち、腰痛、軽度の脳震盪などの症状についても同じことが言える。「ネガティブな期待が苦痛を長引かせることがある」という、確たる証拠があるのだ。

例えば、軽度外傷性脳損傷に関するある研究では、患者の発症当初の予後予測を測定することで、80パーセントの確率で、実際に脳震盪後症候群を発症するリスクを正しく予測できることがわかった。実際、発症時の症状の深刻度よりも、患者が持つ信念のほうが、苦痛が長引くかどうかの指標として優れていることが示されたのだ。

「自分の症状は長期間続くものであり、自分ではどうしようもない」と考えている人の場合、ほかのすべての条件が同じであっても、そのままの状態が続く可能性は、はるかに高くなる。もっとも、だからといってケガに対して放任的な態度を取るべきということにはならない。ノセボ効果が症状を悪化させたり長引かせたりするという事実は、脳震盪の深刻度とは関係がないからだ。

病気に関する信念は、国によって異なることも多い。人びとの症状に地域差が見られることがあるが、その不可解な現象も、信念の違いで説明できる。北米と東欧における軽度の頭部外傷の事例を比較したところ、カナダ人の脳震盪後の症状（めまいや疲労など）は、同程度の損傷を受けたギリシャ人やリトアニア人の症状よりも、数か月長く持続することが示された。この違いは、それぞれの国の人びとが前提として持っている期待や信念に基づいていると思われる。

ノセボ反応は、心気症［訳注：自分が病気にかかっていると思い込んで強い不安を感じる精神疾患］と勘違いされる恐れがあるが、これは科学的事象に対する大いなる誤解である。多くの場合、人の症状は物理的きっかけによって起こり、その影響がノセボ反応によって増幅したり長引いたりする。人によっては、そのきっかけ自体が純粋に心理的なものである場合もあるが、だからといって症状の深刻度が低いということにはならない。
１００年以上前にマッケンジーの花粉症患者が示したように、そしてその後も多くの慎重な実験で裏づけられたように、病気に関する期待や予測自体が、目に見える身体的変化をもたらすことがあるのだ。これは、実際の病原体による影響と同じくらい「リアル」なものだ。そして、ノセボ反応は人間の脳が否応なくもたらすものだという厳然たる事実がある。私たちが不調を感じるときはいつでも、私たちの思考がその症状を形づくっているのであり、それを無視するのは、とても危険なことなのである。

死に至る思考

では、「自己意志による死」についてはどうだろうか。期待や予測による死というのはありえるのだろうか。実は過去に、その可能性を裏づけるような極端なノセボ反応の事例が何件か報告されている。そうした劇的なケースはまだまれではあるものの、それでも、多くの人に影響を与えかねない重大な（今はまだ十分に認識されていない）リスク因子に関して、興味深い洞察を与えてくれている。

まず、２００７年にミネソタ州の医師が報告したA氏のケースを見てみよう。少し前につらい別れを経験したばかりで、ひどく傷ついていたA氏は、新しい治療法が絶望感をやわらげてくれることを期待して、抗うつ薬の臨床試験に参加した。最初のうちは、薬が効いて気分がましになったように感じていたが、効果は長くは続かなかった。試験から2か月めに、彼はすべてを終わりにしようと考え、残っていた29錠を一気に全部飲み込んだ。しかし、すぐにその決断を後悔し、隣人に助けを求めて病院の救急室に車で運んでもらった。彼は病院に入ると「助けてください、薬を全部飲んでしまったんです！」とスタッフに訴え、ほどなく倒れてしまった。

医師がA氏を診察したところ、顔は青白く、ぐったりした様子で震えており、血圧も危険なほど低かったため、すぐに点滴につないだ。それから4時間、A氏の容態は改善しなかった。ところが、いくら彼の体内を調べても、原因となるような有毒物質の痕跡が見当たらず、医療チームが臨床試験の担当医師に連絡したところ、A氏は有効成分の入った薬をいっさい服用していなかったことが判明した。彼の生理学的な徴候が示していたのは、単に「偽薬を過剰摂取しかけた」ということだけだった。幸いにも、彼はそのことを知ると、間もなく完全に回復した。

同じくらい注目に値するのが、２０１６年に報告されたドイツ人女性のケースだ。彼女は、帝王切開の手術中とその後の痛みを軽減するため、鍼《はり》治療の治験に参加した。医療チームは、インフォームド・コンセントをきちんと得るため、こうした鍼治療が、めまいや失神などの「血管迷走神経反応」や、極端な場合には「心血管虚脱」を引き起こす可能性が、ごくわずかにあることを彼女に説明した。治療が始まってすぐに、彼女は大量に汗をかきはじめた。手足が冷たくなり、血圧は危険なレベルに急降下し、心拍数は1分間に23回まで落ちこんだ。

この急変に驚いた医療チームは、すぐに点滴を開始し、分娩室に移動させた。そこで患者は、帝王切開ができる状態にまで回復したが、もしそのまま血圧の低下が続いていたら、患者と胎児の命が危険にさらされる可能性が十分にあった。当然ながら、鍼治療によって血圧が危険なほど下がることはまず考えられないが、それ以前に、彼女は本物の治療を受けてすらいなかった。彼女は、何もしない対照群に割りつけられ、鍼灸師は彼女の体に絆創膏を貼っただけだったのだ。
いずれのケースでも、「予測マシン」が何らかの働きにより、生命に関わる身体機能を壊滅的な混乱におとしいれたようだ。人によっては、この混乱が本当に死を招くことにもなりかねない。こうした現象は、さまざまな機序によって起こりうるという。ある有力な説によると、カテコールアミンと呼ばれるストレスホルモンの濃度が高くなることで、そのような急激な生理機能の低下が起きる可能性があるという。このホルモンは心臓に対して有害に働くことがあり、激しい感情のもとで放出されるようだ。その濃度上昇が制御されずに放置されれば、早すぎる死につながることも考えられる。もちろん、死に至る可能性は、心臓に持病がある人のほうがずっと高いのだろうが、反応が強ければ、健康な人の命をも奪いかねないということだ。

　恐れを伴う期待や予測は、人の死に直結することもあれば、じわじわと影響を与えることもある。マサチューセッツ州フラミンガムでおこなわれた、今や世界的に有名になった研究事例を見てみよう。この研究では、１９４８年から数千人の成人の健康状態を追跡し、１９６０年代半ばに女性被験者の一部に対し、自分が心臓病になる可能性は同年代のほかの人と比べて「高い」「同程度」「低い」のいずれであるかを尋ねた。そのときに「高い」と答えた女性は、その後20年間に致命的な心停止を経験する可能性が、ほかの被験者に比べて約3・7倍高いことが明らかになった。ここで重要なのは、女性たちは心血管疾患の兆候が表れる前に、そのような予測を立て、表明していたことである。当時の健康状態を考えれば、それぞれの抱えていた不安は、正当な事実的根拠に基づいていたとは言えなかった。

　疑い深い人なら、被験者の行動の違いが死亡リスク上昇の要因ではないかと考えるかもしれない。たしかに、生活習慣が何らかの役割を果たした可能性はあるだろう。しかし、被験者のＢＭＩ（身長に対する相対的な体重で、不健康な脂肪蓄積量を測る最良の指標の一つ）、コレステロール値、喫煙習慣、孤独感など、心臓にダメージを与えうる、その他多くの健康要因を考慮したうえで詳しく調べても、リスク上昇の原因特定には至らなかった。そのため、多くの研究者は、ネガティブな期待自体が生理学的なノセボ反応を引き起こし、ストレスホルモンや慢性炎症のレベルが高まったことで、長期的に健康状態が悪化して、最終的に死に至ったのではないかと考えている。「自分は心臓病になりやすい」と信じ込んでいれば、毎日が不吉な思考で満たされ、ちょっとした体調不良も、すべて病衰のサインと解釈してしまうかもしれない。その思考が、やがて自己成就的予言となりうることは想像に難くない。

ノセボ効果がゆっくりと時間をかけて効いてくる可能性は、最近の研究でも示されている。冠動脈疾患患者を対象とした研究で、発症直後に「心臓の病気が完治するとは思えない」「まだまだ健康で長生きできる」といった文に対する同意度を評価してもらった。すると、病気の初期の重症度に関係なく、回復の可能性について前向きな見方をしていた人よりも、暗い見通しを持っていた人のほうが、その後の10年間で死亡する可能性が有意に高かった。ここでも、ネガティブな期待をいだいていた患者は積極的な健康管理を怠りがちだったという可能性もあるが（この研究では、そこまで完全に制御できなかった）、研究者は、特定の患者において顕著なストレスが見られたと指摘し、そのことが高い死亡率に寄与したのではないかとの仮説を立てている。

今では、病気以外の激しい感情的ストレスでも、死亡率の上昇につながる可能性があることがわかっている。例えば、配偶者を亡くした後の30日間に心臓発作や脳卒中を起こす確率は、直近で死別を経験していない人に比べて約2倍にのぼる。先の「自己意志による死」の犠牲となった多くの人たち——米国のモン族移民、アボリジニのボーン・ポインティングを受けた人、ミルトンの誤診ガン患者など——も、迫りくる自身の死を思い、悲嘆に似た感情を見せていたことは注目に値する。

また、人は個人的に重要な意味を持つ日に亡くなる傾向があるが、その理由も「予測マシン」という考え方で説明がつくだろう。トーマス・ジェファーソンとジョン・アダムズが同じ1826年7月4日に逝去したことが思い出されるが、その偶然と同じくらい驚くべきことに、人の死亡リスクは年間を通して均等に分布していないことが、さまざまな研究で示されている。3000万人以上の米国人の死亡記録を分析したある研究によると、人は重要なイベントの直前よりも、当日か、その直後に亡くなる可能性が高いことがわかっている。例えば、誕生日前の2日間よりも、誕生日の当日に死亡する確率のほうが、4パーセント高かった（悲しいことに、この現象は、特に子どもたちに顕著に見られる。おそらく、大人よりも誕生日をより重要視し、その日を迎えるまで生きていたいという願望が強いためだと考えられる）。

ほかの多くの国々でも似たような傾向が報告されており、メキシコでは、重要な日に穏やかに死を迎えることを「muerte hermosa」（美しい死）と呼んでいるほどだ。これらのケースでは、すでに衰弱している体が特定のイベントまでは持ちこたえ、その後、死への予測によって一気に人生の最期へと向かっていったと考えられる。この仮説を裏づける証拠として、新年の「元日」前後の死亡者数の急増——元々驚くほど一貫して見られる傾向——が、通常の年と比較して2000年の1月1日に特に顕著だったことがわかっている。ミレニアムの記念日として広く認知されていたその日を特別視し、千年に一度の瞬間を生きて迎えたいという強い願望が生まれたのだろう。

大統領だったジェファーソンとアダムズにとって、米国独立50周年は、間違いなく重要な節目だったはずだ。さらには、第5代大統領ジェームズ・モンローも、5年後の同じ日に亡くなっている。当時の『ニューヨーク・イブニング・ポスト』紙はこう書いている。

「活躍と栄光の現場を去った4人の大統領のうち3人が、建国の記念日にこの世から旅立った。彼らが生涯最後の日を選ぶことができたなら、ほかならぬ、まさにその日を選んだだろう」

彼らの死のタイミングが意図的な選択であったわけではないにしても、無意識的に選んだという可能性はある。つまり「予測マシン」は、私たちが息を引き取る瞬間まで、運命に深い影響を及ぼすということなのだ。

呪いを断ち切る

これまで見てきた通り、「期待効果による死」は現実に起こりうることであり、病気への恐怖や不安が心臓病につながる可能性を示す事例も驚くほど多く存在する。しかし、忘れてはならないのは、それほど極端ではないごく普通のノセボ効果でも、日常の健康や幸福に強い影響を及ぼしうるということだ。例えば、私が抗うつ薬を飲んだときに経験した頭痛は、耐えがたい苦痛だった。あの苦痛で死ぬことはなかったにしても、もし心身相関的な要因による症状かもしれないと気づかなければ、最終的に非常に有効だった治療を、途中でやめていた可能性は大いにある。ノセボ効果の普遍性と、それによる苦痛や不快感を考えれば、ノセボ効果を無効化することは、医学における驚くべき進歩と言えるだろう。問題は、どうやってそれを実現するかだ。

これには、実務的な課題と倫理的ジレンマの両方が含まれる。医師は「何よりもまず、害をなすなかれ」という誓いを立てるが、一方で、治療前に患者からインフォームド・コンセントを得る必要もある。これらの義務は、時に相反することがある。医療リスクを正直に説明しながら、不用意にノセボ反応を引き起こさないようにすることなどできるのだろうか。この逆説的な要件について、ここ数年、多くの科学者が解決策を模索しており、私もその過程を心強く見守っている。

一つの選択肢としては、「個人に合わせたインフォームド・コンセント」という方法が考えられる。これは、医療従事者が患者に対し、治療に伴う比較的まれなリスクについて聞きたいか聞きたくないかの選択肢を与えるものだ。この方法なら、患者自身の治療に関する意思決定権が保たれるし、ネガティブな期待効果をもたらす可能性のある情報を自動的に提供するよりも、倫理的かもしれない。

これも、患者によって好みは分かれるはずだ。何も知らないほうが前向きな見通しを保てる可能性が高いと考える人もいるだろう。すでに見てきたように、そのポジティブな期待がすべてを変える。ただ、私自身は、事実に対して不相応に大きな不安を抱えがちなため、少なくとも客観的な事実に基づいた予測を立てられるように、関連する情報は教えてほしいと思う派だ。幸い、私のように事実を知りたい患者でも、リフレーミングと呼ばれる手法を用いて情報の提示方法を変えることで、ノセボ反応を最小限に抑えることができる。数多くの心理学的研究で、同じデータであっても、その表現方法によって、人の反応は大きく変わることがわかっている。そもそもフレーミングというのは、広告やマーケティングの専門家のあいだでよく知られ、研究も進んでいる手法である。食品ラベルにおいて、内容は同じでも「5パーセント脂肪分」ではなく「95パーセント脂肪分フリー」と表現されるのは、そのためだ。同じ手法が、ノセボ効果の抑制にも使える。

例として、オーストラリアのニューサウスウェールズ大学でおこなわれた研究を見てみよう。この研究では、抗不安薬であるベンゾジアゼピン系薬剤の試験という名目で学生を集め、実際には全員に、体に直接的な化学的影響のない偽薬を摂取させた。また、標準的な手順に従って、筋肉の弛緩や心拍数の低下といった期待される効果と、頭痛、吐き気、めまい、眠気などの潜在的な副作用について説明した。

一部の学生に対しては、次のように副作用を起こす人の数を強調して、ネガティブな情報フレーミングをおこなった。

起こりうる副作用の一つに眠気があります。１００人中27人の割合で眠気を覚えるでしょう。

残りの学生に対する説明では、ポジティブな情報フレーミングとして、副作用を起こさない人の数に重点を置いた。

起こりうる副作用の一つに眠気があります。ただし、１００人中73人は眠気を感じないでしょう。

この二つの文章は、同じ統計データを伝えているに等しい。にもかかわらず、ポジティブなフレーミングをおこなったグループのほうが、薬の服用後に報告した短期的な副作用が少なかった。つまり、患者としてこのような情報を受け取る際には、よりポジティブな表現にリフレーミングできないかを自問自答すべきだということだ。最悪のケースを想定することは、心の準備になるというよりも、むしろ最悪のケースを引き寄せることになるからだ。

もう一つ同じくらい重要なのは、すでに感じている症状を再評価することも可能だという点だ。薬の直接作用による副作用が、ノセボ反応によって増幅されることがあるという話を思い出してほしい。この場合、痛みや不快感を無視しようとしても意味はないが、例えば医療従事者の働きかけにより、症状に対する患者のとらえ方や意味づけを変えることで、長期的に見て、苦痛を最小限に抑えることはできるはずだ。患者の生活にとって、その影響は甚大だろう。

これに関連する画期的な実験がある。スタンフォード大学のマインド&ボディラボは、重度のピーナッツアレルギーを持つ子どもや若者の治療を支援した。患者は全員、6か月にわたってピーナッツタンパク質への曝露量を徐々に増やしていく「経口免疫療法」を受けていた。順調にいけば、アレルゲンに対する感受性が少しずつ低下し、最終的には重い反応を起こすことなくピーナッツを丸ごと食べられるようになるというものだ。しかし、この治療自体が、じんましん、口のかゆみ、鼻づまり、胃痛などの不快症状を引き起こすことがある。また、副作用が直接的な不快感の原因となるだけでなく、本格的なアレルギー反応の始まりのように感じられることが少なくない。そのため、治療への不安がつのりやすく、治療の中断率も比較的高い。だが実際のところは、副作用はむしろ軽度にとどまることが多く、危険な過剰反応というよりも、脱感作プロセスの重要なステップとして、免疫系が刺激に反応している兆候と見なすことができる。

この事実を知ることで、患者の副作用に対する見方を変えられるのではないか。そして、見方が変われば、全体的な治療体験も変わるのではないか。そう考えた研究者チームは、検証のため、患者の治療中のマインドセットを変えることを目的とした情報プログラムを設計した。情報を記載したパンフレットを配布し、訓練を受けた医療専門家と長時間ディスカッションをおこなうというものだ。その中で研究者は、副作用を、スポーツ選手がトレーニング後に経験する筋肉痛に例えた。筋肉痛は不快な感覚ではあるが、筋力がついている証拠だ、と。また、患者には未来の自分に手紙を書いたり、症状の新しい解釈方法を思い出したりと、理解を定着させるためのエクササイズをおこなってもらった。

一方、対照群についても同じようなディスカッションの場を設けたが、そこでは、満腹時にタンパク質を摂取する、水を飲む、抗ヒスタミン剤を服用するといった、副作用への対処方法に重点を置いた。そうした実践的なアドバイスを受けた被験者は、副作用の症状については一貫して、治療が効いているというプラスの兆候としてではなく、耐えるべき災難としてとらえていた。また、安全のために、両群に対して命を脅かすような症状の見分け方を教え、深刻な懸念があれば、いつでも専門家が相談に応じられる体制を整えた（アレルギーに苦しんでいる方は、くれぐれも、医師の指導なしに自分で免疫療法を試すことは控えてほしい）。

すると、ポジティブなリフレーミングをおこなった患者は、不安感の変化が大きく、治療に対する懸念が大幅に軽減した。また、アレルゲンの量を増やし、最終的に本物のピーナッツを摂取するまでの過程で、実際の症状の報告も減っていった。注目すべきは、このリフレーミングの効果が、患者の主観的な経験だけでなく、治療の成否を示す生物学的な測定値にも明白に表れた点である。

治療の開始時と終了時に血液検査をおこない、IgG4という抗体を検出した。この抗体は、ピーナッツタンパク質の摂取に反応して体内で産出されるものだ。抗体が適切なレベルで存在すれば、本格的なアレルギー反応につながるような、ほかの免疫反応を抑制するとされる。試験開始時の血液検査では、両群ともIgG4の値は非常に低かった。しかし、終了時までに、積極的介入を受けた患者は抗体の産出量が対照群よりもはるかに増加し、試験の進行に伴って症状が軽減した。

こうした考え方の転換によって起きた変化は、あらゆる期待効果と同じく、生理学的メカニズムで説明することができる。例えば、慢性的な不安は、低レベルの炎症を引き起こし、免疫系の適応力を阻害することがある。ポジティブな情報を与えられた介入群は、そのような生物学的な障壁から解放されたことで、ピーナッツタンパク質の摂取量を増やしても、体がうまく反応できるようになったのかもしれない。

このピーナッツアレルギーの研究は、心と体が実際につながっていることを示す好例であり、同時に、ネガティブな出来事に対してポジティブな解釈を探す「再評価」プロセスを見事に実践したものでもある。次に見ていくように、この手法はケガや病気にも応用することができる。

痛みをやわらげるマインドセット

まずは、痛みや不快感に対する、あなたの今の考え方を評価するところから始めよう。例えば、偏頭痛や腰痛に悩まされているところや、腕を骨折したところを想像してみてほしい。私と同じようなタイプの人であれば、無意識のうちに「破局化」思考、つまり、症状の先にはもっと悪いことが待っているはずだという考えにおちいってしまうかもしれない。

心理学者は、患者に対し、以下のような文章に0（まったく当てはまらない）〜4（常に当てはまる）の点数をつけてもらうことで、この破局化思考を測定する。

痛みを感じると……

- **痛みが収まるかどうか、絶えず心配している。**
- **痛みがひどくて、もう二度と良くならないだろうと思う。**
- **痛みが悪化するのではないかと恐くなる。**
- **痛みのことが頭から離れない。**
- **痛みを伴う、ほかの出来事のことばかり考える。**
- **この先、何か深刻なことが起きるのではないかと思う。**

それぞれの文章は、異なるタイプの破局化思考を表しており、全体が合わさると、ある種の自己永続的なノセボ反応を生み出す。この尺度は、例えば手術後に経験するであろう不快感や、入院期間の長さを予測するうえで良い指標となる。また、破局化傾向は、頭痛や偏頭痛のひどさや、慢性的な関節痛や筋肉痛に悩まされている人の症状にも影響すると見られている。

科学者のルアナ・コロッカとベス・ダーナルは、期待や予測が痛みに及ぼす影響を踏まえて、こうした破局化思考は「ガソリンの缶を拾って火に注ぐようなもの」とまで述べている。ケガなどに対する体の反応は、本来は危険時の有用な警告となるように進化したものだが、その益を害が上回るほどに、反応を増幅させてしまうということだ。

この悪循環を断ち切るには、「痛みをやわらげるマインドセット」が役に立つ。例えば、苦痛を増長させてしまう心理的プロセスや、精神状態が症状に強く影響するという事実など、痛みの本質について患者に教えることだ。そのうえで、患者が破局化思考の始まりを自覚できるようになったら、その不安の根拠を考え直してみるように指導する。

例えば、痛みは危険の合図である場合もあるが、その感覚の強度は、必ずしも実際の組織損傷を反映しているとは限らない（偏頭痛はつらいものだが、深刻な神経学的問題が原因であることはめったにない）。痛みが永遠に続くかのように感じられる場合は、過去に症状を克服した経験を思い出すのが有効かもしれない。また、特定のトリガー（重要な仕事の会議など）と症状を結びつけて考えてしまっている場合は、その結びつきが本当に思っているような必然的なものなのか、疑ってみる価値があるだろう。

破局化思考へのおちいり方は人それぞれだが、誰にでも言えることとして、自分の健康状態について思いを巡らせていることに気づいたら、「これは『不安をあおるネガティブ思考』『安心感につながるポジティブ思考』『中立的な思考』のどれにあたるだろうか？　その思考を裏づける証拠と、反対に、矛盾する証拠は何だろう？　もっと好ましい考え方はないだろうか？」と自問自答してみるのが大切だ。また、「痛みは脳の中にある」「この感覚は本物だが、一時的なものだ」など、安心できるようなフレーズを頭に思い浮かべるのもよいだろう。そうした言葉には、全体的な不安感をやわらげ、脳が痛みを緩和する力を引き出す働きがある。

どんなスキルもそうだが、再評価をおこなうには練習が必要だ。だが、いったん身につけてしまえば効果は絶大であることが、多くの研究で示されている。慢性疼痛患者の半数以上が、再評価の手法を用いることで、症状が少なくとも30パーセント軽減したと報告しており、多くの患者が70パーセントもの改善効果を感じている。また、再評価によって、偏頭痛患者が頭痛に悩まされる日数を減らせることもわかっている。さらに、熱いオーブンに触れてやけどをしたときのような、一時的な苦痛をやわらげるのにも役立つ可能性がある。驚くべきことに、こうした心理療法は、破局化思考をつかさどるとされる脳領域の縮小など、脳に永続的な変化をもたらすこともある。再評価をおこなった人は、痛みの増幅装置をオフにしたようなものなのだ。

　この分野の研究は、今のところほとんどが疼痛障害に焦点を当てているが、ほかの不快症状も緩和できる可能性があるだろう。破局化思考は、喘息の症状を悪化させると考えられているが、例えば、自分の体が十分な酸素を確保していることを思い出すなど、再評価をおこなうことで、同じような効果が期待できる。また、再評価が普通の風邪の重症度を下げるという証拠も、いくつか出てきている。自分の症状は体がウイルスと適切に闘っているサインだと認識すれば、不快感を軽減できるかもしれない。

　再評価によって長期的な病気に対する不安を抑え、破滅的な思考をやわらげることで、心臓の健康にも役立つかもしれない。ある研究では、心不全後に認知行動療法（破局化思考を減らす最善の方法についてのセッションを含む）をおこなうことで、さらなる病気の発症リスクを低下させることに成功している。もちろん、この研究結果を裏づけ、認知行動療法を改良するためには、さらに多くの患者を対照とした大規模な研究が必要だろう。それでも、私たちの健康全般に対するノセボ反応の重要性は、もはや否定できないレベルに達している。そして、忘れてはならないのは、そうしたネガティブな期待効果は無効化できるということなのだ。

この理解を広めることは、これまで以上に急務となっている。というのも、ノセボ反応には伝染性があるという確固たる証拠が出てきているからだ。次章で見ていくように、人びとのあいだにネガティブな期待が広がることで、現代の多くの健康不安が生み出されている。「自己意志による死」について研究する人類学者や歴史学者の結論とは裏腹に、むしろ先進国の人間のほうが、かつてないほど暗示にかかりやすくなっている可能性があるのだ。この現代的な「呪い」に対抗するためには、あらゆる手段を駆使しなければならない。

考え方のヒント……痛みや不快感について

■薬の副作用について警告を受けたときは、その薬の臨床試験で同様の症状がプラセボ群にも見られたかどうかを調べてみよう（主治医から情報を提供してもらえるかもしれないし、政府系のウェブサイトで統計データを探すこともできるだろう）。もし、プラセボ群にも症状が見られたら、その副作用はノセボ反応の結果である可能性が高い。

■副作用のリスクを示すデータを、より批判的に見て、リフレーミングを実践しよう。例えば、副作用が発生する可能性が10パーセントあると言われたら、90パーセントの患者には副作用が起こらない、という事実に着目しよう。

■もし副作用を感じたら、薬の治癒作用の表れではないかと考えてみよう。そうすることで、不安を緩和できるだけでなく、実際に治療の効果を高められる可能性もある。

■90ページの尺度を使って、自分が「痛みの破局化」をおこないやすいタイプかどうか、確認してみよう。もしその傾向がある場合、自分の症状について思いを巡らせはじめたら、まずは、そのことに気づくようにしよう。自覚することが、悪循環を断ち切る第一歩となる。

■破局化思考におちいろうとしていることに気づいたら、その思考が正当な根拠に基づいているかどうか考えてみよう。もし基づいていない場合は、よりポジティブな解釈方法を模索してみよう。

■ノセボ反応について理解したことを思い出し、できる限りその知識を定着させよう。知ったことを自分宛ての手紙に書いたり、自分の考えをＳＮＳに投稿したりすると効果的だという研究結果もある。

第4章

脳のミラーシステム

こうして「陰謀論」は集団内に広まる

2006年5月、ポルトガルで不可解な病気の蔓延が起きた。この病気は10代の若者のみに見られ、発症者は、めまいや呼吸困難、皮膚の発疹に苦しんだ。数日のうちに、国全体でおよそ300人の学生が罹患した。専門家の中には、ウイルスか何らかの毒物が病原体である可能性が高いと主張する人もいれば、ある種の毛虫や教室のほこりに対するアレルギー反応だろうと考える人もいた。しかし、どの説明も説得力に欠けていた。ある保健専門家は、「子どもだけを狙って攻撃するような病原体は心当たりがない」と述べている。

調査の結果、なんと原因は、若者に人気のメロドラマ『モランゴス・コム・アスカル（砂糖のかかったイチゴ）』にあることが判明した。最初の症例が報告されるまでの数日間、ちょうどこのドラマの主要人物が命に関わるようなウイルスに感染し、よく似た症状を起こしていたのだ。

番組内の病気はまったくのフィクションであるにもかかわらず、どういうわけか「ウイルス」が小さな画面から一部の視聴者に飛び移り、実際の身体的症状を引き起こした。それが、ドラマを観た子どもたちからほかのクラスメートにも伝染し、症例がどんどん増えていったのだ。ポルトガルの大人は、このドラマをあまり熱心に観ておらず、若者の社会的ネットワークへの関わりも薄かったことから、病気を発症しにくかったのだと思われる。

　このように、物理的な媒介物を介さずに流行する病気のことを、科学者は「集団心因性疾患」と呼んでいる（「心身症」は、精神状態が既存の症状を悪化させることなどを指すのに対し、「心因性疾患」は、その原因自体が純粋に心理的なものであることを意味する）。これには、ポルトガルの事例のほかにも、中世における謎のダンシングマニア（舞踏狂）から、ユーチューブユーザーのあいだで起きた制御不能な顔のけいれんまで、さまざまな注目すべき事例が存在する。

　どれも当事者にとっては非常につらい体験だが、過去の評論家たちはこれらの症状を「想像上のもの」と一蹴し、意図的に作り上げたものか、あるいは大多数の「普通の」人にはほとんど関係のない、精神的な弱さに起因するものと見なしていた。「ブードゥー死」と同じように、一般の人びとには関係のない、レアケースとして扱われていたのだ。

　だが、先ほどのメロドラマの事例を見れば、健康な人でも、いかにあっけなく心因性の症状にかかってしまうかがわかる。このケースでは、すぐに原因が特定され、若者たちは回復した。しかし、最先端の研究によると、同じような社会的伝染のプロセスによって、ノセボ効果が何百万人もの人びとに拡散し、増幅することが示唆されている。これは、暗示にかかりやすい青少年だけの話ではない。人は誰でも、心因性疾患の社会的伝染の影響を受けやすいことが研究で示されているのだ。実際、あなたも気づかぬうちに、すでにこうした負の期待効果に「感染」している可能性が高い。そして、再び「感染」しないようにする唯一の方法は、その兆候に「気づく」ことである。

脳の鏡を映す鏡

ノセボ効果がどのように人から人へ伝染するのかを理解するために、まずは社会的伝染の発生原因について概観する必要があるだろう。社会的伝染は、「予測マシン」の重要な構成要素である、ミラーシステムによって生じる。ミラーシステムは、他人の身体的・精神的な状態を、自分の世界のシミュレーションに組み込むことを可能にするものだ。

社会的伝染の発見のきっかけは、イタリアのパルマ大学でおこなわれた、サルとピーナッツの実験であった。1990年代の初頭、ジャコモ・リゾラッティ率いる神経科学者チームは、意図した動きにつながるニューロンの活動（例えば、自分の手にアイスクリームのコーンをつかむよう指示するメッセージ伝達など）について調べていた。その一環で、マカクザルの脳にセンサーを取りつけ、おもちゃをつかんだときや、食べものを口に運んだときのニューロンの電気的活動を記録していた。研究チームは試行を重ねるうちに、サルの各行動に対して、異なる脳細胞群が「発火」することを発見した。それぞれの神経活動パターンが、明らかに異なる意図を表していたのだ。このこと自体、脳の「神経コード」を解読するための重要な一歩として、意義深い発見であった。

だが、それとは別に、偶然発見したことがあった。サルは、自分自身は動かずにじっとしているときでも、研究者がピーナッツやおもちゃをつかむのを見ると、脳が活性化していたのだ。しかもその反応は、サル自身が物をつかんだときに示した電気活動のパターンと酷似していた。脳が目の前のものを映し出し、その体験を再現しているかのようだった。そのため、研究チームはこの脳細胞のことを「neuronispecchio」（ミラーニューロン）と呼んだ。彼らの主張によれば、私たちが他人の行動について、特に意識的に考えなくても瞬時に理解できるのは、このミラーニューロンのおかげである。

その後の、サルとヒトを対象とした研究では、脳のミラーシステムが行動だけでなく、感情にも反応することが明らかになった。ほかの人が感情を表現しているのを見ると、まるで自分がそれを経験しているかのように、脳の感情処理や感情の表出に関わる領域が活性化するのだ。

ここで重要なのは、こうした脳内のミラーリングが、身体的な模倣として表に現われる点だ。皮膚を通した電気活動の記録によると、人は、ほかの誰かが笑っているのを見ると、自分の頬の筋肉もごくわずかに引き上がることがわかっている。同じように、相手が眉をひそめると、自分の眉の筋肉も収縮しはじめるし、相手が不快感や痛みの表情で口を歪めると、自分の筋肉も若干、萎縮する。これらはすべて、ミラーシステムの自動的な活動によるものだ。私たちの話す口調やスピードも、相手の話し方につられて変化する。私たちの瞳孔さえも、見ている相手に合わせて開いたり縮んだりする傾向があることがわかっている。

ということは、私たちは、自分でも気づかぬうちに、他人の存在によって、体も心も変化するということだ。体が相手に合わせて変化する背景には、相手が何を感じているかに対する理解を高めるという目的があるらしい。このことを巧みに証明した実験がある。研究チームは、顔の筋肉を一時的に麻痺させるボトックス注射を受けた美容整形手術の患者を集め、人が写ったさまざまな写真を見せて、それぞれの人が表している感情を描写してもらった。すると、ボトックス患者は、顔の筋肉には影響のない「皮膚充塡」

の注射を受けた被験者に比べて、人の感情を読み取るのに、はるかに苦労していた。つまり、被験者が写真に写る人たちの感情を十分に理解するためには、身体的なミラーリングが必要であり、それがないために、感情的な処理がとどこおってしまったのだ。

もちろん、人は顔の表情だけでコミュニケーションを取るわけではない。言葉や記号も使用する。その言葉や記号もまた、脳のミラーシステムを刺激する。例えば「笑顔」という言葉を聞くと、感情処理領域がわずかに活性化し、顔の筋肉が実際に笑みを浮かべようとしているかのように微動することがある。そして、相手の表情を直接模倣するときと同じように、特に嬉しくなるような客観的理由がないにもかかわらず、その感情をかすかに感じることになる。

先のリゾラッティのチーム、そして実験のサルは、図らずも共感の神経基盤を明らかにした。これにより、私たちの感情が人から人へと少しずつ「伝染」していく仕組みを説明することができる。「人が相手への理解や共感を示そうとして『あなたの痛みがわかる』という表現を使うとき、本人は気づいていないかもしれないが、その発言は文字通りの意味を持ちうるのだ」と、彼らはのちに書いている。

もちろん、ほとんどの場合、私たちは他人の感情を、ごくわずかに反映しているに過ぎない。宝くじが当たった人の写真を見ても喜びが爆発することはないし、泣いている人を見たからといって苦悩に打ちひしがれることもない。自分がすでに感じていることが、若干修正されるだけだ。それでも、同じ誰かと長いあいだいっしょに過ごしたり、あるいは同じような感情パターンを示す人とばかり何度も接したりしていると、たとえ小さな影響でも、大きく積み重なることがある。

人の感情がどれくらい遠くまで広がるかの例を示そう。あなたが、驚くほどポジティブ思考で、驚くほど自分の人生に満足している人と友だちになったと想像してみてほしい。それによって、あなたも多少は喜ばしい気分になるとしても、その喜びが本当にあなたの人生に持続的な幸福をもたらすのだろうか。フラミンガム心臓研究と呼ばれる詳細な縦断調査によれば、答えは「イエス」である。そのようなタイプの人たちと定期的に交流することで、自身の状況に直接的な変化がなくても、人生満足度に関する指標で、高スコアとなる可能性が15パーセントも高くなることが示されたのだ。

　では、友だちの友だちならどうだろうか。同じ調査によると、ポジティブな人たちの幸福感があなたの友だちに伝わり、それがあなたに伝わることで、あなたがその後の数か月間、幸せを感じる可能性が約10パーセント上昇することが示されている。さらには、友だちの友だちの友だちすらも、あなたが人生に幸福を感じる可能性を約6パーセント引き上げるという。おそらく会ったこともなければ存在すら知らないような人が、関係性の連鎖を通じて、あなたの幸福に影響を与えるというのだ。

　ミラーシステムや社会的伝染の及ぶ範囲に関するこれらの発見は、私たちの幸福が、いかに自分の属する社会的集団から同心円状に広がる輪に依存しているかを明らかにするものであり、これは、私たちのメンタルヘルスに重大な意味を持つ。それだけでなく、集団心因性疾患において、症状が集団内でどのように広がるかを理解するヒントにもなる。例えば、生物兵器の脅威を極度に恐れる人たちのグループにいると、一人ひとりがほかの人の恐怖を増幅することで、残響室《エコーチャンバー》のような環境が生まれ、全員がパニック状態におちいってしまうことがあるのだ。さらに重要な例として、こうした共感脳が過剰に働いて、他人が訴える痛みや吐き気、めまいなどの感覚をシミュレーションしはじめることがある。運が良ければ、自分の健康を本当に脅かすほどの影響はないかもしれないが、すでに病気になりそうな状況にいる場合は、ミラーシステムのシミュレーションが「予測マシン」の計算に反映されることで、ノセボ反応が生じたり、増幅したりする可能性がある。そして、体調の悪い人たちと接すれば接するほど、また、その人たちの苦しみを目にしたり症状について話したりすればするほど、自分の体調もどんどん悪化してしまうのだ。

英国ハル大学の心理学者ジュリアナ・マッツォーニは、このプロセスがいかに強力かを最初に明らかにした研究者のひとりだ。彼女は「環境物質に対する個人の反応に関する研究」として少人数の被験者をつのり、ふたり一組で「頭痛、吐き気、皮膚のかゆみ、眠気を引き起こすと報告されている毒物」（実際はただの清浄な空気）を吸い込んでもらった。ただし、被験者には知らされなかったが、実験の「パートナー」は、実は俳優で、気体を吸ったときに症状が出た演技をするよう指示されていた。実験結果は驚くべきものだった。苦痛を示すパートナーを見たグループは、目にしなかったグループに比べ、はるかに重い症状を訴えたのだ。

マッツォーニの研究結果は２０００年代後半に初めて発表されたが、現在では、ノセボ反応のような症状が社会的伝染によって人から人へとうつることを示す研究は無数にある。薬の臨床試験を模したある研究では、無害の薬を飲んだ被験者のうち、正体を伏せた俳優が症状を演じるのを見た人は、吐き気やめまい、頭痛などの症状を11倍も多く報告した。また、献血クリニックを何度も訪れている人を対象にした研究もある。献血後に気が遠くなったりめまいを感じたりすることはめずらしくないが、他人が倒れそうになっているのを見た直後の献血者は、そうした症状が2倍起こりやすいことが示された。

このような社会的伝染の影響は、非常に特異的だ。つまり、伝染・増幅されるのは、漠然とした体調の悪さではなく、相手の特定の症状である。そしてその影響は、症状を呈していない誰かから書面や口頭で警告を受けたときに起こりうる典型的なノセボ反応に、上乗せされる形で生じることになる。

興味深いことに、そのような影響を受けやすいかどうかは、その人の総合的な共感能力と、必要に応じて共感を抑える能力を反映しているようだ。共感度を測る標準的な指標の一つとして、「私は目にした出来事に感情を揺さぶられることがよくある」「良い映画を観ていると、簡単に自分を主人公の立場に置き換えることができる」「誰かが緊急事態で助けを求めているのを見ると、自分も取り乱してしまう」といった文章に点数をつけてもらうやり方がある。高い点数をつける人たちは、より反応性の高いミラーシステムを持っていると考えられ、ほかの人が示す病気の兆候を取り込んだり、同じ症状を訴えたりする可能性が高くなる。逆に、相手が回復のきざしを見せた場合、自分も気分が良くなる傾向がある。

期待の伝染を最も衝撃的な形で証明したのは、イタリアのトリノ大学のファブリツィオ・ベネデッティによる研究だろう。ベネデッティは、プラセボ効果とノセボ効果、そしてそれらが私たちの健康に及ぼす役割に関する研究の中心的人物でありながら、高度が体力や運動にもたらす影響についても研究をおこなっている。その研究施設であるプラトー・ローザ研究所は、北西アルプスの標高３５００メートルの雪山に位置する。年間を通してスキーができるこの場所は、非臨床環境において、病気への期待や予測が集団内でどのように広がっていくのかを検証するのに絶好の立地だった。

問題の研究は、多くの登山者やスキー客が訴える「高所頭痛」に焦点を当てたものだった。この症状は、高所の空気の薄さが直接の原因とされている。低酸素に対処するために血管が拡張し、脳の毛細血管の圧力が高まることなどがわかっており、こうした生理学的プロセスが直接的な要因であることには、ほとんど疑いの余地はない。症状はノセボ反応によって増大するはずだが、ベネデッティは、そのネガティブな期待効果が社会的伝染によって人から人へと拡散・増幅するかどうかを調べたいと考えた。そこで、地元の医学部と看護学部に在籍する１２１人の学生に、研究所まで登ってきてもらうことにした。

研究所へは、３台のケーブルカーを乗り継いで、３時間かけて移動することになる。学生たちはみんな同じ授業を受講しており、互いに面識があった。ベネデッティの研究チームは、高度による影響について各学生に警告する代わりに、ひとりの学生を「トリガー」として選んだ。この「トリガー」に対し、頭痛リスクについて説明したチラシと、苦痛で顔を歪めてベッドに横たわっている人の動画（共感的感情を喚起しやすい場面）を事前に見せ、頭痛が起こるかもしれないというネガティブな期待を持たせた。さらに、持参するアスピリンの正しい用量を確認するために、施設へ移動する２日前に、研究者に電話をかけるよう指示した。

「トリガー」の学生には、特に伝言は依頼しなかったが、たまたま指示内容を友人数名に話し、それを聞いた学生が、さらにその友人に伝えていた。施設への移動日までに、頭痛リスクに関する情報は「トリガー」以外の35人に伝わり、その全員が、アスピリンの持参量について施設に電話で問い合わせた。

このことが施設滞在中の学生の健康状態に与えた影響はすさまじかった。ベネデッティの調査によると、クラスメートから頭痛リスクについて聞いた学生の86パーセントが高所頭痛を起こしたのに対し、情報を聞かなかった学生の中で高所頭痛を起こしたのはわずか53パーセントだった。さらに、頭痛の平均的な強度も、「トリガー」と直接接触した学生のほうが、はるかに強かった。高地の研究所に到着後に摂取した唾液サンプルを調べると、その違いは脳内化学物質にも表れていることがわかった。空気の薄さに伴う既知の生理学的変化に対し、過剰な反応を示していたのだ。例えば、「トリガー」と話した学生たちのほうが、プロスタグランジン分子の値が高かった。これが血管拡張の原因となり、高所頭痛を引き起こしたと考えられる。

ベネデッティは天才的な発想力を発揮して、「頭痛リスクについてどのように知ったか」「頭痛リスクについて知ってから、誰とそのことについて話したか」を学生たちに報告してもらい、集団内での伝染プロセスをマッピングした。その結果、頭痛について話した回数が多ければ多いほど、症状が重くなり、プロスタグランジン値も高くなることがわかった。情報をやりとりするたびに不安が増幅され、結果として痛みが増し、神経化学物質にも実際の変化が生じたのだ。「期待の出どころは重要ではないようです。医師からであろうが仲間からであろうが関係なく、期待が強ければ強いほど、影響も大きくなります」とベネデッティは私に語ってくれた。

意外かもしれないが、このような期待効果の伝染は、有益に働くこともある。特に、物理的な伝染病のリスクが高まっている状況では役に立つ。例えばあなたが、危険なダニや、マラリアを媒介する蚊が生息する地域に住んでいるとしよう。まわりの人が体を掻くのを目にしたり、かゆみについて話すのを耳にしたりすると、脳は皮膚の感受性を高める。そうすると、害虫の存在に気づきやすくなり、病気がうつる前に排除できるようになる。同じように、集団で食事をしているときに、誰かが気分の悪さを訴えたとする。吐き気を「うつされる」こと自体は不快なものだが、それによって、危険性をはらむ病原体を摂取しつづけて食中毒になることは避けられる。結局のところ、人間は社会的動物であり、「予測マシン」は、病気やケガのリスクに備えるために、あらゆる手がかりを使っているに過ぎないのだ。

たいていの場合、この機能はプラスに働く。しかし、特定の状況下では、物理的な原因がまったくないにもかかわらず、病気の大量発生を引き起こすこともあるのだ。

思い込みが伝染する三つの法則

ここまで、人が互いの身体的症状を鏡のように模倣する仕組みについて見てきた。その理解に基づいて、多くの医学的な謎を解き明かすことができる。また、集団心因性疾患が発生しやすい条件についても、特定することができる。

２００６年のポルトガルの話に戻れば、ドラマ『モランゴス・コム・アスカル』にのめりこんだ視聴者は、脳のミラーシステムが登場人物の病気を再現していたのだろうと容易に想像できる。最初に数名の学生が身体的症状を示すと、それがクラスメートの脳に伝染し、さらにほかのクラスメートへと拡散し、場合によっては入院や休校にまでつながった。当局がもっともらしい原因（毒性のあるホコリや危険な毛虫など）を挙げはじめてから、心因的原因が明らかになるまでは、症例は増える一方だっただろう。

歴史上、集団心因性疾患の事例は数多く報告されているが、その背後にも同様のプロセスが存在したかもしれない。近代科学以前の時代には、集団心因性疾患は、激しい痙攣《けいれん》や失神発作といった形で発生した。中世から近世にかけて欧州の町や村全体を襲ったダンシングマニア（舞踏狂）の例もある。大西洋の向こうに目を向ければ、１６９２年に米国で起きたセイラム魔女裁判も、集団心因性疾患が原因だった可能性がある。これは、ベティ・パリスとアビゲイル・ウィリアムズという、ふたりの従姉妹《いとこ》が痙攣《けいれん》発作を起こしたことがきっかけで、超常的憑依の報告がなされ、数日のうちに同じ町のほかの少女たちに症状が広まった事件だ。現代の医師の中には、エルゴチン中毒（住民の作物に感染した菌類による中毒）が発作の原因だと考える人もいるが、集団心因性疾患の特徴をすべて備えていると主張する人もいる。もちろん、片方の症状がもう片方の症状を引き起こした、つまり、パリスかウィリアムズのどちらかが何らかの器質疾患をわずらっていたところ、期待効果の伝染によって次々に広まっていったという可能性も考えられる。

19～20世紀になると、このような症例は一気に減少する。代わりに、集団心因性疾患は、物理的原因のない明らかな中毒症状という形で発生することが増えた。特に注目すべき例の一つは、１９６２年にサウスカロライナ州スパータンバーグの工場で発生したものだ。工場の労働者たちが吐き気、痙攣、脱力感、めまい、極度の疲労を訴えはじめたところ、イギリスからの繊維製品の積み荷に毒虫が混入していたという噂が広まった。すると、それから数週間のうちに、約60人の労働者が体調を崩した。伝染病センター〔訳注：現在の米国疾病予防管理センター（ＣＤＣ）〕の専門家が工場全体を徹底的に調べ上げ、原因を追求した。クロアリ、イエバエ、ブヨ、ダニなどが発見されたが、いずれも病気の原因とは考えられなかった。最終的に、発生元は22歳の工場労働者であることが判明した。彼女は友人に「虫に噛まれたと思う」と言ってから気絶したのだという。彼女以外の症例はすべて、社会的伝染によるものだった。

社会学者が従業員に聞き取り調査をおこなったところ、誰が病気にかかるかを予測できる二つの要因を発見した。一つは、直近で経験したストレスの大きさだった。結婚生活や家庭の問題を抱えていた従業員は、身辺が安定していた従業員よりも発症しやすいことがわかった。二つめは、ほかの罹患者との接触である。発症した人と個人的な知り合いで、日頃から交流があった場合には、症状に襲われる可能性が高かったのだ。

これらが社会的伝染の法則を成す最初の二つの要因だ。最後の三つめとして、環境要因も考えられる。つまり、病気に対する予測を強化するような現実的な驚異が存在するかどうかだ。先ほどの工場労働者たちが、英国から入ってくる虫の危険性について長く懸念しつづけていたとは考えにくいが、環境や情勢によっては、差し迫る病気への恐怖が人びとの頭から離れず、それにより症状がさらに伝染しやすくなることもある。

こうした集団心因性疾患は、政治的混乱や戦争のさなかに特に多く見られるが、それもこの環境要因で説明できそうだ。例えば、１９８３年、ヨルダン川西岸にあるパレスチナの女子学校の生徒と職員が、腐った卵のようなにおいとともに、目のかすみや呼吸困難を訴えた。その情報が広まると、やがて地域の１０００人近くの学生が体調不良におちいった。最終的に疫学者たちは、最初の学校で起きた症状の原因は、壊れたトイレのにおいだったことを突き止めた。女子生徒たちがその不快なにおいを有毒ガスだと解釈したのだ。実際、教室からトイレの距離が近ければ近いほど、初日に症状を訴える生徒が多かった。ちょうどベネデッティの高山病研究における学生たちと同じように、女子生徒たちもその危険性について休み時間に友人に話し、それを聞いた生徒もまた別の友人に話していた。そうして「体調が悪くなるだろう」という予測はすぐに学校中に広まり、ニュースが知れ渡るにつれて、地域中のほかの施設にも伝染していったのだ。

米国でも、9・11の攻撃後に同様の事象が発生している。２００１年後半から２００２年にかけて、生物兵器による戦争の可能性を含め、イスラム原理主義者によるさらなる攻撃に対する恐怖が蔓延していた。そんな中、インディアナ州の学童のあいだで発疹の発生が報告され、症例はバージニア州北部、ペンシルベニア州、オレゴン州、マサチューセッツ州にまで広がった。不思議なことに、症状は子どもたちの一日の行動と連動しているようで、学校に行くと発疹が悪化し、帰宅すると徐々に落ち着いてくる。この現象が親たちに多大な不安をもたらしたのは言うまでもないが、科学者たちが調査しても、兵器やその他の環境要因を特定することができなかった。農薬の使用、建物内のカビ、教科書の製造に使われた化学物質へのアレルギー反応までが考慮の対象となったが、どれも原因とは考えられなかった。

期待効果が社会的伝染を通じて広まる現象は、キューバに赴任していた米国の外交官や諜報員が最初に報告した「ハバナ症候群」の解明の手がかりにもなるかもしれない。２０１６年末に、ハバナに駐在していたあるＣＩＡ諜報員が米国大使館を訪れ、めまい、耳の痛み、耳鳴り、頭がぼーっとするなどの症状を訴えた。何よりも奇妙なのは、その症状の原因と見られる事象だった。彼は自宅にいるとき、神経に障るような大きな音が部屋から部屋へと自分についてまわっていると明確に感じていた。彼によると、その音が消えるのは、玄関のドアを開けたときだけだった。

彼の体験談が広まるにつれて、同僚の中からも、自分も数か月前から同じような症状を感じていたという人が続々と現れた。どんな音が聞こえるかという説明については、非常に甲高《かんだか》い（「ティーポットが激しく沸き立っているような」）音から、「車の窓を少し開けて運転しているときに似た、何ともいえない感覚」まで、さまざまだった。また、振動や「圧力」によって揺さぶられているような感覚で夜中に目が覚めるという人や、音は聞こえないが、方向感覚の欠如、混乱、めまいを感じるという人もいた。明らかだったのは、それが非常に不快であり、脳震盪のような症状を伴っていたということだ。その後、米国政府は、外交官や諜報員を威嚇するために音響兵器が使用されていると宣言するに至った。

この不安や恐怖は、たちまち他国の外交官にも広がった。カナダ人外交官は、似たような症状に加え、鼻血や不眠症も訴えた。その後、ハバナから何千マイルも離れたほかの国々でも、同様の攻撃と見られる事象が報告され、米国務省は、北京の大使館、上海と広州の領事館から職員を避難させた。

音響学者による原因の特定は難航した。音波を遠距離から人に向かって発し、十分な強度をもって到達させ、人の脳に重大なダメージを与えることなどありえるのだろうか。実際、大使館職員を苦しめたとされる音の録音を解析したところ、その音波はセミの鳴き声であることが判明した。症状の根本原因に関しては、今なお活発な議論が続いており、一部の科学者は、集中的放射線を発する兵器が使われたのではないかと主張している。しかし、その他の科学者は、一連の症状は心因性だろうと確信している。たしかに、このハバナ症候群の兆候は、有害な期待から生じることが知られているその他多くの症状と、不思議なほど類似している。異国で、高いストレスのもとで暮らす駐在員たちは、互いに固い絆で結びついていると考えられる。その密接なコミュニティは、心因的症状が人から人へと伝染するのに、格好の環境と言えるだろう。

もっとも、セイラム魔女裁判の例で見たように、心因性疾患の可能性があるからといって、必ずしも環境的原因が排除されるわけではない。最初は何らかの物理的原因（現在のところは不明）がきっかけで、少人数の人たちが発症し、それが観察や期待を通じて、元の脅威と直接の接点を持たないほかの多くの人びとに広がっていったのかもしれないからだ。

私が何より興味深いと感じたのは、ハバナ症候群が心因性である可能性に対する、人びとの反応である。つまり、人の信念には病気を生み出すほどの力があることについて、いかに人びとの理解が乏しかったかということだ。最初の診断に関わった医師のひとりは当時、「これらすべての症状を人工的に装うには、（各症状について）調査し、練習し、卓越した演技力をもって、次々に専門家を納得させなければならないだろう」と述べている。また、ハバナ症候群に関する特別公聴会の議長を務めたマルコ・ルビオ上院議員も同様の見解を示し、集団心因性疾患については「大勢の人たちが心気症的になって、でっちあげているだけ」と表現している。しかし、そうした考え方はまったくの見当違いであることが、期待効果に関する数々の科学的研究で実証されている。集団心因性疾患は人為的なものでもなければ空想上のでっちあげでもない。社会的感受性の高い私たちの心と、脅威を未然に防ごうとする「予測マシン」の驚くべき能力による、当然の結果なのだ。

伝染する思考

　これまで見てきた集団心因性疾患は、非常に厄介な事例ではあるものの、その影響範囲は、孤立したコミュニティの、少ない人数に限定されていた。そして、物理的なリスクが排除されると、患者の症状の多くは、すぐに落ち着きを見せはじめた。しかしながら、そう簡単には収束しないケースもある。主に、従来型メディアやＳＮＳが絡む場合だ。

　そうしたケースの健康不安は、まずは通常のノセボ効果――未知なるものへの恐怖や、医療従事者からの妥当な警告――として始まり、その後、親しい知人とのあいだで共有されることが多い。症例がある程度の数に達すると、ドキュメンタリーやオンライン記事、ＳＮＳ投稿などを通じて情報が広範囲に拡散される。そうした情報には、脳のミラーシステムを活性化させるような、非常に感情的な「生の声」が含まれることが多い。その結果、さらに多くの人びとが発症することになる。短期間のうちに、比較的まれなはずの現象が、何十万、何百万という人びとに影響を及ぼすこともあるのだ。

まず、新しい技術の導入が引き起こす「テクノパニック」について考えてみよう。人はしばしば技術革新に対して恐れをいだく。その不安が、有害な期待効果の伝染を促進する。その結果、最初は直接的な社会的交流を通じて、次にメディアを通じて症状が広がっていく。初期の例では、『英国医学会会報』が１８８９年に、持続的な耳鳴り、めまい、神経の興奮、神経痛を伴う「聴覚過圧」という症例の急増を報告している。原因はいったい何だったのか。答えは、アレクサンダー・グラハム・ベルの発明した、最新の「電話」であった。同様の現象が、電信機、ラジオ、コンピュータの登場時にも発生している。今では、そうした機器を深刻な健康リスクととらえる人は、まずいないだろう。

最近の例では、無線技術の台頭に伴い、ワイファイや５Ｇの電波が飛んでいる場所での頭痛、息ぎれ、不眠、疲労、耳鳴り、目の乾燥、記憶障害などが報告されている。マイナーな問題だろうと思うかもしれないが、この「電磁波過敏症」を訴える人は、スウェーデンでは１・５パーセント（約15万人）、英国では４パーセント（約２６０万人）と、かなりの数にのぼるのだ。症状に苦しむ人たちは、長時間にわたる電磁界への曝露により、ニューロン間の信号伝達が混乱し、長期的には細胞が損傷するおそれがあると信じている。しかし、実験室での研究によれば、私たちの家庭やオフィスで浴びる程度の微量な電磁波には、実害を及ぼすほどの力はないことが示されている。

心因的要素が原因かどうかを調べるため、キングス・カレッジ・ロンドンのジェームス・ルービンは、こうした「電磁波過敏症」を訴える60人を研究室に招いた。各被験者に、片方の耳の上に携帯電話アンテナをつけたヘッドバンドを着けてもらい、一部の被験者のアンテナからは信号を発し、残りの被験者については信号を発しなかった。被験者は50分間にわたり、何か症状を感じたら記録するよう求められた。もし症状が電磁界の物理的影響によるものであれば、偽試験のグループよりも実際に電磁波にさらされたグループのほうが、はるかに多くの症状を訴えるはずだ。しかし実際には、むしろ対照群のほうが、(電磁波の放射がなかったにもかかわらず)頭痛などの症状を訴える割合が、わずかに高かったのだ。この結果は、「症状の原因は、人間に本来備わっている電磁波に対する生物学的な反応だ」という考え方を、根底から覆すものだ。ただし、「私は、症状を訴える人たちが本当に身体的な症状を経験しているということについては、何の疑いも持っていません」とルービンは私に語ってくれた。それでも、それらの症状は期待や社会的伝染の結果であって、電磁波によるものではないのである。

ルービンの研究結果は２００６年に発表されたが、さらにその後の実験で、それまで「電磁過敏症」を経験したことのない健康な人でも、その「危険性」をあおるような解説動画を見た後は、症状を訴える可能性がずっと高くなることが示されている。重要なのは、この動画には、人が自身の症状を直接訴えている場面が多く含まれている点だ。先に述べたように、実際に症状を呈している人を目にしたり、話しているのを聞いたりすると、ノセボ効果ははるかに発動しやすくなる。

これと同じくらい一般的だが、世界的な健康問題としてより深刻なのが、ワクチンに対する心因性反応だろう。例えば、インフルエンザワクチンを接種した人の多くが、発熱や頭痛、筋肉痛などの症状を訴える。中には、ワクチンを打つことで本格的なインフルエンザに感染する可能性が発生すると主張する人もいる（最近のある調査によると、米国人の約43パーセントがそう信じていることがわかっている）。
この件については、電磁波過敏症の例よりも、真実は少し、ややこしい。インフルエンザワクチンにはさまざまな種類があるが、注射で接種するワクチンに含まれるのは、インフルエンザウイルスか、あるいはそこから取り出した単一タンパク質のいずれかを不活化したものだ。いずれにしても、変容したウイルスやそのタンパク質が、体内で自己複製することはできない。つまり、ワクチンのウイルスが感染につながることはありえない。物理的に不可能なのだ。注射によるワクチンについては、プラセボを接種した人も、本物のワクチンを接種した人も、接種後にインフルエンザの症状を示す可能性は変わらないことが臨床試験で示されている。米国疾病予防管理センターによると、唯一の違いは、実際のワクチンのほうが、腕の注射部位に痛みを感じる可能性が若干、高いことぐらいだという。

一部の鼻スプレー型のインフルエンザワクチンの場合、話はさらに複雑だ。これには「弱毒化」されたウイルスが含まれており、毒性が弱まっているとはいえ、活性が残っている可能性もある。ウイルスの病原性は低く抑えられており、本格的なインフルエンザには至らないとされているが、投与後数日間にわたって鼻水や微熱といった軽度の症状を引き起こす可能性があるという証拠も存在する。とはいえ、報告される症状のうち、直接的な生物学的作用に起因するケースは少数派であり、多くの人の症状（特に、疲労感や頭痛）は心因性の可能性が高いことが、複数の試験で示唆されている。

いずれの場合も、医師からの警告が一部の症状につながった可能性も考えられるが、それよりも、同様の症状を感じたという親戚や友人がいたり、副作用について訴えるＳＮＳ投稿を見たりしたほうが、症状を経験する可能性はずっと高くなる。そうした社会的伝染の影響は、劇的な形で表れることもある。

２００９年に豚インフルエンザが大流行した際、台湾の中学生46人が、ワクチン接種後に重い症状を訴えて病院に運ばれた。だが、医師が診たところ、完全に心因性の症状であることがわかったという。

この種の集団心因性疾患は、多くの予防接種プログラムに支障をきたしてきた。例えば、コロンビアで２０１４年のＨＰＶワクチン接種期間中に発生した現象もそうだ。きっかけは、エル・カルメン・デ・ボリバルの女子学生数人が、ワクチン接種後に重度の症状を訴えたことだった。その後すぐに、意識を失って痙攣する女子学生の動画がユーチューブに複数アップされ、マスメディアでも取り上げられた。すると、その後数週間で、さらに６００件の症例が報告されたのだ。ここでも、症状が純粋に心因性だったことが調査で判明したが、この出来事により、その後数年間にわたって接種率が大幅に落ちこみ、予防接種プログラムは大きな打撃を受けた。

これと非常によく似たパターンが、スタチンの副作用にも見られる。スタチンは、血中コレステロール値を下げる薬として広く処方されている。動脈の閉塞や心臓病・脳卒中のリスクを高める血中コレステロールを減らせるということで、薬の服用が大幅な寿命延長につながるという強力な証拠もある。しかし、２０１０年代初頭に、患者のあいだで、薬の影響と思われる慢性的な筋肉痛などの副作用への懸念が高まりはじめた。多くのメディアがそうした懸念について取り上げ、激しい苦痛を訴える患者にインタビューしたり、極度の痛みを抱える人たちの写真を掲載したりした。これらはまさに、脳のミラーニューロンシステムを活性化させるような内容だった。その結果、数千人もの人びとが症状を訴え、薬の服用をやめてしまったのだ。

しかし、プラセボ対照試験の結果、スタチンを服用した人の副作用の発生率は、不活性薬を服用した人の発生率とほぼ同等であることが示された（米心臓協会のレビューによると、その差は1パーセントに満たなかった）。それでも、人びとの懸念はなかなか収まらなかった。個々の患者の報告がメディアによって増幅され、SNS上で広く拡散されることで、比較的まれな事象でも、あっという間に集団心因性疾患に発展してしまうということが、この症例の急増からも裏づけられた。

また、13か国を対象としたある比較調査によると、ネット上のネガティブな報道にアクセスしやすければしやすいほど、それに正比例して、その地域で副作用を経験する患者の割合も高くなることがわかっている。スタチンに関するネガティブな話題に最も多く遭遇する米国や英国では、筋肉痛を訴える患者の割合は約10～12パーセントであるのに対し、スウェーデンや日本では2パーセント程度にとどまっている。後者の数字は、プラセボ対照試験の結果から予測される割合にずっと近いものだ。

おそらく最も一般的な期待効果は、特定の食物不耐性に関するものだろう。欧米では、こうした食物不耐性が、ますます増加している。例えば、小麦、ライ麦、大麦に含まれるタンパク質である、グルテンに関連する消化器系の問題を考えてみよう。欧米では、人口の約1パーセントがセリアック病に罹患していると考えられている。これは、免疫系が食べものに含まれるグルテンを危険な病原体と勘違いして過剰反応することで起きる病気だ。結果として胃がダメージを受け、栄養素の吸収能力が低下することで、貧血などの欠乏症につながってしまう。また、成人の1パーセントは小麦アレルギーの可能性がある。これは、穀物に含まれるグルテン以外のタンパク質が過剰な免疫反応を誘発し、それによって摂取後すぐに嘔吐やかゆみなどの症状が出るというものだ。

さらにもう一つ、「グルテン過敏症」という症状を訴える人たちもいるが、これは、ほかに比べて定義が難しい。この症状を示す人は、セリアック病に見られるような胃の損傷や、小麦アレルギーの特徴である抗体の放出が認められないにもかかわらず、腹痛、腹部膨満感、下痢、頭痛などを訴えている。最新の研究では、これらの症状はネガティブな期待の影響によるものである可能性が示唆されている。例えば、グルテン過敏症の疑いのある患者に数週間グルテン断ちをしてもらってから、パンやマフィンなどを、グルテンが含まれるか否かがわからない状態で食べてもらうという盲検化試験が複数おこなわれている。10件の異なる試験の結果を合わせて評価した最近の分析結果によると、グルテン過敏症を訴える人たちの16パーセントは、プラセボに反応せずにグルテンに反応したが、それをはるかに上回る約40パーセントの人びとが、グルテンの有無にかかわらず反応を示した。この結果は、期待効果が症状に大きな役割を果たしていたことを示唆している（特筆すべき点として、これらの試験の多くでは、症状の潜在的原因として注目されている「ＦＯＤＭＡＰ」［訳注：小腸で消化吸収されにくく、大腸で発酵しやすい4種類の糖質の総称］を含む食品は、プラセボ食品から明確に除外されていた）。

　各症例について個別に評価する必要はあるだろうが、こうした研究結果に基づけば、グルテン過敏症患者の多くは、ノセボ効果によって症状が起きているのではないかと考えられる。昨今は、小麦の危険性を記述した雑誌やウェブサイトが氾濫し、そうした情報が食事会などの会話にのぼりつづけることで、小麦製品に対するネガティブな期待が急速に広がっている。２０１０年代半ばには、英国でグルテン過敏症を訴える人の数は3年間で２５０パーセントも増加し、人口の約3分の1に達している。この激増が何らかの身体的原因に由来する可能性は、きわめて低い。英国以外の地域についてはデータが乏しいが、ほかの多くの国々でも、同様の傾向が広がっているようだ。

啓発することの大切さ

ここまで、期待効果が社会的伝染によって拡散・増幅され、世界中の人びとの健康を脅かしている例を見てきたが、これらは無数にある事例のうちの、ほんの一部に過ぎない。つい最近の例では、新型コロナウイルス感染症のパンデミック期間中、相当数の人びとが、マスクで顔を覆うと息ぎれや偏頭痛が起こると主張していた。そうした反応の裏にも、ネガティブな期待による生理学的な影響があるかもしれない。実際、ほとんどのマスクは比較的軽い繊維でできており、呼吸を大きくさまたげるとは考えにくいが、窒息するのではないかというネガティブな期待が社会的伝染によって増幅され、それらの症状が現れた可能性がある。

実は、私の家族が同様の症状を感じたと話すのを聞いて、私自身も最初は、少し頭痛や息ぎれを経験した。それだけあっさりと影響されたのも無理はない。私はミラーニューロンの反応性を反映するとされる共感力テスト（102ページ）で、かなりの高スコアを出しているのだ。しかし、ノセボ効果に関する知識を持ち合わせていた私は、それらの症状の原因を疑うことができ、すぐにネット上で、ある動画を見つけた。心臓病専門医が手術用マスクを着けてトレーニングをしている様子を撮影したもので、血中酸素濃度がまったく低下しないことが示されていた。このデモンストレーションは、私の脳の予測を再調整するのに十分で、すぐにマスクの不快な感覚は消え去った。人には感情をリフレーミングして解釈し直す力があるということを、改めて実感する事例となったわけだ。

新しい技術や医療処置に直面したり、食事に関する情報の変化が起きたりするたびに、なじみのなさから不信感や恐怖が生まれ、それが有害な期待につながり、ほかの人びとに感染していく。医療・保健機関にとっての課題は、実際の身体的リスクと期待の産物とを切り分け、それに応じて人びとのニーズに対応することだろう。どちらか一方でも無視すれば、患者に大きな不利益をもたらすことになる。多くの場合、身体的脅威の可能性が排除され、患者の脳が予測を更新すれば、症状は徐々に落ち着いていく。ただし、情報を伝える専門家のことを患者が信頼していなければ、そうはならない。専門家が細やかな配慮をもって症状の心因性などについて伝えなければ、患者はその説明を割り引いて考え、場合によっては、医療界で何らかの隠蔽がおこなわれている、などと判断する可能性もある。これでは患者の苦しみが悪化してしまうばかりか、病気に対するネガティブな期待を、ほかの人びとに伝染させるリスクも高まってしまう。

　だからこそ、こうした期待効果について、より広く世間一般の認識を高めることが急務なのだ。幸いなことに、ノセボ効果とその威力について人に啓発することで、相手が将来の精神的「病原体」から自分を守る手助けができるという証拠も出てきている。例えば、ニュージーランドにあるオークランド大学のキース・ペトリーとフィオナ・クライトンは、風力発電所の風車の羽が発する低い「不可聴音波」への恐怖から生じる集団心因性疾患である「風力タービン症候群」の増加について報告している。その症状は非常に不快なもので、頭痛、耳痛、耳鳴り、吐き気、めまい、動悸、関節痛、目のかすみ、胃のむかつき、短期記憶障害などが含まれる。しかし、慎重な調査の結果、これらの症状はすべて、人びとの期待と症状の社会的伝染に起因し、不可聴音波の有無にかかわらず生じていたことが判明した。逆に、ノセボ反応の概要や期待が身体的症状を生み出す力について明確に説明すれば、病気に対する「免疫」を付与できることもわかっている。無用な苦しみを防ぐためにも、心因性の可能性がある新たな懸念事象に関して公衆衛生情報を発信する際には、そのような情報を盛り込むべきだろう。

一方、個人レベルでは、新たな健康不安の可能性について考えるときに、より慎重な姿勢を心がけることができるはずだ。他人の個人的なエピソードは、説得力はあるが、本当に危険だという確たる証拠にはならず、訴えている症状にはさまざまな要因が考えられることに注意しなければならない。また、メディア報道が信頼できる科学的研究に基づいているかどうか確認し、脅威とされる対象にさらされたグループとそうでないグループの症状を比較したデータを、できるだけ探してみよう（薬のプラセボ対照試験のように、どんな優れた研究でも、期待効果があったかどうかを検証する「偽曝露」試験のようなものが含まれているのが理想だ）。それらのグループに差がない場合は、おそらく心配するにはあたらない。症状の大部分はネガティブな期待の産物である。もし差があったとしても、絶対リスク［訳注：曝露を受けた集団において有害な事象が発生する確率］が高いか低いかに目を向けるようにしよう。スタチン不耐症を含め、多くの症状の中で、純粋に生物学的な副作用というのは、きわめて例外的である（もちろん、健康に深刻な懸念がある場合は、まず医師に相談してほしい）。

期待が症状を引き起こす力に関する認識が広がっていく中で、私たちは心因性の疾患や心身症につきまとう偏見を捨て去る必要がある。うつや不安症といった精神疾患をめぐる会話においては、社会はなんとか重要な前進を遂げてきた。しかしどういうわけか、心に起因し体に出る症状に対しては、はるかに冷たい目を向けている。私が話を聞いたある専門家によると、そうした偏見は悲しいことに、医療従事者のあいだでも広く見られ、その軽蔑心が患者に伝わってしまっている可能性もあるという。

実際のところ、万人が期待効果の影響を受けやすく、期待や予測によって本当の身体的苦痛が生じる可能性は誰にでもあるのだ。その事実を知ることは、普通の感染症にかかったり、骨折したり、うつ病をわずらったりするのと同じくらい、恥じる必要のないことだ。心因性の疾患や心身症は、脳の驚異的な「予測マシン」による自然な結果である。その心理的、社会的、文化的な原因を認識することが、次章以降で、運動、食事、ストレス、睡眠に対する期待効果について考えるうえでも、非常に重要になってくる。

考え方のヒント……健康不安について

■周囲の人たちの存在を意識しよう。脳のミラーニューロンシステムを通じて、あなたの体がその人たちの精神的・身体的な状態を模倣しようとしている可能性があることに注意しよう。

■集団心因性疾患が起こりやすい特定の状況を覚えておこう。例えば、政治的な不安が高まっているとき、新しい技術が導入されるとき、新たな医療行為が採用されるときなどは、その可能性が高くなる。「なじみがない」と「危険」を、すぐに結びつけないようにしよう。

■身近な症例について考えるときは、偶然の可能性も考慮しよう（例えば、友人の病状がワクチンのせいに思える場合でも、実は接種前に感染していた可能性が高いなど）。

■健康に関する記事は、批判的な態度をもって読もう。信頼できる科学的な情報源をあたり、脅威とされる対象にさらされた人と、そうでない人のデータを探してみよう。どれだけ説得力があるように思えても、個人的なエピソードや体験談だけに頼ってはならない。

■体調がすぐれず、症状が心因性かもしれない場合でも、まずは医師に相談しよう。その際、症状が期待効果に起因する可能性にはオープンでいよう。期待や信念が凝り固まってしまうと、その影響を取り消すのは、ずっと難しくなってしまう。

■自分のことや他人のことを考えるときは、偏見的な言葉を用いないようにしよう。信念が病気を引き起こしたり症状を悪化させたりする可能性があるとはいえ、そうした偏見を持っていると、その信念を疑うことが、ますます難しくなってしまう。

第5章

肉体の限界は脳が決める

より速く、より強く、より健康に

1997年7月18日、ツール・ド・フランス第12ステージ。フランスのフェスティナチームに所属するリシャール・ビランクは、サンテティエンヌでの個人タイムトライアルに向けて準備をしていた。ビランクの専門は山岳ステージであり、タイムトライアルは専門外だが、彼はある新しい薬物の噂を耳にしていた。それさえあれば、エネルギー全開で55キロメートルのコースを力走できるだろう。そこでビランクは、担当理学療法士のウィリー・フートに、その「魔法の薬」の調達を依頼する。チームでは運動能力向上薬の使用は日常茶飯事だったため、フートが最初に拒否したのは、道徳的判断というよりは現実的な理由からだった。大会の最中にまったく未知の薬物を試して、万が一、有害な反応が出れば、ビランクのチャンスが台無しになりかねないと恐れたのだ。

しかし、しばらく説得された末に、フートはその薬物を勧めるトレーナーに会うことに同意し、間もなく、ミステリアスな白い液体の入った小瓶を入手した。これをレース前にビランクの臀部に注射するように、とのことだった。

レースの日、フートは言われた通りに注射を打った。結果は、目を見張るようなものだった。ビランクはレースの大半で、ドイツの強敵ヤン・ウルリッヒと互角のレースを展開。最終的にウルリッヒが1時間

16分24秒で優勝したものの、ビランクはわずか3分4秒差でゴールし、想像をはるかに超える好成績となった。「ああ、気持ちよかった！」と、レースを終えた彼はフートに伝えた。「アレは本当にすごいよ」

たしかに、ビランクの人生の中でも最高のタイムトライアルだった、とフートも言った。しかし、その魔法の薬にまさか有効成分が入っていなかったとは、ビランクは知るよしもなかった。フートは注射を打つ前に、ミステリアスな白い物質をただのグルコース（ブドウ糖）溶液にすり替えていたのだ。ビランクが最高のパフォーマンスを発揮するには、自信の高揚と観衆の声援があれば十分だった。少なくとも、このときのビランクは、何のルール違反も犯していなかった。

「自己の信念に代わるものはない」と、フートは後に自伝の中で述べている。「リシャールにとって、大衆の存在ほど効果的な薬はなかった。『行け、リシャール！』の声援を少々静脈に注入し、大量の敬愛を打ち込んで痛みの閾値を上げ、一連の崇拝で無敵感を与える。リシャールに必要な薬は、そういうたぐいのものだった」

＊＊＊

このような、パフォーマンスの劇的な向上に関する話は、スポーツの世界ではありふれている。何年にもわたって体を鍛えつづけても、最終的に肉体の限界を決めるのは、その人のマインドセットだということだ。

オリンピックで9個の金メダルを獲得し、「フライング・フィン」（空飛ぶフィンランド人）と呼ばれた陸上競技の中・長距離走選手パーボ・ヌルミ（1897〜1973年）も同様のことを語っている。「精神がすべてだ。筋肉など、ゴムの塊に過ぎない。私のすべては、私の精神によるものだ」

１９５４年に、人類で初めて１マイル（約1・6キロメートル）４分の壁を破ったロジャー・バニスターもしかりで、「体の運動系をどれだけ追いこめるかは、脳が決める」と自伝の中で述べている。また、21世紀最高のマラソンランナーであるケニアのエリウド・キプチョゲも同じ哲学を持っている。「私はいつも、足で走るのではなく、心と頭で走るのだと言っている。より長く走れるかどうかは、頭が決める。頭が冷静で集中していれば、全身がコントロールされる」と彼は言う。キプチョゲは、出場した15大会のうち13大会で優勝し、２０２３年に破られるまで、２時間１分39秒という世界記録を保持していた。

スポーツ界の伝承としては、このような考え方が広く浸透していたにもかかわらず、脳が身体的パフォーマンスに及ぼす真の影響力についてスポーツ科学者たちが理解するまでに、１００年もの歳月を要している。医療におけるプラセボに対する関心の高まりを受けて、ようやく健康やスポーツにおける期待効果が、熱心に研究されるようになったのだ。その中心となる新たな研究が、エネルギー消費や、緊張や疲労といった身体的感覚の生成における脳の役割に関するものである。「予測マシン」は、体にダメージを与えずにどこまで追いこむことができるかを推定し、限界が近いと判断すると、パフォーマンスにブレーキをかけ、「これ以上は無理だ」という感覚を生み出す。これは、５キロのランニングであれ、トライアスロンの最終ステージであれ、変わらない。

こうした発見は、プロのアスリートが世界記録を達成するうえでも役立つだろうが、むしろ、健康のために運動をしたいがなかなか続かない一般人にこそ、深い意味を持つ可能性がある。正しいマインドセットを取り入れれば、根っからの怠け者でも、トレーニングから得られるメリットを増やし、苦痛を減らすことができるだろう。

筋力より精神力

このように、プラセボ効果やノセボ効果に関する研究と同様に、運動に関する新たな理解も断続的に進んできた。その歴史は、イタリアの生理学者アンジェロ・モッソが19世紀後半にトリノ大学でおこなった実験に端を発する。実験は非常に骨の折れる内容で、被験者の中指に小さな重りをつけ、指が疲労するまでその指を動かしてもらい、その間に「エルゴグラフ」という装置を使って筋収縮の強さを記録するというものだった（指を丸める動作は、運動にしてはかなり些細な動きに思えるかもしれないが、モッソが動きを正確に制御・測定できるという点で、実験には好都合だった）。

ご想像の通り、被験者の動きは最初のうちは力強いが、時間とともに筋肉が疲労し、しだいに動かすのがつらくなっていく。その際、事前に身体的な運動をおこなうと、より少ない指の動きで疲労を感じることが示された。だがモッソが発見したさらに重要な点は、例えば講義や大学試験の採点といった純粋な知的作業をおこなった後でも、筋力が速く衰えるということだった。モッソは、これを含む多くの実験結果をもとに、私たちの疲労感は、脳の「意志」の消耗による「心理的過程」と、筋肉に蓄積される化学的「毒素」という二つの異なる要素に起因すると結論づけた。このことについて、彼は名著『La Fatica（疲労）』の中で「脳の疲労が筋力を低下させる」と述べ、持久力を高めるには、体だけでなく心も鍛える必要がある——つまり、その二つは密接に関係していると指摘している。

もしも科学がまっとうな歴史をたどっていたら、モッソは生理学と神経科学の分野で広く認知され、スポーツ科学者はそれに続いて、人の体力や持久力に影響を与える多くの心理学的要素について研究していたことだろう。しかし、モッソが1910年に亡くなって以降、科学者たちは、もっぱら筋肉の生化学的な変化に焦点を当てて研究を進めた。「彼は事実上、歴史から抹消されたようなものです」と、ケープタウン大学の生理学者ティモシー・ノークスは私に語ってくれた。

一般的な説によれば、筋肉の疲労は、筋組織自体に貯蔵されているグリコーゲン分子という燃料が切れ、乳酸などの有毒な副産物が蓄積されることで起こる。その結果、筋繊維が収縮しにくくなり、動きが鈍くなるとされている（乳酸は発酵の産物でもあるため、この説に基づけば、筋肉は基本的に「漬物《つけもの》」状態だと言える）。特に、長時間の運動や激しい運動で、心臓が体全体に十分な燃料や酸素を送り込めなかったり、筋肉を動かしすぎて乳酸をグリコーゲンに再変換する時間が足りなかったりすると、問題が起こる。

そのほか、脱水症状や体温なども、肉体的な限界を決定づける要因と考えられていたが、心の役割はそれよりもはるかに重要度が低いとされていた。アスリートは、できるだけペース配分に努めてエネルギーの早期枯渇を防ぐことはできても、やがては「限界」に達してしまう。そうなれば、多くの筋繊維を働かせたり体の疲労感を減らしたりするうえで、もはや心理状態は特に役に立たないと見られていたのだ。ある選手がほかの選手よりも優れているとしたら、それは、単に訓練と遺伝的な運のおかげであって、有毒な副産物の蓄積を抑えながらエネルギーをより効率的に生成できるからだとされていた。

疲労に関するこの生化学的理論は、何十年も揺るぎないものとして定着していた。おそらくあなたも生物の授業で教わったのではないだろうか。しかしここ数年で、説明のつかない不可解な発見が相次ぎ、この理論の基礎が崩れはじめている。特に、生化学的理論に基づく「アスリートの大半は最大限の能力を発揮している」という予想については、科学者たちは、それを実証しようとしては失敗を繰り返してきた。例えば、アスリートの心拍数や酸素消費量は、疲労した段階で平坦化や下降を見せはじめるのではなく、まだまだ運動を維持できるような高レベルであっても、限界に達することがあるのだ。

従来の説にさらに疑義を呈するのが、人が動いているときの筋肉の活動を調べた研究だ。被験者の腕や脚に電極を取りつけて調べたところ、長時間の運動や激しい運動をしていても、筋繊維のわずか50～60パーセントしか働いていないことがわかったのだ。もしも肉体疲労の唯一の原因が筋繊維の生化学的な変化であれば、疲労に達するまでに、もっと多くの筋繊維を動員し、負荷を分担しようとするはずだ。しかし、そうはなっていないようなのだ。「これは、通説に対するシンプルな反証です」と、先のティモシー・ノークスは私に語ってくれた。

また、運動中に乳酸が蓄積するという証拠は豊富にあるものの、その乳酸が、かつて想定されていたように筋肉を衰弱・疲労させるのかについては、十分な実証には至っていない。むしろ、過度の運動時には、乳酸が筋肉の動きを向上させる可能性があるということを示唆する研究も出てきている。これらの研究結果を踏まえると、急な疲労の発生をきちんと説明できるような身体的変化を正確に特定するのは、きわめて難しいのだ。

言うまでもなく、そこには、アスリートやコーチが長年指摘してきた、驚くべき心理的効果があるはずだ。アスリートは単独でトレーニングをしているときよりも、誰かと対戦しているときのほうが、一貫して優れたパフォーマンスを発揮することが、数々の実験で確認されている。このときアスリートは、特定の状況下でのみ活性化するような、何らかの内に秘めた「蓄え」を引き出しているように見える。これは、もし疲労が単にグリコーゲンの枯渇と乳酸の蓄積の結果であるならば、説明がつかない現象である。

おそらく生化学的な定説の最も致命的な問題は、モッソが指摘し、最近の研究でも再現されているような、知的活動をおこなっただけでその後の身体的パフォーマンスがいちじるしく低下するという、不可解な事実を説明できない点だろう。２００９年にバンガー大学の研究チームは、被験者が自転車をこぐ前に、90分間、記憶力と集中力をひどく消耗するようなテストを受けると、運動時の持久力が15パーセント低下することを発見した。たしかに脳はグルコースを消費するが、もし疲労感が筋肉そのものの消耗のみに起因するのであれば、純粋な知的活動が肉体的疲労にそれほど大きな影響を与えるとは考えにくい。

そうした謎を受けて、先のノークスを始めとする多くのスポーツ科学者が、「精神生物学的」な疲労理論に立ち返っている。つまり、モッソが１００年前に提唱したような、脳が身体的限界を決定づける役割を担《にな》っているということを、完全に認める考え方だ。この見解によれば、脳は過去の経験や、体温などの生理的感覚、現在の気分や精神的負担、そして残りのタスクに対する予測を用いて、どの程度の運動をどの程度の強度でおこなうことができるかを慎重に判断する。その計算をもとに、動員する筋繊維の数や、体が維持できる動きの強度を決定する。

過度な運動のリスクを感知したら、脳は体の動きにブレーキをかけ、信号が筋肉に送られるのを阻害し、全体的な疲労感を生み出して、運動を続けることをどんどん難しくする。その疲労感は、短期的に見れば不快なものだが、後々のためにエネルギーを温存したり、ケガをするまで無理をするのを防いだりする働きがある。

一般的に、自分が達成できることに関する脳の予測は、非常に保守的だ。これは、進化論的に見ても当然のことだろう。生死にかかわるような脅威に直面しない限り、安全第一で行動するほうが良いからだ。ただし、その予測は、状況の変化に適応するために柔軟である必要がある。そのため、多くの場合、ちょっとした心理的きっかけによって、内に秘めた蓄えの一部を解放することができる。

ニュージーランドにあるマッセー大学のR・ヒュー・モートンによる研究を見てみよう。２０００年代後半に、彼は被験者の集団に、同じ自転車運動を3回おこなってもらった。具体的には、数分間、疲れ果てるまで、できるだけ全力で自転車をこぐという内容だった。試験のうち1回は、被験者の時計は正確だったが、ほかの2回は時計の動きが操作され、10パーセント速く進んでいるか、10パーセント遅く進んでいるかのどちらかだった。

もしも脳の予測が疲労感に関与していないのであれば、時計が違っても持久力に影響はないはずだ。しかし実際には、時計が正確な場合と比較して、時計の進みが遅いときには持久力が18パーセント向上し、進みが速いときには約2パーセント低下していた。時間感覚のずれにより、被験者の脳が運動量を実際より多く、あるいは少なく見積もり、それに応じて疲労感を調整していたということだ。

また、仮想トラックで前回の自分と競わせた場合にも、同じ効果が見られている。仮想トラックには、被験者の現在のペースと前回のパフォーマンスが表示されていたが、実際には、前回のパフォーマンスを示すアバターは、自己ベストよりも速く走るようプログラムされていた。すると、自分が達成できることに対する期待がリセットされ、前回の限界を超えることができたのだ。

「予測マシン」は、体からのフィードバックに基づいて常に計算を更新している。そのため、そのフィードバックの解釈を変えることで、パフォーマンスを高めることができる。例えば、アスリートは通常、暑さを感じると運動するのが困難になる。脳が体の過熱を避けるために疲労感を生み出すからだ。しかし、これは操作可能である。

英国での実験では、高温多湿環境で自転車をこいでいる被験者に対し、本人の中核体温を実際より少し低めに伝えた場合、持久力が有意に向上した。また、2019年の研究では、自転車をこぐ被験者に対し、ヘッドホンで実際の本人の心拍数よりも高い値を流したところ、そのフィードバックによって脳が運動レベルを過大評価し、より短時間でより大きな疲労感が生じていた。

このような、疲労の心理生物学的モデルに関する理解はまだ発展途上であり、神経系のどこに由来する現象なのかについても関心が高まっている。研究者たちは、運動している人の頭皮に電極を装着し、運動に対する期待の処理や疲労感の生成に関与する脳領域を特定しようとしている。その中心的な領域は、額《ひたい》の後ろに位置する前頭前野だ。

前頭前野は、運動に関する手持ちの事実的知識、過去の経験、全身からの感覚信号に基づいて、あとどのくらい生理学的な蓄えが残っているか、それを活用するとどうなるかを予測する。その計算を運動皮質（動きを計画する部分）に伝達し、それに応じてエネルギー出力を制御する。そして、体にダメージを与えるリスクがある場合は、運動の継続にストップをかける。

もしモッソが生きてこの研究を見ていたら、これらの脳領域を「意志」が生じる場所と見なしたかもしれない。しかし、プラセボ反応やノセボ反応に関わる神経領域とそれらを比較してみると、どれも、私たちの身体的現実の多くを支配している、同じ「予測マシン」の一部であることがわかるのだ。

＊＊＊

この、疲労に関する新理論、つまり体の能力は脳がコントロールしているとする考え方は、スポーツにおけるプラセボ処置の影響を理解する助けにもなる。１９９７年のツール・ド・フランスにおけるビランクの驚異的なタイムトライアルを考えてみると、「魔法の薬」の注射が、自分の達成可能なレベルに関する認識を引き上げたと言える。彼の脳が、ケガのリスクを伴わずにより多くの体内資源をレースに捧げられると計算した結果、コース上で筋肉をより酷使できるようになったのだ。その薬が、実はただの砂糖水だったという事実は、問題ではなかった。いずれにせよ「予測マシン」が影響を受けたおかげで、ビランクが消費できるエネルギー量は増加した。その薬は物理的には「不活性」だったかもしれないが、パフォーマンスに及ぼす効果について言えば、決してそうではなかった。ビランクの信念と、注射に伴う儀式感が、ただの物質に活性を吹き込んだのだ。

市販のスポーツサプリメントの大部分は、直接的な生理学的作用とは関係なく、本人の能力に対する認識を高めることでパフォーマンスを向上させる可能性があることが、複数の研究で示されている。例えばカフェインは、多くのスポーツでパフォーマンスを向上させる筋肉刺激剤として機能すると長年考えられてきたが、それは主に、カフェインの効果に対する期待の産物のようだ。ある研究で、重量挙げをしている学生に、苦い液体を飲んでもらい、高濃度のカフェインが含まれていると信じ込ませた。すると、実際はカフェイン抜きの飲料だったにもかかわらず、前回の限界よりも約10パーセント伸展回数を伸ばすことができた。また、不活性物質だと思い込んでカフェインを摂取した人は、パフォーマンスの向上幅が、はるかに小さい傾向があった。

さらに、アナボリックステロイド（筋肉増強剤の一種）やエリスロポエチン（赤血球の産生を促すホルモン）などの禁止薬物の効能にも、期待効果が関わっている可能性があるという。不活性の生理食塩水を注射したランナーが、エリスロポエチンに似た物質を摂取したと思い込んで3キロメートル走にのぞんだところ、自己記録よりも1・5パーセント速く走れたという報告もある。わずかな差ではあるが、オリンピックの順位が秒単位の差で決まることを考えれば、接戦で勝敗を分ける重要なアドバンテージになると言えよう。つまりは、ビランクのような選手は、何らかの方法で期待値を変えることさえできれば、キャリアを危険にさらすドーピングなど必要ないのかもしれない。

ただし、コーチが選手に違法薬物だという印象を与えてプラセボ薬を投与するというのは、倫理的にいかがなものかという問題もあるだろう。だが、一部の科学者がそれ以上に懸念しているのは、ドーピングに関する規則を、より巧妙に回避する方法を編み出すコーチが出てくるだろうということだ。例えば、トレーニング中は禁止薬物を使用し、徐々にその量を減らして最終的に不活性物質に置き換えることで、プラセボ効果を高めることができる。選手は、自身の成果に対する期待が高まった状態で試合にのぞむことで、結果として薬物検査に引っかかることなく、大きな身体的アドバンテージを得られるようになる。このように、本番では禁止薬物を使わなかった場合でもドーピングと見なされるのか。現在の競技規則ではセーフかもしれないが、倫理的な行為かどうかは、きわめて疑わしいと言えるだろう。

運動できないのか？　運動しないのか？

この「筋力より精神力」という新たな知見は、プロのアスリートにとって意義深いのはもちろんだが、実は、普通の人が運動をするときにこそ、重要な意味を持つ。多くの人びとは、運動に対するネガティブな期待のせいで、体のために活動的で健全な生活を続けるのに苦労している。その運動不足が健康や寿命にもたらす結果は、オリンピックの表彰台を逃すことよりも深刻だ。例えば、学校の体育の授業でいやな経験をしたことのある人は、大人になっても自分は「運動音痴」な人間だと思い込んで生活しているかもしれない。昔はずっと健康だったのに、中年に差しかかって体重が増えはじめている人は、体を以前の状態に戻すのは至難のわざだと考えているかもしれない。あるいは、最近ケガや病気に見舞われて、体型を元に戻すことをあきらめてしまった人もいるかもしれない。

疲労に関する心理生物学的な見解によれば、そうした「思い込み」によって、主観的な疲労感や客観的なパフォーマンスが大きく左右され、運動が必要以上に難しくなってしまうことがあるという。では、自分の能力に関する認識を再調整することで、そのような問題を回避することができるのだろうか。

最も厳密な研究手法の一つは、被験者の「最大有酸素容量」を、体力の標準的指標とするものだ。典型的な測定方法としては、被験者がトレッドミルで速度を上げながら疲れ果てるまで走り、スタッフが酸素吸入量を測定するやり方がある。最大有酸素容量（VO_2 max とも呼ばれる）は、ここでは30秒間の酸素消費量のピーク値のことで、肺と心臓が筋肉にどれだけ燃料を供給できるかを反映するとされる。この値が高ければ高いほど、運動中の持久力が高くなる。

この基本的な体力測定値をポジティブなフィードバックによって変えられるかどうかを調べるため、ネバダ大学ラスベガス校のジェフ・モンテスとガブリエラ・ウルフは被験者を集め、この数値を測定するテストを2回実施した。最初のテストでは、測定は正確におこなったが、被験者には偽のフィードバックを与えた。カジュアルな会話の中で、あるグループには「あなたは、ほかの大多数のメンバーよりも優れていた」と伝え、別のグループには、特にスコアに関する言語情報は与えなかった。1回めから数日以内に再びテストを実施したところ、期待が高まったグループはスコアが有意に伸びたのに対し、対照群は、むしろスコアがわずかに低下した。全体的に、グループ間で約7パーセントの違いが見られた。つまり、最大有酸素容量の標準テストでは、自分はどれだけ体力があると考えているかに応じて、体力に変化が見られたということだ。

この種の期待の高まりが、有酸素容量の増加だけでなく、ランナーの運動効率の向上にもつながることを示す実験もある。この実験では、被験者に10分間、速度を上げずに一定のスピードでトレッドミル上を走ってもらった。その間、被験者の自分の体力に対する期待を高めると、運動中の酸素消費量が有意に減少することがわかった。つまり、同じペースを維持するために筋肉が消費するエネルギー量が少なくなったということだ。これは裏を返せば、後で必要になったときのためにより多くのリソースを残しておき、全体的な持久力を向上させるための重要な変化だと言える。また、これらの被験者は、おそらく疲労感が軽減されたためか、運動後に気分の高揚を覚える率も高かった。

さらに驚くべきことに、２０１９年に権威ある『ネイチャー』関連誌の一つに掲載された論文によると、自分の身体能力に対する期待が、運動に関わる、ある種の遺伝的性質を上書きする可能性があるという。この研究では、最初に遺伝子検査をおこない、被験者が何らかの型のＣＲＥＢ１遺伝子を持っているかどうかを調べた。この遺伝子は、運動中の有酸素能力を低下させ、体温を上昇させる（つまり、全体的な運動体験を、より困難で不快なものにする）ことが、これまでの研究で示唆されている。

そこで、遺伝子検査自体は本当に実施して、結果を記録しつつ、被験者には完全にランダムな結果を伝え、自分は「生まれつき」運動が得意、あるいは苦手だという期待をいだかせた。すると、身体的持久力に大きな影響が表れた。ネガティブな期待を持ったグループは、肺への空気の出入りや、酸素と二酸化炭素の交換が減少し、全体的な持久力が低下したのだ。ここで重要なのは、そうした生理学的な指標の一部において、期待効果は、実際の遺伝子型よりも強い影響力を発揮していたという点である。酸素と二酸化炭素の交換については、生まれつき運動が苦手だという被験者の思い込みのほうが、実際の遺伝子よりも、パフォーマンスに、より悪影響を与えることが示されたわけだ。

もちろん、誰もが科学者から偽のフィードバックをもらえるわけではないが、自分でも、同じような変化を、嘘やごまかしを伴わずにもたらせるという証拠も出てきている。例えば、サイクリストがスポーツサプリメントを飲むと、事前に生理学的に不活性だと聞いていた場合でも、パフォーマンスが向上したという研究結果もある。この場合、サプリメントは、先の「非盲検プラセボ」が、偽薬とわかっていても痛みの軽減に高い効果を示したのと同じような働きをしているようだ。

パフォーマンスの向上をもたらすためには、「脳には身体的パフォーマンスを制御する力がある」と理解するだけで十分なのだ。というわけで、あなたも自分に効果があるものは何でも自由に使ってみよう。

お気に入りのドリンクでも、おしゃれなスポーツウェアでも、やる気の出る音楽でもかまわない。マインドセットの変化こそが、効果をもたらすのだ。

また、米陸軍の戦闘能力開発司令部、ソルジャーセンターのグレース・ガイルズは、再評価の技法により、運動に取りかかるときに感じる労力レベルを下げることで、疲労感を抑えられることを明らかにしている。第3章で見たように、再評価をおこなうには、自分の感情について少し冷静に吟味し、それを無効化したり、より肯定的に解釈できないか検討したりする努力が必要となる。

多くの人は、運動に出かけるために玄関を出る前の段階で、すでに運動についてネガティブな思考を形成している。そこで、まず大切なのは、トレーニングが終わったときの爽快感や活力がみなぎる感覚など、運動から直接得られるメリットに意識を向けることだ。

次に、運動に入ると、今度は息ぎれや筋肉痛といった大変さを、自分の体力不足の表れだと解釈してしまいやすい。そうして、自分はやはり運動に向いていないと思いはじめ、そう考えれば考えるほど苦痛は増していく。このような状況では、その苦痛が実は望ましいものかもしれないと考えてみよう。薬の副作用を薬効の表れと再解釈するのと同じように、運動による痛みや疲れを、体がきちんと変化している証拠だと考え直すのだ。息がきれ、手足が重く感じはじめたら、それは筋肉が強化され、肺が拡張し、心臓のスタミナが高まっているサインだ。つまり、運動が効いているのだ、と。

いったん運動を習慣化できたとしても、思うように速く走れなかったり、持ち上げたい重さのウェイトが持ち上がらなかったりして、イライラする日もあるかもしれない。そういうときは、挫折感にとらわれるのではなく、どんな運動でも何もしないよりはましであり、体に良いことに変わりはないと、自分に言い聞かせてみよう。もしかすると、その週は仕事が忙しかったり、生活上で何かストレスを抱えていたりして、ただ回復が必要なだけかもしれない。そうしたシンプルなことに気づけると、パフォーマンスが落ちたことを思い悩んだり、目標を達成できない自分を責めたりしてしまったときも、運動がはるかに楽に感じられるはずだ。

もちろん、無理をしたり頑張りすぎたりしないよう注意する必要はある。自分の能力は、少しずつ段階を踏んで試すようにし、安全性について懸念がある場合は、医師に相談することが大切だ。ここで目指すべきは、思うようにいかないことを、持って生まれた運動神経のなさの表れだと拡大解釈するのではなく、徐々に上向いている進歩の軌道を俯瞰《ふかん》で見ることだ。自分の体力は自分でコントロールでき、時間をかけて向上させることができると認識するだけで、自虐的な思考におちいることなく、熱意とエネルギーを維持できることが、研究でも示されている。これは一見、当たり前に見えて、実は多くの人が忘れがちなことなのだ。

元々、運動をすることに腰が重い私も、このようなリフレーミングが、運動の苦痛を取り除くのにかなり効果的だと実感している。子どものころは体育の授業が大の苦手だったが、体を動かすことの重要性は知っていたので、定期的に運動をしようと何年も努力してきた。とはいえ、いつも運動を重荷に感じていて、トレッドミルから降りるのを待ち遠しく感じることも多かった。しかし、疲労感をリフレーミングする方法を学んでからは、運動中も運動後も、以前よりはるかに、エネルギーに満ちていると感じられるようになった。

もうそろそろ限界だと感じたときに、特に役立つのが、自分の体にはまだ手つかずのエネルギーの蓄えが眠っているのだと思い出すことと、肺が膨らんで心臓が手足により多くの栄養を送り込んでいる様子をイメージすることだ。トレーニング中は、運動がもたらす長期的なメリットを、ことあるごとに思い出すようにしている。今では、通常の有酸素運動に加えて、高強度インターバルトレーニングを週5回おこなっている。しかも、それが嘘いつわりなく、一日の楽しみになっている。このマインドセットの変化は、「大いなる解放」としか言いようがない。私の体に元々備わっていたであろう運動能力を、ようやく発揮できるようになったのだ。

目に見えない運動

これらのテクニックを使えば、誰でも簡単に活動的なライフスタイルを始めることができる。だが、リフレーミングが力を発揮するのは、ジムでの運動にとどまらない。典型的な運動とは思えないような日常的なタスクの中にも、体を鍛えられる活動は多く存在する。そうした活動にどのような意味づけをするかによって、その「運動」の恩恵を十分に受けられるかどうかが決まるということが、いくつかの画期的な研究で明らかになっている。

そうした「目に見えない運動」の存在は、実は驚くべきものではない。その理解は、運動の効果について調べた最初期の研究にまでさかのぼる。第二次世界大戦直後、英国医学研究評議会のジェレミー・モリスは、なぜ心臓病にかかりやすい人とそうでない人がいるのか解明しようとしていた。運動に答えがあるのではないかと考えた彼は、社会階級や地位が同等で、仕事で体を活発に動かす時間のみが異なる人たちを探した。

　ロンドンの二階建てバスの従業員は、まさにうってつけの研究対象だった。バスの運転手と車掌は、教育的・経済的な背景はほとんど変わらないが、運転手は一日の大半を座って過ごすのに対し、車掌は運賃の徴収や切符の発券、乗客の荷物の積み下ろしなどで階段を上り下りし、常に体を動かしていた。平均すると、車掌は一日に約５００～７５０段の階段を上っている計算になった。そうした車掌の日常業務は、もちろんマラソンのトレーニングなどと比べれば穏やかな運動ではあるが、それでも、心不全のリスクをほぼ半減させる効果があることを、モリスは発見した。

　モリスはその後「運動を発明した男」として知られるようになり、彼の発見をきっかけに運動の効果に関する研究が多く進められた。「中強度の運動を週１５０分（または高強度の運動を週75分）」という、よく聞かれるアドバイスも、元をたどればロンドンのバス車掌の実験からきているのだ。このガイドラインは定期的に発信されているが、多くの人は、何が中強度の運動で何が高強度の運動なのか、あまりよくわかっていない。だが、運動のマインドセットを形成するうえでは、そこが重要なポイントとなる。異なる運動の強度を比較する際、生理学者は「代謝当量」（METs《メッツ》）と呼ばれる指標を用いる。これは、運動時の代謝率を安静時の代謝率で割ったものだ。例えば、ある運動が2メッツの場合、座ってテレビを見ているときの2倍のカロリーを消費するという意味になる。中強度の運動は3～6メッツ、高強度の運動は7メッツ以上とされている。運動は短時間ずつ分けておこなっても、一度にまとめておこなっても問題ない。重要なのは１週間の合計時間だ。そうすると、日常の家事や余暇活動の多くは、いずれかの要件を満たしていることになる。次の表を見てほしい。

活動	代謝当量
家事	
■床の掃除機がけ・拭き掃除	3
■窓拭き	3・2
■ベッドメイキング	3・3
■料理・洗いもの	3・3
■家具の移動	5・8
DIY	
■大工仕事（クギ打ちなど）	3
■ペンキ塗り・壁紙貼り	3・3
■屋根ふき	6
ガーデニング	
■庭木の剪定	3・5
■薪割り	4・5

■芝刈り……6

娯楽

■犬の散歩……3

■ドラムを叩く……3・8

■子どもと外で遊ぶ……5・8

■ダンス……7・8

運動しているという自覚がないまま、芝生を刈ったり、子どもと遊んだり、ダンスクラブで朝まで踊り明かしたりしている人は、けっこういるのではないだろうか。また、日々の通勤や通学も、運動としてカウントできそうだ。インペリアル・カレッジ・ロンドンの調査によると、英国で公共交通機関を利用して通勤・通学している人のおよそ3分の1は、行き帰りでバスを待ったり、駅まで歩いたり、電車を乗り換えたりすることで、政府の運動に関するガイドラインをすでに満たしていることがわかっている。

少なくとも、そうした活動に対する評価が高まることで、自分の健康状態について、よりポジティブに考えられるようになるはずだ。そして、その見方の変化によって「予測マシン」の予測が再調整されることで、ほかの運動らしい運動も、以前よりは負担に感じにくくなるかもしれない。だがそれよりも注目すべきなのは、このようにマインドセットが変わることで、運動自体の長期的な効果が変わってくる可能性があるということだ。日々の活動を、仕事ではなく運動としてとらえることで、私たちはより健康になれるようなのだ。

「はじめに」のところでも少し触れた、アリア・クラムとハーバード大学のエレン・ランガーによる有名な研究について考えてみよう。七つの異なるホテルで働く、清掃員を対象とした研究だ。まずクラムとランガーは、清掃員のほとんどは、自身の仕事がかなりの運動量を伴うものだと自覚していないだろうと推測した。そして、期待が生理学的な要素を形づくる力を持つことを踏まえ、清掃員のそうした認識のせいで、日々の運動から得られるはずの効果を十分に得られていないのではないかと考えた。これを検証するため、七つのうち四つのホテルを訪れ、清掃員に対し、運動にカウントされる身体活動の種類について伝え、運動というのは「きつくてつらいから健康に良いのではない。問題は、筋肉を動かしてカロリーを消費しているかどうかだ」という事実を強調した。そして、清掃員の仕事におけるエネルギー消費量の具体的な数字（15分の掃除機がけで50キロカロリー、15分の浴室掃除で60キロカロリーなど）を示し、１週間の仕事量を合わせると、米国医務総監が推奨する運動量に優に達することを伝えた。さらに、こうした事実を記載したチラシを渡したほか、休憩室の掲示板にも同じ内容を伝えるポスターを掲示し、自分たちがおこなっている運動について、日々思い出させるようにした。

１か月後、クラムとランガーは再び清掃員のもとを訪れ、健康状態の変化を測定した。すると、食事の変化や仕事以外での運動量の増加が報告されなかったにもかかわらず、先の情報を得た清掃員は、それぞれ体重が約１キロ減り、平均血圧も高値から正常値へと下がっていた。単に期待が変わり、自分の業務に対する意味づけが変わっただけで、体も変化したということだ。一方、情報を与えられなかった残り三つのホテルの清掃員には、特に変化は見られなかった。

もっとも、これが比較的小規模な実験であったことは認めざるをえない。また、情報を与えられた清掃員は、いつもより仕事に気合いが入っていた可能性もあるだろう。しかし、クラム（現在はスタンフォード大学に在籍）と彼女の研究仲間のオクタビア・ザートによるその後の研究で、人の期待が心身の相関を通じて本当に長期的な運動の効果に影響を与えることが示されている。この研究では、最大21年間にわたり、6万人以上をモニターした健康調査のデータが分析された。クラムとザートは、「身体活動の自己評価」、つまり自分は平均的な人と比べて運動量が多いと思っているか、あるいは少ないと思っているかによって、死亡リスクを予測できること、そして、それは自己申告した運動量やその他の生活習慣要因（食事など）を調整した後でも変わらないということを発見した。

重要な点として、調査期間の一時期、被験者の一部は加速度計を装着していたが、それにより客観的に測定された運動量を考慮に入れてもなお、自己評価の影響が確認された。全体的に、実際の運動習慣とは関係なく、自身の運動状況について悲観的な見方をしていた人は、自分は平均よりも活動的だと考えていた人に比べて、調査期間中に亡くなる確率が最大で71パーセントも高かったのだ。

科学系ライターとして、この論文に初めて触れたときは驚嘆した。しかし、期待の科学について掘り下げるにつれて、その驚きは薄れていった。何しろ、薬の効果への期待によって、血圧などが変わったりするのだ。ベータ遮断薬への期待が健康にはっきりと影響を与えるというのであれば、運動に関する自己評価——日々のあらゆる活動につきまとうもの——が重要でないはずがないだろう。そう考えると、研究者たちがその可能性を探求するのにこれほど長い時間がかかったことのほうが、むしろ驚きである。

現在では、運動がもたらすその他多くの効果も、期待の産物であることがわかっている。例えば、運動には、気分やメンタルヘルスを改善したり、急性・慢性の痛みを鎮めたりする効果があることが知られている。気分の向上も鎮痛作用も、エンドルフィンの分泌によって生じると考えられている。これらは身体活動に対する自動的な生理的反応かもしれないが、その反応を引き起こすうえで、人の期待が大きな役割を果たしており、その可能性について教えることで、効果を高められるようだ。運動すればリラックスできるだろう、エネルギーが湧いてくるだろう、あるいは痛みがなくなるだろうと期待すれば、本当にそうなる可能性が高まるということだ。

では、その事実の解釈が行きすぎてしまう危険性はないだろうか。つまり、自分が現実におこなっている運動について再評価し、自己評価を高めることに注力するあまり、現状に満足し、必要な運動をする努力をさらに怠ってしまうのではないだろうか。幸い、これまでの研究によると、そうなる可能性は低そうだ。人に対して、自身の運動状況をポジティブにとらえるよう促しながら、怠惰におちいらせないことは可能であることがわかっている。そのため、政府が運動を奨励する健康増進キャンペーンを企画する際にも、この事実を覚えておいたほうがよいだろう。

この研究では、現在の運動不足を強調するような厳しい言葉や批判的な言葉を用いると、より楽観的なアプローチが取れるようなメッセージを伝えたときよりも、失敗に終わりやすいことが示されている。クラムとザートなどの科学者は、小さな改善も長期的に見れば大きな効果につながるということを繰り返し伝えるべきだと主張している。「週5日、1日30分の中強度の運動」が究極の基準ではあるものの、1日

15分でも運動すれば、寿命が3年延びるという研究結果もあるのだ。

もう少し一般的な話で言えば、ザートとクラムの研究は、「上方比較」、つまり、自分よりも運動をしている健康的な人と自分を比べて厳しく自己評価することは避けるべきだということも示唆している。向上心を持つことは悪いことではないが、自分の体力や運動習慣に関してネガティブな期待をいだくと、無能感にさいなまれやすくなる。その結果、運動の効果が薄れてしまう可能性があるのだ。

このことは、ＳＮＳの書き込みを見るときには、特に覚えておいたほうがよい。インスタグラムやティックトックには「フィットスピレーション」に関するアカウントや「#fitspo」のハッシュタグ〔訳注：いずれも「fitness」（健康のための運動）と「inspiration」（インスピレーション）を組み合わせた造語で、運動や健康的な生活を奨励する画像や情報の発信を指す〕があふれ、引き締まった体でトレーニングしている様子のフォトショップ加工画像などが投稿されている。モチベーションを高めることを意図したものだが、２０２０年に発表された調査によると、そうした動画や画像は、益よりもむしろ害をもたらすことが示唆されている。

この調査では、まず、被験者（全員がオーストラリア・アデレードの女子大学生）に、一連の画像をスクロールしながら閲覧してもらった。画像の内容は、異国情緒あふれる旅行先を映した魅力的な写真か、あるいはフィットネスの指導者がトレーニングをこなす18枚の写真の、いずれかだった。次に、10分間トレッドミルに乗って好きなスピードで走ってもらい、その後、自分の気分や感覚に関してアンケートに答えてもらった。すると、フィットスピレーション画像を見たグループは、ほぼすべての指標で結果が劣っていた。例えば、自己へのボディイメージが低く、運動中の疲労感も強かった。「ランナーズ・ハイ」になるどころか、旅行写真を見た人に比べて、運動後の気分はいちじるしく悪かった。

つまり、フィットスピレーションの写真によって、体力や運動習慣に関する自己評価が損なわれ、ネガティブな目で自分と写真を比較することで、自分は実際よりも不健康だという認識につながったようだ。そして、その無能感によって、運動がより苦痛で楽しくないものになってしまった。望んでいたモチベーションの向上効果は、完全に打ち消されてしまったのだ。

次に、心と体を整えて体力や健康を増進する驚くべき方法をもう一つ取り上げるが、そこでも、ポジティブかつ現実的な目標を設定することが重要な鍵となる。私たちは、脳の予測を微調整することで、筋力や身体的なパフォーマンスを高めることができるが、これから見ていくのは、それを想像力だけで実現する方法である。

心を動かし、体を動かす

オリンピックで通算28個ものメダル（うち23個は金メダル）を獲得した米国の水泳選手マイケル・フェルプスは、今なおオリンピックメダル獲得数の最多記録を保持している。フェルプスの能力は人間の限界を超えているように見え、その功績を「あまりにもできすぎている」として、疑惑の目を向けるジャーナリストもいた。しかし、フェルプスは現役時代、何度も自主的にドーピングテストを受け、すべてパスしているのだ。

おそらく、その驚異的なレースタイムの秘密は、彼のもう一つの強みである、人並み外れた視覚化の能力にある。トレーニング中や大会に向けた準備において、彼は完璧なレース内容を想像していたの

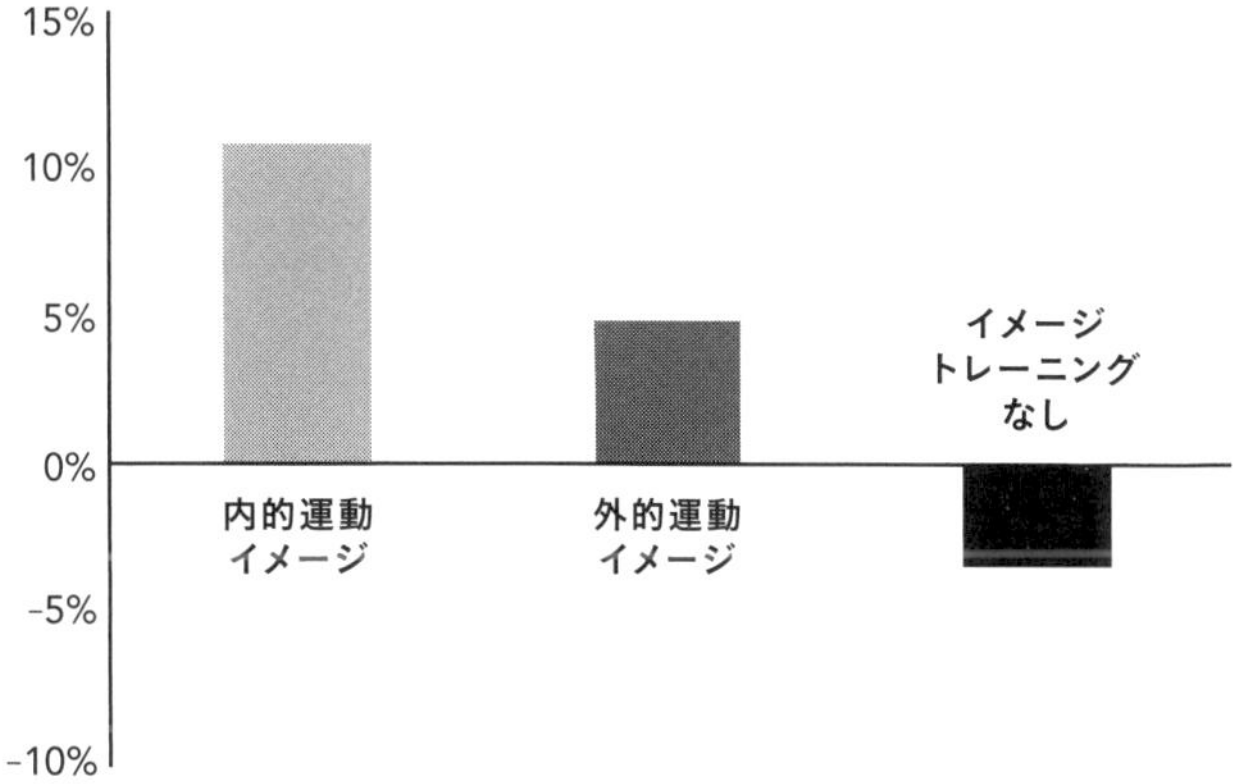

６週間のメンタルトレーニング後の筋力の変化

だと言う。「スタート、ストローク、壁、ターン、フィニッシュ、戦略、そのすべてが見える」と、彼は自伝『No Limits（限界なし）』の中で、はっきりと述べている。「このような視覚化は、頭の中でレースを組み立てるようなもので、その組み立てが想像通りの結果をもたらしているように感じることがある」という。純粋な身体能力というよりも、その視覚化能力のおかげで最高のオリンピック選手になれたのだと、彼は本当に信じているのだ。

　この視覚化は、プロのスポーツ選手にとっても、運動をする一般人にとっても、同じくらい効果絶大であることが、科学的実験によって確認されている。最も衝撃的なのは、人の筋力に対する効果である。ある研究では、被験者の前腕の筋力を測定してから、メンタルトレーニングの一種をおこなってもらった。やるべきことは退屈だがシンプルで、週に5日、1日15分、テーブルなどの重い物を前腕で持ち上げるところをイメージする、というものだった。あるグループには、内側からの視点で、自分自身が持ち上げているところを想像してもらい、別のグループには外側からの視点で、外から自分を俯瞰するように想像してもらった。対照群は、そのようなメンタルトレーニングはおこなわなかった。

6週間後、驚くべき結果が出た。内側からの主観視点で視覚化をおこなったグループは、物理的には何ひとつ持ち上げていなかったにもかかわらず、筋力が11パーセントも向上したのだ。外側からの視点を用いたグループは、約5パーセントという、やや穏やかな向上を見せた（ただし研究チームは、これが統計的に有意かどうかは判断できないとしている）。一方、対照群は、逆に筋力が少し低下していた。

もしも筋力が筋肉量のみによって決まるとしたら、ほかの心理学的な手法と同じく、この研究結果も説明がつかない。しかし、運動に対する心理生物学的な観点に立てば、完全に理にかなっていると言える。運動のパフォーマンスは脳の予測に依存しているという話を思い出してほしい。脳は、体が何を達成できるのか、また運動がどのくらい大変かを予測し、それをもとに、筋力をどの程度発揮するかを計画する。頭の中にイメージを描くことで、その予測が精緻化され、自身の能力に対する体の認識が引き上がる。それにより、体から筋肉に送られる信号が強化され、運動の調整がよりうまくいく。先のノークスの研究で明らかになったように、アスリートは通常、ピーク時でも筋繊維の大部分を使っていない。だが、視覚的イメージを持つことで、未使用の筋繊維をもう少し動員するよう、体に促せるのかもしれない。

アスリートが自分の競技を鮮明にイメージしているときに脳スキャンをおこなうと、一次運動野や大脳基底核という、通常は運動の計画と実行に関わる領域が活性化していることがわかるという。どの筋肉を刺激する必要があるか、それが体にどのような影響を与えるかを、脳が計算しているのだ。そうして期待がアップグレードされると、実際のパフォーマンス向上に直結する。この理論に従えば、当然、外側からよりも内側からの視点でイメージしたほうが、うまくいくと考えられる。主観視点のほうが、運動中の感覚をより詳細に予測できるため、体はその運動を、より効率的に実行できるからだ。

もちろん、身体的トレーニングを完全にメンタルトレーニングで置き換えることはできないし、置き換えるべきでもない。しかし、アスリートがケガをした後など、休養期間中にメンタルトレーニングをおこなうことで、時間を有効活用し、筋力の低下を防ぐことができる。例えば、手足がギプスで固定されていると、普通は筋肉が衰えるものだが、オハイオ大学の研究によれば、1日あたり数分のメンタルトレーニングをおこなうことで、筋力の低下を半分に抑えることができるという。アスリートではない私たち一般人も、運動の効果を最大限高めるためのツールとして、メンタルトレーニングを活用できるだろう。もしジムに行くのが苦痛で、運動に関するマインドセットを変えたい場合、運動のメリットを定期的にイメージすることで、運動のプロセス全体の印象を高められるかもしれない。また、青少年、中高年、高齢者を対象としたさまざまな研究で、週に数分ずつ運動しているところをイメージすると、運動・健康管理に対するモチベーションや楽しみが増すだけでなく、パフォーマンスも向上することが明らかになっている。

ただし、これを自分で試してみる際は、自分のパフォーマンスに過度な期待をいだくのは避けたほうがいいだろう。高望みしすぎて結果的に失望し、モチベーションが下がったり、あるいは過度な努力をしてケガを招いたりしかねないからだ（継続的な身体トレーニングをおこなわずに、心身相関のみによって達成できることは限られている）。また、運動をイメージするときは、運動中に感じたいポジティブな感覚に集中してみてほしい。例えば、疲労や消耗ではなく、エネルギーや活力に意識を向けるのだ。フェルプス選手のように、心と体のつながりを「組み立て」直すことで、自分のパフォーマンスをさまたげていたかもしれない精神的な制限を取りはらう。そうすれば、運動はもはや、乗り越えられない壁ではなくなるだろう。

秘めたる力

脳が身体的パフォーマンスに及ぼす影響について、全容はまだ解明されていないが、その影響力の甚大さを示す事例証拠はある。例えば２０１２年、アレック・コルナッキは、タイヤの交換中にＢＭＷ５２５ｉの下敷きになってしまった。そのとき、22歳の娘ローレンが、車を手で持ち上げて彼を救出したのだ。「テーブルの脚が1本、短くなったような状態でした。それがバランスを取り戻して、父が出られるぐらい動いたんです」と彼女はＡＢＣニュースに語っている。彼女はその後、心肺蘇生法を施して父親の命を救った。

普通の人が危機的状況で信じられないような能力を発揮する現象は「ヒステリック・ストレングス」（火事場の馬鹿力）と呼ばれ、10代の少女ふたりが約1・4トンのトラクターから父親を救出した話から、70代の男性が義理の息子を助けるためにジープを持ち上げた話まで、あらゆる年齢層の事例が報告されている。まるで超人ハルクのようだと思うかもしれないが、ハルクと似ているのは、実は偶然ではない。マーベルコミックシリーズの制作者ジャック・カービーは、ある母親が車を持ち上げて子どもを救い出すところを見て、完全なパニック状態によって秘めたる力が解放された様子から、このキャラクターの構想を得たそうだ。

さて、車を少しでも持ち上げるというのは、通常ならば熱心なボディビルダーでも至難のわざだ。では、いったい何が起きていたのだろうか。このような驚異的な芸当は、アドレナリンの急増によるものだと説明されることが多いが、それよりも、脳から生じるエネルギーの爆発が原因だと主張する科学者もいる。たいていの場合「予測マシン」は、持てるリソースと目の前の需要を比較し、リソースの枯渇やケガのリスクを回避しながらどれだけの力を出せるかを慎重に計算している。ところが、感情的な緊急事態には、いつもの慎重な制御がきかなくなることがある。つまり、目の前のタスクはケガのリスクを冒す価値があるほど重要だと脳が判断するのだ。その結果、より多くの手足の筋繊維に火がつき、信じられないほどの爆発力が生み出される。

とはいえ、「ヒステリック・ストレングス」を発揮するのは危険なことでもある。往々にして、筋肉が断裂したり、歯が折れたりといった結果が待っている。だからこそ、脳は通常、注意深く努力を分散し、出す力を制限しているのだ。それは、アスリートが自身のキャリアを左右するような真剣勝負に挑むときでさえ変わらない。それでもなお、先ほどのような事例は存在し、人の身体能力は体だけでなく、脳によっても制限されているのだということを痛烈に思い出させてくれる。車を持ち上げる必要に迫られることはそうそうないが、運動や健康管理において、ちょっとした助けが必要な人は多いだろう。期待効果を使って、ビランクやフェルプス、車を持ち上げた女性たちが発揮した潜在力の、ほんの一部でも掘り起こすことができれば、誰もが、より健康な未来を享受できるはずだ。

考え方のヒント……運動などの身体活動について

■運動を始める前に、その運動の目標をよく考えてみよう。終わった後どんな気分になりたいか。パフォーマンスの目標は何なのか。自己ベストを更新したいのか、それとも素早く気分を高めたいのか。いずれにしても、運動に何を求めるかを開始前に明確にしておくことで、モチベーションを高め、これからおこなう運動に向けて「予測マシン」を再調整することができる。

■運動を気持ちよくおこなうための、心の支えを取り入れよう。食べもの、飲みもの、スポーツウェア、音楽など、やる気や気分を高めてくれるものが何かあるはずだ。「非盲検プラセボ」と同じように、信念が効果を生むと知っていてもなお、効果は期待できる。そのため、自分にとって良い連想につながるものは、何でも活用しよう。

■スポーツや運動に関して、自分の生まれ持った資質だという思い込みを疑ってみよう。脳の期待は、既知の遺伝的な要因よりも、運動に対する生理学的な反応に重要な影響を与えることがあるということを、頭に入れておこう。

■労力や努力の感覚をリフレーミングしてみよう。適度な痛みや疲労感は、体が鍛えられている証拠であり、その事実を思い出すことで、運動が全体的に、より楽しく感じられ、疲れも軽減されるのだ。

■通常の運動以外に、家事や通勤・通学、趣味などでおこなっている身体活動についても意識してみよう（1週間、日記をつけてみるのもよいだろう）。期待効果のおかげで、それらに意識を向けるだけで、その活動による生理学的な効果を最大限に高めることができる。

■他人と比較して自分を厳しく評価する「上方比較」はやめよう。自分の健康や運動習慣に対するネガティブな印象を醸成しかねないからだ。

■運動を休んでいる期間は、少し時間を取って、次に運動しているときの自分を頭の中でイメージしてみよう。イメージすることで、筋力の強化につながり、より良いパフォーマンスのために、脳を整えておくことができる。

第6章

ダイエットのパラドックス

なぜ「ヘルシー」なものほど太るのか

あなたはこれから、食生活を見直して、カロリー摂取を抑え、間食を減らそうとしているとしよう。次に挙げる2種類の食事計画のうち、より満腹感や満足感を得られそうなのはどちらだろうか。また、より早く体重を減らせそうなのはどちらだろうか。

①「スーパー・スリマー」
健康な未来のための健康な食事

朝食

つぶしたアボカドをのせた全粒粉トースト2枚

マンゴーとパイナップルのスムージー（砂糖不使用）

昼食

ツナのニース風サラダ

新鮮なオーガニック・オレンジジュース

夕食

低脂肪オーガニック・チキンとアスパラガスの煮込み

（オプション）運動後の回復スナック

何の変哲もないグラノーラのバー

②「ボン・ビブール」

満足感を最大限に引き出す、おいしくて自堕落な食事

朝食

バターたっぷりのクロワッサン

メキシカン・チリ・ホットチョコレート

昼食

スパゲッティ・アッラ・プッタネスカ（トマト、アンチョビ、オリーブ）

ミックスフルーツサラダ（パイナップル、オレンジ、メロン、マンゴー、リンゴ、ブルーベリー）

夕食

クリーミーなマッシュポテトをのせて焼いたフィッシュパイ

ミックス野菜サラダ

（オプション）運動後のごほうび

ドーナツ２個

ダイエットを経験したことのある人なら、おそらく①の「スーパー・スリマー」が、手っ取り早く体重を減らすための最善策だと思うのではないだろうか。このコースは、運動後の回復食（標準的な分量を想定）を除けば、１日あたり約１７５０キロカロリーを摂取する計算になる。平均的な人にとっては妥当なカロリー制限であり、着実に体重を減らすのに十分な数字だ。マイナス面はもちろん、全体的な満足感に欠けることだろう。

それにひきかえ、②の「ボン・ビブール」は、一見カロリーの塊のように見える。クロワッサンとホットチョコレートに始まり、ランチはスパゲッティ、そして夜にはパイが待っているのだ。野菜とチキンの煮込みよりも低カロリーなはずがない。人生を楽しみたいという人（ボン・ビブール）なら、こちらを選ぶかもしれないが、これですぐに痩せられるとは、誰も思わないのではないだろうか。ところが、運動後のおやつを除くと、合わせて１６３２キロカロリーとなり、実は「スーパー・スリマー」よりも低カロリーなのだ。
運動後のおやつを含めると、期待と現実のギャップは、さらに歴然としてくる。グラノーラ（シリアル）のバーは「賢明な」おやつに思えるが、糖分がたっぷりと含まれるため、全体で２７９キロカロリーにもなり、ミニドーナツ２個の１１０キロカロリーの２倍以上の計算となるのだ。

もしこの数字に驚いたとしても、それはあなただけではない。調査によれば、ほとんどの人が、食品に含まれるカロリーを見積もるのを苦手としており、特に「シンプル」「ヘルシー」「罪悪感なし《ギルトフリー》」といった謳《うた》い文句で健康食品として売られている商品については、カロリーを過小評価しがちであることがわかっている。

その結果、何が起きるかというと、まず考えられるのは、実際よりもカロリー摂取量が少ないと想定して、自分はもっとおやつを食べてよいのだと判断してしまうことだろう。しかし、真の影響は、もっと深いところに及ぶ。脳の予測処理の影響により、食品の栄養に対する期待が、例えば消化（腸内での栄養素の分解と吸収）や代謝（細胞へのエネルギー供給）といった、食品に対する体の反応に直接関わってくるのだ。実際よりも少ないカロリーを摂取していると思い込んでいると、体はそれが真実かのように反応する。しかも、得られる満足感が減ることで、空腹のつらさが増したり、今ある脂肪の貯蔵を維持しようと、エネルギーの燃焼を抑えたりしてしまう。このような「欠乏マインドセット」におちいっていると、一見スパルタ式に見える食事であっても、満足感のある好きな食べものばかりの食事をするよりも、はるかに痩せにくくなる可能性があるのだ。

つまり、どんなダイエット計画を実行しようとしていても、期待効果によって、痩せるのが必要以上に難しくなってしまうことがあるわけだ。健康的な体重を維持したいのであれば、単に食べるものを変えるだけでなく、食べるものに関する考え方や話し方も、全面的に見直さなければならない。ここでポイントとなるのが、「健康」と「快楽」を二項対立でとらえない、ということと、快楽はすべての食事に欠かせない大事な要素だと認識することだ。

失われた食を求めて

脳の予測が空腹感や消化、代謝にどのように影響を与えるかを理解するためには、まずは神経学史上、最も有名な患者のひとりであるヘンリー・モレゾンの異常な食欲について考える必要があるだろう。モレゾンは１９２６年にコネチカット州の中流階級家庭に生まれ、元々は健康な少年だったが、幼少期の後半から思春期の始めにかけて、両親や学校の先生が彼の異変に気づくようになる。会話の途中で約90秒間、うつろな表情でぼーっとしていることが、しばしばあったのだ。医師は、てんかんの一種と診断した。モレゾンが15歳の誕生日を迎えたあたりから発作はひどく悪化し、全身にリズミカルな痙攣が起こり、震えが止まらなくなったり、床の上でのたうち回ったりするようになった。

てんかん発作は、脳の電気的活動の暴走により脳細胞どうしのコミュニケーションが停止することで起こる。モレゾンには薬物療法が効かなかったため、彼を担当する医療チームは手術に踏みきり、発作の発生源と考えられた両側の側頭葉の一部を切除した。手術は功を奏し、モレゾンの人生を苦しめてきた激しい発作が起きることはなくなった。ところが間もなく、この解放が大きな犠牲と引き換えに得られたものであったことが明らかになる。モレゾンは、過去の出来事を思い出すことはできたが、新しい記憶を形成する能力を完全に失っていたのだ。例えば、彼は病院で、同じスタッフと何度となく顔を合わせたが、以前に会ったことを思い出せなかった。朝に衝撃的な事実を伝え、午後にまた同じことを伝えても、まるで初めて聞いたかのように、同じ驚きを見せた。神経科学者のスザンヌ・コーキンの言葉を借りれば、彼は「永遠の現在形」で生きているようだった。

それから数十年間にわたり、モレゾン（医学文献では「ＨＭ」のイニシャルで知られる）をめぐる研究は、私たちの脳の働きに関する理解に大変革をもたらした。科学者たちは彼のおかげで、記憶の形成と、手術で深刻な損傷を受けた海馬と呼ばれる脳領域との関連性を見いだし、人は、学んだことについて明確に覚えていなくても、無意識的にスキルを身につけられるということを明らかにした。モレゾンは２００８年に亡くなっているが、神経学や心理学にこれほど影響を与えた人物は、まずいないだろう。彼は今や、世界中の理系学生に、その名を知られている。

だが、彼についてあまり知られていない側面もある。それは、食欲の理解に対する貢献だ。モレゾンの研究をおこなっていた科学者たちは、彼がほとんど空腹を訴えないにもかかわらず、常に何かを食べられる状態だったことに、長いあいだ注目していた。１９８０年代初頭、ハーバード大学のナンシー・ヘッベンらは、これを検証するため、彼が食事をとる前と後に、満足度を１００点満点で評価してもらうことにした。もしも食欲が主に胃からの信号によって決まるのであれば、食後に点数が上がるはずであり、モレゾンの記憶障害は満腹感には影響しないはずである。しかし、モレゾンは食前も食後も同じように、50点前後の点数をつけた。「永遠の現在」に閉じ込められた彼は、食欲が一定のまま変わらなかったのだ。さらに、記憶障害が食行動にも影響するかを調べるため、夕食の場でも実験をおこなった。モレゾンが食事をとった後、ケアホームのスタッフがテーブルを片づけ、1分以内に2回めの食事を出した。すると驚くべきことに、彼はサラダを残した以外は、ほぼ完食した。普通の人なら、しっかりした食事を2食分とれば、完全に食欲を失うであろうところ、彼は満腹感がやや上昇しただけだった。食べたものの記憶がないことで、食事の摂取量を調整することができなかったのだ。

もちろんモレゾンが特異なケースだった可能性も否定できないが、ほかの健忘症患者を対象とした複数の研究でも、似たような結論が導き出されている。それらの研究の一部にたずさわった英国バーミンガム大学のスザンヌ・ヒッグスは、「本当に目を見張りました」と振り返る。ある患者は、何か食べたいかと尋ねるたびに、時計に目をやっていたという。「彼は、自分が空腹かどうかよくわからず、食べるのが適切かどうかを知る唯一の手段が、時計だったようです」とヒッグスは言う。また、（ヒッグスの研究対象ではない）別の健忘症患者は、大盛りの食事を2回とってもなお猛烈な空腹を示し、すぐに3皿めに突入したため、科学者たちが健康への影響を懸念して、彼が数口食べた後に皿を取り上げたほどだったという。

なぜ、そのようなことが起こるのだろうか。食欲が生じる原因の一部は、消化器系の活動にあることは間違いない。いわゆる「ボトムアップ」の情報処理だ。何かを食べると、胃腸は食べたもののスペースを確保するために拡張しはじめる。食道や消化管を取り巻く筋肉には、胃腸の動きを感知するセンサーがある。このセンサーが迷走神経を通して脳に信号を送り、満腹になったときに報酬感や満足感（あるいは食べすぎたときの膨満感）を生み出す手助けをしている。また、胃腸自体が、脂肪やタンパク質などの栄養素の存在を感知できる独自の化学受容体を有しており、各受容体が刺激を受けると、空腹感を抑えるホルモンを分泌する。

しかし、モレゾンのような健忘症患者の経験が示唆するのは、そうした感覚的な手がかりだけでは、自分がどのくらい食べたのか、ざっくりとしか見積もることができないということだ。「予測マシン」が胃腸からの情報をきちんと理解し、空腹感や満腹感を生み出すには、また別の、トップダウンの情報源、つまり記憶や期待などを利用する必要があるようだ。モレゾンの脳は、その日の食事を記憶する能力を失ったことで、体からの信号を文脈化することができなくなり、食後に十分な満腹感が得られなかったということだ。

これらの研究結果が私たちの今の生活とどう関係があるのか、疑問に思われる方もいるかもしれない。だが、脳に損傷がなくても、記憶がおぼつかないことは誰にでもある。そうした軽い物忘れでさえも、過食を引き起こす原因になるようなのだ。さらに、ヒッグスなどの研究によると、食に関する考え方（過去のことも現在のことも含め）を少し変えるだけでも、食べたものに対する脳の評価が変わり、食欲に深い影響が出るという。

ヒッグスによる注目すべき別の実験で、彼女は昼食をとった後の学生たちを研究室に招き、クッキーの試食をさせた。その後、いくつかのアンケートに答えてもらってから、自由にクッキーを食べてよいと伝えた。すると、アンケートで昼食について思い出させたグループ――数分間、何を食べたか思い出して書き出してもらっただけだが――は、食べたものとは関係のない一般的な思考や感情を書いてもらったグループに比べ、クッキーの消費量が約45パーセントも少なかった。ひとりあたり、約4枚分の差である。

一方、前日の食事――その時点の満足感にはさほど影響を与えないであろう遠い過去のこと――について書いてもらったグループには、そのような差が見られなかった。それよりも、最近の記憶に基づく、現在の満足感への期待が重要なようだった。

　食べものの見た目が食べる量に大きな影響を与えることが知られているが、その理由も、満腹感を生み出すうえでの記憶や期待の役割で説明がつくだろう。２０１２年、ブリストル大学の研究チームは、被験者に３００ミリリットルまたは５００ミリリットルのトマトクリームスープを見せたうえで、それを飲んでもらうという実験をおこなった。ただ、被験者には知らされていなかったが、スープのボウルには小さなポンプが仕込まれていて、実際に飲むスープの量を増やしたり減らしたりすることができた。ポンプを使って、あるグループには５００ミリリットルという比較的多めのスープを飲んでいると思わせ、実際には標準量の３００ミリリットルを飲んでもらった。別のグループにはそれとは逆に、３００ミリリットルと思わせて、５００ミリリットルを飲んでもらった。すると案の定、被験者のその後3時間の空腹具合は、実際に飲んだ量よりも、目で見た量の影響を大きく受けていた。５００ミリリットルと見て３００ミリリットルを飲んだグループのほうが、表示は少ないが摂取量は多かったグループよりも、空腹感が少なかったのだ。満腹感や満足感は、ほとんど「満腹への期待」によるものだった。つまり、実際に摂取したものよりも、摂取したと信じたものの視覚的記憶に基づいて決まっていたのだ。

　まったく同じ反応が、別の実験でも確認されている。研究室に学生を招いて、朝食にオムレツを食べてもらうというものだ。学生たちにアンケートに答えてもらう前に、オムレツの材料を見せ、アレルギーのある材料が含まれていないか確認するよう依頼した。そのとき、一部の学生には「卵2個、チーズ30グラム」という情報を、残りの学生には、その2倍の「卵4個とチーズ60グラム」という情報を見せるという仕掛けを施していたが、実際には、全員が卵3個、チーズ45グラムの入ったオムレツを食べた。しかし、最初に見せた数字によって、数時間後の満腹感や空腹感に変化が見られた。卵2個とチーズ少量という情報を見せられたグループは、たっぷりめの材料を見せられたグループに比べて、満腹感への期待が低かったために、昼食時にパスタをより多く食べていたのだ。

私たちの多くは、このような、不正確な食の記憶を日々積み重ねており、それが、ウエストラインを大きく左右している。食べながら仕事をする、テレビを見る、ネットサーフィンをするといった不健康な習慣は、私たちの意識を食事からそらし、摂取した食事に関する記憶形成をさまたげる。それにより、満腹感への期待が薄れてしまう。この現象について研究してきたヒッグスは、「実際に、健忘症患者に見られる症状と似ています。新しい食事の記憶を記号化できないのです」と述べている。その結果、食事の時間に食べる量が増えるだけでなく、食後の間食も増加してしまうのだ。

さらに、加工食品の外観や形状の問題もある。見た目によっては、摂取したものに何が含まれているかを正確に判断できないことも少なくない。その昔、私たちの祖先は、料理に入っている材料について、今よりもずっとよく理解していたと思われる。それに引き換え、現代の私たちは、市販の飲食物を買っても、中に含まれる原材料の本当の量は、ほとんどわからない。例えば、スムージーにはたくさんの果物が含まれているが、瓶に入った状態では、ずっと少量に見える。すると、脳が一日の摂取量を計算する際、スムージーに入っている果物がそのままボウルにのっているところを見た場合よりも、はるかに少ない量を摂取した記憶が残ることになる。その記憶が、その日のうちにまたおなかが空くだろう、という予測を生み出してしまうのだ。

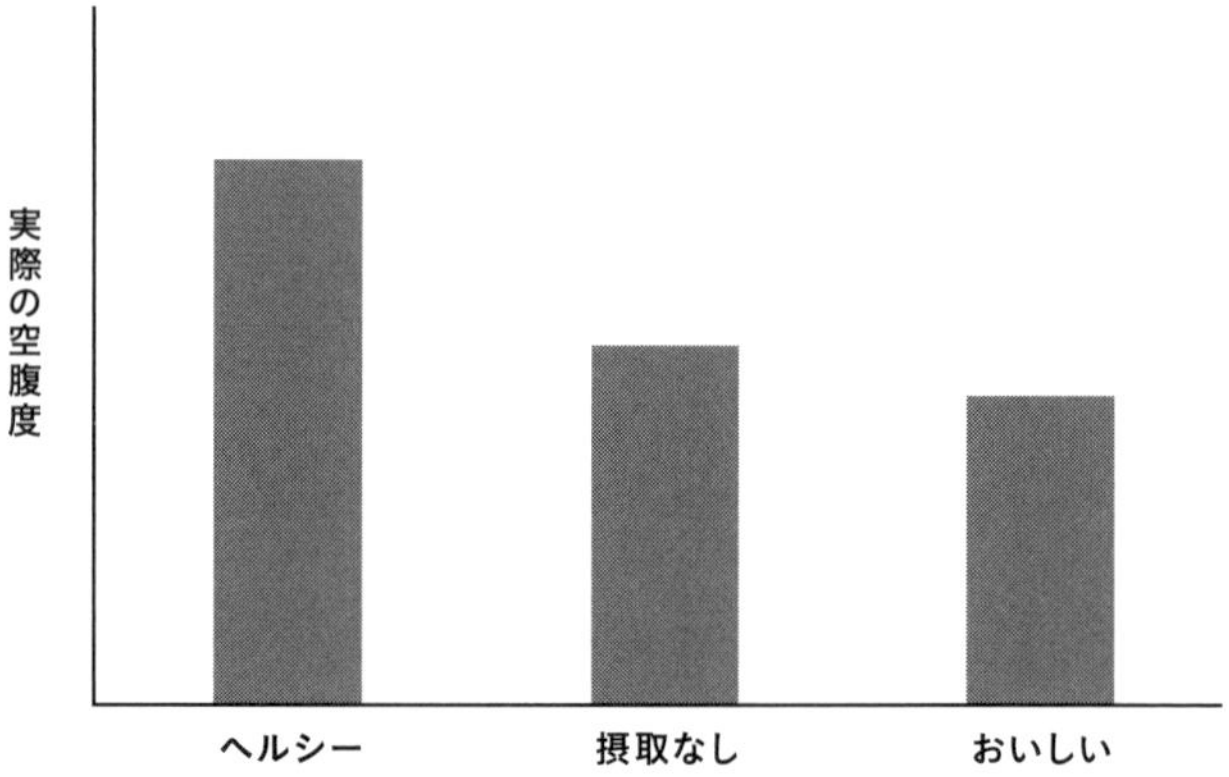

チョコレートバー摂取後の空腹感（おいしい／ヘルシー）

いわゆる健康食品に関するマーケティングも、食べたものに対する脳の計算を歪めてしまうことがある。例えば、糖分が高い食品でも、標準的な製品と比べてわずかに脂肪分が抑えられているだけで、「低脂肪」と謳われていることがある。それが、後々の空腹感を強めてしまうのだ。まったく同じ食品（例えば、パスタサラダなど）でも、「ヘルシー」と表示されているものと「ボリューム満点」と表示されているものでは、前者のほうが満腹感につながりにくいことが、さまざまな研究で確認されている。これも、あまり満足感が得られないだろうという、予測によるものだ。実際、健康的な食事と空腹感が強く結びつきすぎていると、おやつをほんのちょっとだけ食べることが、何も食べないよりもむしろ悪い結果を招くことがある。例えば、ある実験で、「ヘルシー」なチョコレート風味のプロテインバーを与えられた人は、「おいしい」と表示されたプロテインバーを食べた人よりも満足感が少なかったのみならず、何も口にしなかった人よりも大き

一方、もう一つのシェイクは「罪悪感なし《ギルトフリー》の満足感」の「センシ・シェイク」というタイトルで、次の文言が記されていた。

新登場の軽やかでヘルシーなセンシ・シェイクで、かしこく《センシブルに》飲もう。味はそのままで、罪悪感ゼロ——無脂肪、砂糖無添加で、たったの１４０キロカロリー。軽くておいしいセンシ・シェイクは、毎日でも楽しめます。

こちらには、バニラ風味のドリンクということで、味気ないバニラの花のイラストが描かれていた。

実際は、両日ともに、どちらのシェイクも、まったく同じ３８０キロカロリーだった。こうして作られた期待に対する被験者のグレリン反応を測定するため、被験者がマーケティングラベルを読む前と読んだ後、そしてシェイクを飲んだ後に、血液サンプルを採取した。すると、「なめらかで、濃厚で、おいしい」シェイクを飲んだ後は、ボリューム満点の食事の後と同じように、空腹に対する期待の低下に伴って、グレリン値が低下した。一方、「センシブル」で「罪悪感ゼロ」のシェイクを飲んだ後は、グレリン値はほとんど変化しなかった。

クラムの研究チームは、シェイクの栄養成分を変えることなく、単にマインドセットを変えるだけで、被験者のホルモンプロファイルを変化させた。一方では満腹感と代謝が高まり、他方では空腹感が増し、代謝が低下したのだ。「健康的な食事をしていると思うと、その思考は欠乏感と結びついてしまうのです」とクラムは結論づけている。「そして、このマインドセットは、私たちの生理学的な反応を形成するうえで重要になってきます」
健康的な食事をしているというマインドセットの直接的な影響は、エネルギー調節に関わる脳の領域にも見られる。例えば、「ごちそう」と書かれた低カロリードリンクを飲んだ人は、「ヘルシー」と書かれたものを飲んだ人に比べて、視床下部で、より顕著な反応が見られる。それどころか、前者の表示に対する脳の反応は、被験者が有名店の高カロリーなシェイクを飲んだときに見られた脳活動と、非常によく似ていた。脳は、実際の内容とは関係なく、言語情報のみに基づいて、エネルギーの摂取量と消費量に対する予測を調整していたようだ。

さらに、その後の研究により、食事に対する期待が、腸内での食べものの移動からインスリン反応に至るまで、あらゆるものに影響を与えることが明らかになっている。インディアナ州パデュー大学の研究チームによる実験を見てみよう。この実験の目的は、なぜ糖分の多い飲みものを摂取しても食欲が満たされないのかを調べることだった。コカ・コーラ1本にはドーナツ1個分のカロリーが含まれるが、私たちの期待の低さから、飲んでも空腹感は変わらないため、その後の飲食を減らして一日のエネルギー摂取量を相殺することができない。もしも空腹感が胃腸における化学的な栄養感知のみによって生じているのだとすれば、先のヘンリー・モレゾンが満足感を得られずに延々と食べつづけられたことと同様に、この現象も説明がつかない。パデュー大学の研究チームは、この理由を「液体は固形食品よりもカロリーが低い」という一般的な思い込みによるものではないかと考え、その思い込みが、胃腸に飲みものがとどまる時間など、消化プロセスに直接影響しているのではないかという仮説を立てた。

実験の一つでは、被験者にチェリー風味のドリンクを飲んでもらう前に、そのドリンクが消化器官で胃酸に接したときの反応を示すデモンストレーションを見てもらった。デモンストレーションには2種類あり、あるグループにはドリンクが形状を変えないまま別の液体と混ざり合う様子を、別のグループには液体が固体化して一つの塊になる様子——栄養成分がより有形で実質的なものに見えるようなプロセス——を見せた。この操作の効果は、実験中に録音していた被験者のなにげないコメントからも明らかだった。ドリンクが胃の中で液体のままだと信じたグループは、満腹感をほとんど感じなかったと報告し、「体の中をそのまま通り抜けていった」といった声が上がった。それに比べて、液体が固体に変わると信じたグループは、はるかに満腹感を感じていた。「岩を飲み込んだような感じ」と言う人や、「これはすごい。しっかり食事をとったみたい」とコメントする人もいた。ある被験者は、おなかがいっぱいで、ぎりぎり飲み干せるかどうかだったと報告した。

また、こうした感覚は、さまざまな客観的指標にも反映されていることがわかった。被験者は、ドリンクを飲んだ後、摂取物が消化管内を通過する過程を追跡できる化学物質（トラッカー）も摂取していた。ドリンクが固体に変わると信じたグループは、トラッカーが口から大腸まで通過する時間が長かった。通過速度が遅く、ドリンクが胃腸内に長くとどまったことも、被験者の満足感の持続につながっていたと考えられる。その結果、その日に間食する可能性が低くなり、ドリンクが胃の中で液体のままだと信じたグループに比べて、一日の摂取カロリーが約４００キロカロリーも少なかった。

日常生活では、飲みものの感覚的特徴（濃厚でクリーミーか、水のようにさらっとしているかなど）も、満腹感への期待を左右する。液体の粘性が高いほど、より高い満腹感を期待し、その結果、生理的な反応がより顕著に表れることが、実験で何度も明らかになっている。

私たちの期待が消化に与える影響については、科学者たちはまだ、真実を解明しきれていない。しかし、１９７０年代の（正当に評価されていない）ある研究によると、期待がビタミンやミネラルの吸収にも影響する可能性が示唆されている。この研究をおこなった科学者は、タイで鉄欠乏症について調べていた。当時、タイはほかの国に比べて鉄欠乏症の人が多いことが知られていた。最初の実験では、タイ料理を細かく刻んだものを用いて被験者に栄養を摂取させたところ、実際の鉄分摂取量から想定されるよりも、はるかに吸収率が低かった。深刻な健康問題でもない限り、体が食事からその程度の栄養素しか取り込めないというのは考えにくく、それならば、現状よりもさらに深刻な貧血を起こしていてもおかしくなかった。このことから、研究者たちは、食事の与え方（あまり食欲をそそらないような、すりつぶされた状態）が、結果を歪めているのではないかと考えた。実際、その食事は赤ちゃんの離乳食のようなピューレ状で、とても大人がおいしく味わえるようなものではなかったからだ。

この仮説を検証するため、研究者たちは、伝統的なタイの野菜カレーと、それをフードプロセッサーで「均質化」したバージョンの、二つの形態を比べてみることにした。その結果は驚くべきものだった。通常の形で摂取した場合、「均質化」されたペーストを摂取した場合に比べて、平均で70パーセントも鉄分の吸収量が多かったのだ。さらに、その影響が文化を問わず見られるかどうか確かめるため、スウェーデン人を対象にして、同じような実験をおこなった。典型的な洋食である、ハンバーガーにマッシュポテトとインゲンを添えたものを食べてもらったところ、ここでも、形のわかる食事として提供した場合は、ピューレ状の場合に比べて、はるかに鉄分の吸収率が高かった。

これらの実験では、食事の提供の仕方と、それにより被験者がその食事をどうとらえたかによって、体への影響が大きく変化した。あまり見慣れない、あるいは食欲をそそらない形で食べものが提供されると、満足感や楽しさに対する期待が持てず、その結果、栄養を吸収するための消化液の分泌にも支障をきたすのだと考えられる。

多くの人びと――ダイエットの達人を自称する人たちも含め――は、食べるという行為を、まるで燃料を炉に放りこむかのような、純粋に化学的なプロセスとしてとらえている。しかし、これらの実験が示すのは、まったく同じ食べものが、栄養豊富で満腹感の高いごちそうにも、満足感も栄養も得られない粗食にもなりうるということだ。そして、その原因は主に、私たちの食べたものに関する記憶や、含まれているものへの印象、そして、それに対する意味づけにあるのだ。

「意味」を添加された食事

こうした考え方の歴史を調べていると、主流の科学界が食事や栄養における期待の役割について研究するまでにこれほど時間がかかったことに、改めて驚かされる。１００年以上前、ロシアの科学者イワン・パブロフは、犬を訓練して、食べものと特定の刺激（ブザー、ホイッスル、点滅する光など）を関連づけられるということを発見した。やがて、その刺激によって、食べものがなくても唾液が出るようになる。つまり、食べものを吸収可能な栄養素へと最初に分解する酵素が口の中で分泌される。これは基本的な期待効果である。しかし、この発見をさらに掘り下げ、私たちの食べものに対する幅広い考え方が、消化にどのような影響を及ぼすかを探求した科学者は、ほとんどいなかった。

私たちの脳が食欲や消化に及ぼす影響については、医療におけるプラセボ効果の研究の中にも、いくつかヒントが隠されている。例えば、胃のステープリングや胃内バルーン留置といった肥満治療の手術を受けたと信じ込んだ患者は、本当は偽の治療を受けていたとしても、食欲が減退し、体重が大幅に減少することがある。実際、偽治療を受けた人たちは、本物の手術を受けた人と比べて、約70パーセントの効果を感じたと報告している。満腹感への期待とそれに伴う生理学的効果に関する研究は、そうした研究結果からの、ごく自然な延長線上にあると言える。にもかかわらず、科学者たちがその関連性に気づくまでに数十年もの時間がかかっている。後知恵かもしれないが、食品に含まれる栄養素のみにフォーカスして、食べものの知的、感情的、文化的な要素を無視してきたのは、なんとも愚かなことに思える。

現在、世界の成人人口の約13パーセントが肥満とされている。その肥満との闘いにおいて、期待効果に関する理解が頼もしい新兵器となる可能性を考えると、こうした研究の遅れは世界の健康にとって多大な損失だと言える。多くの保健機関は、健康的な食生活を促進するキャンペーンを展開しつづけているが、そこには、食や栄養に関する信念が体重を減らそうとする試みを邪魔している可能性への考慮が欠けているのではないだろうか。

あなたも自分でテストしてみてほしい。次に挙げるペアをそれぞれ比較すると、カロリーは「上のほうが高い」「同じくらい」「下のほうが高い」のどれだと思うだろうか。

マクドナルドの普通のハンバーガー／タラのグリル２４０グラム

低脂肪ヨーグルト１カップ／アイスクリーム３分の２カップ

バナナ1本／ハーシーのキスチョコレート4個

実は、カロリーは、どのペアもほとんど変わらない。だが、たいていの人は、ハンバーガーやアイスクリームやキスチョコのほうが、バナナや低脂肪ヨーグルトやタラのグリルよりも、ずっと高カロリーだと信じており、本当のカロリー含有量を約50パーセントも過大に、あるいは過小に見積もっている。そして、その誤認が、体重に実質的な影響を与えることがわかっている。実際のカロリーと推定値の差が大きければ大きいほど、体重が重い傾向にあることが示されているのだ。

また、さまざまな食材からの連想について調べた研究では、ブロッコリーやサーモンなどの食材は「空腹」や「腹ぺこ」といった単語と結びつけられやすいことがわかっており、その連想によって満腹感への期待が低下し、その後の空腹感が増すのだと考えられる。さらに、次のような文章について、被験者に点数をつけてもらう調査もおこなわれている。

次の文に、1（まったくそう思わない）～5（強くそう思う）の点数をつけてください。

- **健康と食べもののおいしさは、たいていトレードオフである（両立しない）。**
- **食事をヘルシーにするためには、必ず、味の犠牲が伴う。**
- **体に良いものは、たいていおいしくない。**

これらの文章に対する評価と体重の増加傾向とのあいだには、明確な相関関係が認められた。つまり、評価点数（三つの文章に対する同意度）が高ければ高いほど、その人のＢＭＩも高かったのだ。

　昔であれば、そのような人たちは、自制心が低く、単に一時的な食の快楽をあきらめたくないだけだろうと思われていたかもしれない。しかし、実際にはそれほど単純な話ではないことが、期待効果の研究によって示されている。例えば、あなたが医師の診察を受け、肥満のリスクがあると告げられたとしよう。あなたはそれを受け止め、よかれと思って大量の低カロリー食品を買い込むかもしれない。しかし、それらが「ヘルシー」であるという考え自体、そして、その言葉が持つあらゆる含意が、あなたに欠乏感を与え、あなたの生理機能に直接的な影響を与えるのだ。食事をとるたびに、高濃度のグレリン、つまり「空腹ホルモン」が体内を駆けめぐり、胃が空になるスピードが速くなることで、飢餓感や食欲が高まる。そうして、「ダイエットは難しいものだ」という思い込みが、自己成就的予言となってしまう。このような困難に直面すれば、どんなに高い意志力を持っている人でも、見直した食生活をなかなか維持できなくて当然だろう。

　こうした困難な状況を、個人レベルでどう乗り越えればよいのかについては、追って説明する。しかし、私たちを取り巻く環境が絶えずそうした思い込みを押しつけてくるという事実は変わらない。そのため、むしろ必要なのは、こうした「欠乏マインドセット」におちいらせるようなメッセージを見抜けるようになることだ。

　例えば、食品のマーケティングでは、健康的な食べものは満足感が低いものだという思い込みを促しつづけている。アリア・クラムは２０１９年に、「健康的な食事」のオプションを設けている米国のチェーンレストラン26軒のメニューを分析し、各メニューにどんな単語が使われているかを調査した。すると、標準的なメニューには、喜び（「クレイジー」「楽しい」）、悪癖（「危険」「罪深い」）、背徳的（「至福」「ジューシー」「よだれの出るような」）、食感（「カリカリ」「クリーミー」「ねっとり」）、味覚（「ピリッと」「風味豊か」）など、全体的に満足感を示唆する語彙が含まれる傾向が強かった。それに対し、健康的なメニューには、シンプルさ（「プレーン」「マイルド」）、軽さ（「ライト」「スキニーリシャス」［訳注：「スキニー」と「デリシャス」を組み合わせた造語］）、欠乏（「脂肪フリー」「ローカーボ」）を想起させる言葉が使われがちであることがわかった。後者の説明はどれも、「〜ではない」という概念が根底にある。言い換えれば、空腹感を増幅させ、数時間後にはクッキーに手を伸ばさせるような、まさに「欠乏マインドセット」を植えつけているのだ。

　レストランのメニューや、より一般的な食に関する文章も、このような書き方である必然性はないはずだ。クラムたち研究者が指摘するように、野菜料理の説明でも、快楽や楽しみを想起させるような感覚的・情緒的な表現でスパイスを効かせることは簡単にできる。例えば、「コレステロールゼロのサツマイモ」ではなく「ジンジャーとターメリックのピリ辛サツマイモ」、「ライトで低炭水化物のインゲンとエシャロット」ではなく「甘くて熱々のインゲンとサクサクのエシャロット」、「カロリー軽めのズッキーニ」ではなく「じっくりローストした味わい豊かなズッキーニ」としたらどうだろうか。そうすることで、野菜がおいしそうに感じられるというのもあるが――実際、クラムの研究の一つで、消費量が29パーセント増加したことがわかっている――、それだけでなく、食べた人がその後に間食する可能性も、低くなるはずなのだ。ブリストル大学の研究者によると、ヨーグルトの容器に「満腹感が長持ちする」という文言を加えるだけで、食べてから3時間後の満腹感が有意に高くなったという。

　期待が消化に及ぼす影響について研究が進められる中で、忘れてはならないのが、貧困などの要因の重要性である。そうした要因も、特定の食品に対する考え方に影響することがあるからだ。社会経済的な地位の低さは、肥満のリスク因子として知られているが、これには多くの潜在的な原因が考えられる。例えば、インスタント食品に比べて生鮮食品の値段が高いこと、栄養価の高い食事を準備する時間がないこと、体重減少をサポートするヘルスケアなどのサービスを受けられないことなどが挙げられるが、シンガポールでおこなわれた最近の研究によると、経済的な不安定さに起因する期待効果も、重要な一因である可能性が示唆されている。人は、自分が貧しく不安定だと感じるような状況に置かれるほど、より甘いスナックを食べたくなったり、大きなサイズの食事を選んだりする傾向があることが示されたのだ。そしてこれは、体や脳のホルモン反応の変化に対応しているようだ。

実験では、最初に被験者に対し、将来のキャリアにおける成功や収入を予測できるという名目の適性テストを受けてもらった。ただ、その後に伝えたフィードバックは偽の内容で、どの被験者にも「下位19パーセントのスコアだった」と告げ、シンガポールの競争社会では苦労するかもしれないという不安を植えつけた。さらに不安をあおるため、研究チームは被験者にはしごの絵を見せ、それがシンガポールの社会構造を表していると伝えた。被験者には、自分がはしごのどの位置にいるかを考えてもらい、最上部にいる人と自分を比較してもらった。具体的には、「あなたと最上部の人との違いによって、ふたりの会話内容、やりとりの進展、互いに対してかける言葉がどう変わってくるかを考えてください」と依頼した。そのタスクが終わるとすぐに、被験者にミルクシェイクを飲んでもらい、その前後の一定間隔で血液検査をおこなった。

結果は、クラムが最初におこなった食品ラベルに関する実験の結果とほとんど変わらなかった。違ったのは、被験者に欠乏感を与えてホルモン反応に影響を及ぼしたのが、ここではラベルではなく、社会的・経済的な不安定感だったことぐらいだ。偽のフィードバックにより、シンガポールにおける社会的地位が低いと思い込んだ被験者は、おやつを受け取ったときに高いグレリン値を示し、その結果、満腹感を得にくい傾向が見られた。被験者の体は、あたかも、これからたくさん食べて脂肪を蓄える態勢に入ったようだった。被験者には実験後に種あかしをしたため、長期的な影響をこうむることはなかったはずだが、もしもあなたが同様の脆弱感を抱えながら長年暮らしていたとしたら、たとえ比較的健康的な食事を選択していても、ホルモン反応の変化が原因で、徐々に肥満へと向かってしまう可能性があることになる。

人の進化の歴史をさかのぼると、かつてはこれが、困難に対する賢明な適応反応だったのだろうと思われる。未来のリソースに不安がある状況では、今あるものを最大限に活用する必要があるため、食べられるうちに食べておいて、代謝を遅くし、蓄えを作っておくというのは、理にかなっている。似たような反応が、ほかの社会的な動物にも見られる。集団の序列で下位に属する動物は、食べられるときにたくさん食べて、エネルギーの消費スピードを抑え、将来の不足に備えて脂肪を蓄える傾向がある。このような体の機能はすべて、かつては脆弱な私たちを守ってくれるものだったが、現代の「肥満社会」――高カロリーな食品が比較的安価ですぐに手に入る状況――では、健康悪化につながる可能性が高いのだ。

甘やかしマインドセット

では、私たちが食生活を見直したいときに、これらの研究結果をどう活用すればよいのだろうか。最新の研究から具体的なダイエット計画が導き出せるわけではないが、多くの食事療法には、何らかのカロリー制限が含まれているため、いくつかの心理的原則を用いて食欲を抑えつつ、食事から得られる喜びや満足感を高めることで、そのプロセスを楽にすることはできるだろう。

一番わかりやすいのは、甘い飲みものに含まれる液体のカロリーを避けることだ。本章で見てきたように、ほとんどの飲みものは、そこから期待される満腹感が非常に低く、その後の食欲の抑制が見込めない。私も、体重を減らそうとするときは、ジュースやスムージーは飲まないようにしている。固形の食品よりも満腹感が得られないからだ。どうしても飲みたい人は、市販のボトルを買うのではなく、自分で作ったほうがよいだろう。そのほうが、中に入っている固形物を意識しやすいからだ。この単純なステップが、全体的な満腹感に有意な効果をもたらすことが、研究でも示されている。

特に注意すべきなのは、糖分の高い、スポーツ後のリカバリードリンクだ。ある調査によると、１杯のシェイクに１２００キロカロリーも含まれることもあるという。これは、平均的な成人に推奨される一日の摂取量の約半分に相当する。液体であることに加え、「ヘルシー」と表示されていることで、満腹感が得にくく、結果的にその後の間食が増えてしまうのだ。消費したカロリー分を補うために、手っ取り早くエネルギーを摂取したいのであれば問題ないが、結果的に過剰摂取につながる可能性もある。もし、運動の主目的が体重を減らすことなのであれば、より満足感の高いリカバリー方法をほかに見つけたほうがよいだろう。

次に、食べる喜びを最大限に高めることだ。ダイエット中は、まるで何かの罰であるかのように、味気がなく印象に残らないような食事をとろうとしがちだが、最近の研究では、ダイエット中は特に、風味や食感が重要であることが示されている。「自分を甘やかしている」という感覚により、満腹感が高まり、食べものに対するホルモン反応が促進されるからだ。これを受け、私は辛くてスパイシーな料理（本章の冒頭で挙げたスパゲッティ・アッラ・プッタネスカなど）を選んだり、アンチョビやパルメザンチーズなど、旨味の強い食材を有効活用したりするようにしている。その食事で少しばかりカロリーを上乗せしても、それを十分に補うだけの満足感が得られるため、その後の間食が減ることにつながる。研究によれば、最もやってはいけないのが、気が滅《め》入《い》るほど味気のないものを食べて、物足りなさを感じることだという。

　自分を甘やかす感覚を養うことは、やむをえずおやつを食べるときなどに、特に重要になる。ケーキやアイスクリームを食べた後は、罪悪感に浸りたくなるかもしれないが、むしろ、そこから最大限の喜びを引き出すべきであることが研究で示されている。１回のおやつで、せっかくの良い目標を棒に振ってしまう必要などない。正しいマインドセットを持てば、きちんと満腹感を得て、摂取したエネルギーを燃焼できる状態になるのだ。

　もしも信じられないようであれば、３か月にわたり１３１人のダイエッターを追跡した調査をご紹介したい。ケーキなどのごちそうを「罪悪感」と結びつけて考えた被験者は、追跡期間中に体重が増加する傾向にあったのに対し、「祝福」と結びつけた被験者は、目標に向かって前進していたのだ。特定の食べものに「罪深い」や「危険」といったレッテルを貼るのが今どきのやり方なのかもしれないが、心理学的な研究によると、自分の食行動を本当に変えたいのであれば、そのような辛辣《しんらつ》な価値判断は避けるべきだということだ。

　また、食事の前、食事中、食後の各段階で、食事に対するとらえ方を見直すことで、期待効果を高めることができる。まずは、これから食べるものへの期待感を高めることが大切だ。２０１６年にカナダとフランスでおこなわれた研究では、被験者に、さまざまな甘いお菓子の味や香り、食感を鮮明にイメージするよう促した。その後、おいしそうなチョコレートケーキを見せ、どのくらいの量を食べたいか尋ねた。あなたはもしかすると、最初にイメージしたことでそれを食べたいという欲望が高まり、より大きなサイズを選んだのではないかと思うかもしれない。ところが、被験者の反応はまったく逆で、味覚をイメージするよう促されなかった被験者よりも、むしろ小さいサイズを選んでいたのだ。食べたときの快楽について、より深く考えることで、少量でも十分に満足感が得られるはずだと認識したのだろう。別の実験でも、同じような結果が出ている。被験者にエムアンドエムズのチョコレートかチーズのいずれかを食べているところをイメージするよう求めてから本物を見せたところ、別の活動をイメージした被験者に比べて、口にする量が有意に少なかった。これから食べようとしているものについて少し想像を巡らせるだけで、その後の一口一口の重みが増すようだ。

そして食事中は、ほかのことに気を取られないようにし、一口ずつ、しっかり味わうことが大切だ。月並みな言葉だが、ゆっくりとよく噛んで食べることで、より満足感が高まる。食べているものに対する「口腔感覚」体験が増えることで、その食べものに対するホルモン反応が喚起されるからだ。

食事が終わったら、今度は自分が食べたものを思い出すようにしよう。なんとなくおやつを食べたくなったら、直近の食事を振り返り、その様子を頭の中で再現してみよう。「予測マシン」に、それらのカロリーもエネルギーバランスの予測に組み込むよう思い出させることで、実際は思ったほどおなかが空いていないことに気づくかもしれない。

ただし、奇跡を期待してはいけない。心の力でレタスの葉をごちそうに変えることはできないし、短期間で効果を出す過酷なダイエットに、これらの小さな心理的ステップが効くとも思えない。しかし、より一般的なダイエット法では、こうした考え方の変化が、あなたのウエストラインに、そして同じくらい重要な、あなたの気分に、大きな変化をもたらす可能性がある。数キロ落としたいときや、今の体重を維持したいときには、一回一回の食事を、自分を甘やかすもの、祝福すべきものとしてとらえる。そうすれば、体の健康にも、心の健康にもプラスになるのだ。

美食が命を救う

こうした原則を応用するにあたり、多くの国の人びとは、フランス文化からヒントを得ることができるだろう。健康的な食事は満足感がないものだという思い込みは、米国では比較的広く見られるようだが、英国やオーストラリアでは、それほど一般的ではない。一方フランスでは、むしろ逆の見方をしている人が多いようだ。フランス人は、先ほどの「体に良いものは、たいていおいしくない」という文について「まったくそう思わない」と答える割合が平均よりかなり高く、研究室での実験でも、ほかの欧米諸国に比べて、「ヘルシー」という食品表示が満足感や快楽の低下につながらないことが示されている。

また、健康的な食事についてポジティブにとらえているだけでなく、おやつやデザートについて、あまりネガティブなイメージを持たない傾向もあるようだ。例えば、「アイスクリームは：『おいしい』／『太る』」といった形で、いろんな食べものから連想する語を選んでもらうと、フランス人は、より享楽的な方を、米国人は、より否定的な方を選ぶ傾向がある。また、「食事は人生で最も大切な楽しみの一つだ」というような文章に対しても、米国人よりもフランス人のほうが、「そう思う」と答える傾向が強い。

もちろん、どの国でも人によって個人差があり、食に対する考え方は時代によっても変わるだろう。それでも、全体の傾向として、フランス人は他国の人びとと比べて、自分が食べるものや、それが自分の体に及ぼす影響について、はるかにポジティブな期待を持っていると言えそうだ。このように、食をごほうびや祝福としてとらえることによる影響は、食べる分量や、食事に費やす時間にも表れている。ファストフードを楽しむときでさえも、フランス人は小さめのサイズを選ぶ傾向があるという。これは、少ない量でも多くの喜びを得られることを知っているからだろう。また、食事にかける時間も長い。これにより、食べた記憶がより詳細に残り、満腹感が長く続くという期待を持てるようになる。そしてこのことが、フランス人の体重にも大きな影響を与えているのだ。世界保健機関（ＷＨＯ）の統計によると、フランスにおける平均のＢＭＩ値は25・3で、ドイツ（26・3）などの欧州諸国よりも低く、オーストラリア（27・2）、英国（27・3）、米国（28・8）に比べると、さらに低いことがわかる。

こうした観点は、国家間のＢＭＩ値の格差だけでなく、不可解な健康格差を理解するうえでも役立ちそうだ。現状の健康格差は、食事そのものの栄養素だけで説明するのは難しい。典型的なフランス料理には、英国や米国の典型的な食事よりも、バター、チーズ、卵、クリームなどの飽和脂肪が含まれる割合が高い。にもかかわらず、フランスでは冠動脈性心疾患の発症率がいちじるしく低いのだ。かつては、これは適度なワインの摂取など、フランス人の飲酒習慣によるものだと考えられていた。ワインには抗酸化物質や抗炎症物質が含まれるため、加齢に伴う組織の損傷を抑える働きがあるからだ。しかし実際には、もっと多くの要因がからんでおり、それぞれが小さな役割を果たしていると考えられる。例えば、さまざまな食材に対する期待や、各食材が健康や幸福に及ぼす影響に対する期待が、文化によって異なることも一因かもしれない。

「自分は心臓発作のリスクが高い」と信じている人は、ほかのすべての要因を考慮しても、心臓病にかかる可能性が4倍高いという研究結果を思い出してほしい。米国や英国では、食に関する情報発信が、これと同じような自己成就的予言を生み出しているように見受けられる。ある研究論文の著者たちは、こう結論づけている。「人生の重要な側面が、喜びではなくストレスや大きな悩みの種になっている場合、その影響が心血管系や免疫系にも現れる可能性があると考えてもおかしくない」

フランス人は、よりポジティブな食文化のおかげで、こうしたノセボ反応の影響を受けにくいようだ。ほどほどであれば、ケーキを買って、食べてもいい。私たちも同じように「生きる喜び（joie de vivre）」を感じることで、より健康になれるはずだ。

考え方のヒント……食事やダイエットについて

- ■食事中は、ほかのことに気を取られないようにし、食べているものに集中しよう。食事の体験を強く記憶に刻むようにしよう。そうすることで、満腹感が得やすく、また、持続しやすくなる。
- ■間食を減らしたいときは、前回の食事で何を食べたか、思い出してみよう。その記憶が、空腹感を抑えるのを助けてくれる。
- ■欠乏感を与えるような食品表示には気をつけよう。低カロリー食を求めているときでも、自分を甘やかしている感覚になれるような商品を探すようにしよう。

■ダイエット中は特に、風味や食感、盛りつけなど、食の楽しみや食後の満足感を高めてくれる要素に注意を払おう。

■甘い飲みものは控えよう。飲みものに含まれる高カロリーな成分に対して、体はうまくエネルギー調整をおこなうことができない。

■食への期待感を楽しもう。それにより、消化反応を促進し、食後の満足感を高めることができる。

■たまのごちそうやおやつに罪悪感をいだかないようにし、その瞬間の喜びをしっかり味わおう。

第7章

ストレスを科学する

恐れや不安をエネルギーに変えるテクニック

19世紀後半、医師や政治家、聖職者たちは、世界の健康を脅かす新たな悪癖との闘いに乗り出した。そして、闘いの声は今なお、やんでいない。その危険な悪癖とは、アヘンでもアルコールでもなく、「不安」である。

『英国医学会会報』は１８７２年の時点で、「今の時代の緊張と多忙による興奮状態」が人びとの神経エネルギーを消耗させ、精神的・身体的な衰弱や心臓病の増加にもつながっていると指摘している。「こうした症例の数は、生きるために自分を殺してしまうことのないよう、もう少し気をつけるべきだと警鐘を鳴らしている」とし、同誌では、読者の人生から不必要なストレスを取り除くための精神「衛生」の手法を提示している。

当時の人びとは、男女ともに、安静療法を受けることが多かった。米国では、長期にわたり不安を抱える人たちは「ドント・ウォーリー（悩まないで）」クラブなるものに参加することもあった。そこでは、参加者どうしが、不安に溺れてしまわないよう、互いに支え合っていた。この「ドント・ウォーリー」運動は、音楽家で作家のセオドア・スワードがニューヨークの小さな個人サロンで創始したものだ。彼は、米国人は「心配癖の奴隷」であり、それは「幸福を破壊する敵」だと主張し、「断固とした忍耐強い努力」

をもって「攻撃」する必要があると訴えた。スワードは同運動を「解放」とまで呼び、当時盛り上がりを見せていた禁酒法運動との比較に興じていた。

この考え方は、たちまち市民権を得た。１９００年代初頭には、偉大な心理学者ウィリアム・ジェームズが、ある種の「健康志向の宗教」が定着してきたと論じている。この「宗教」には「リラックスの福音《ふくいん》」、つまり、心をあらゆる否定的な思考や感情から遠ざけ、内面から幸福をはぐくむことを目指す考え方がついてきた。彼は、「多くの家庭では、天気に関する不満は禁句になりつつある」とし、「好ましくない状況について、それを口にするのは無作法だと考える人が、ますます増えている」と指摘している。彼によれば、人びとは「元々陽気であるかのように振る舞い、話すこと」を目指していたという。

その後も、不安の危険性を裏づけるような医学的研究が続々と発表される。１９８０年代には、もはや疑いようのない真実と見なされ、メディアでも広く取り上げられた。こうした研究の中心には、私たちのストレス反応——本来は、野生の捕食者という本物の危機に対応して進化したもの——が、ちょっとした困難にも過剰に働き、激しい「闘争・逃走」反応を誘発するようになった、という考え方がある。１９８３年の『タイム』誌の特集記事では、「サーベルタイガーはとうに絶滅したが、現代のジャングルは、それに劣らず危険である。締め切り、余裕のない飛行機の乗り継ぎ、後ろを走る無謀な運転手などへの恐怖感は、新たな猛獣のように、人の心拍数を上げ、落ち着きを失わせ、汗を噴き出させる」との記載がある。「私たちの生活様式そのもの、つまり生き方が、現代の病気の主な原因となってきているのだ」とも指摘されている。

しかし、ここでも読者は、自分の思考は自分で何とかするよう、アドバイスされている。ある心臓専門医は、「ルールその１は、小さなことで悩まないこと。ルールその２は、すべては小さなことだと考えること」と述べている。その同じ年には、「stressed out」（ストレスで疲れきった）という語が、英語の辞書に登録された。

昨今のメディア報道を見ていると、私たちは、かつてないほどストレスで疲れきっていると思うかもしれない。例えば、ＳＮＳフィードへのモヤモヤなど、ちょっとしたストレス要因が積み重なるだけでも、心身の健康に危険が及ぶという話を、私たちはしょっちゅう聞かされている。また、感謝日記やマインドフルネスのアプリ、自然の中での「森林浴」、高額なデジタルデトックスに至るまで、ストレス解消にはこれが良いという情報に、絶えずさらされている。好むと好まざるとにかかわらず、今や、誰もが世界的な「ドント・ウォーリー」クラブのメンバーだと言えそうだ。

しかし、もしもそうした新聞報道、数百万部のベストセラー本、自己啓発系の講演家、さらには研究者当人たちまでもが、こぞって「勘違い」していたのだとしたらどうだろう。

人は誰しも、できることなら不安を感じたくないと思うものだが、最近の研究によれば、感情に対する反応の多くは、その人の信念がもたらした直接の結果なのだという。つまり、不快だが避けようのない感情を「悪者」扱いすることで、私たちは、現代の生活から強力なノセボ反応を生み出しているのだ。そうした期待効果についてきちんと理解することで、燃え尽き症候群から不眠症まで、あらゆる経験や症状に対するアプローチを変えられる可能性がある。さらには、幸福を追求するという概念そのものを、定義し直すきっかけにもなるかもしれない。

ストレスの連鎖

不安に対する従来の見方と、それがなぜ間違っているのかを理解するには、まずは、ハンガリー系カナダ人の科学者、ハンス・セリエに言及する必要があるだろう。大恐慌のさなかに彼がおこなった先駆的な研究は、ストレスの危険性に関する明らかな証拠をいち早く提示した。

多くの偉大な発見と同じように、セリエの研究もまた、失敗から始まった。彼の主な仕事は、女性ホルモンを同定し、それが実験室のラットに及ぼす影響を示すことだった。しかし、彼はある壁にぶつかる。ラットがしょっちゅう病気になってしまうのだ。ラットに注射している化学物質を考慮すると、まったく理に合わない現象だった。当初は実験材料の汚染が懸念されたが、セリエはその後、ラットがほかにも、手術を受けたり、寒さや暑さにさらされたり、回し車であまりにも長く運動させられたりといったさまざまな状況において、非常に似た病状を示すことに気づいた。なぜ、そのようなバラバラの状況が、同じ病気を引き起こすのか。セリエは機械工学の用語を借りて、それらの実験に共通する「ストレス」が原因で、ラットが警戒状態となり、最終的に消耗や病気につながるのではないかと考えるようになった。

その後の長年にわたる研究により、「ストレス・カスケード」、つまり、ストレスが警戒状態を作り出して徐々に体を消耗させるという、一種の生理的連鎖反応の詳細が明らかにされた。この反応は、脳から始まる。まず、扁桃体と呼ばれる二つの小さな灰白質の塊が、すべての感覚器官からの入力を読み取り、情動的な情報を処理する。扁桃体が、例えば捕食者の接近など、何らかの脅威を認識すると、視床下部へ信号を送る。視床下部は、同じく脳の司令塔として、私たちのエネルギーバランスを監視・制御したり、その他の体の生理的な状態を調整したりする部位だ。脅威に関するメッセージは、最終的に副腎に届く。メッセージを受け取った副腎は、エピネフリンという、体の広範囲に影響を与えるホルモンを分泌しはじめる。

エピネフリンの分泌による最も直接的な影響は、循環系に現れる。心臓の鼓動は速くなるが、手足や頭部に向かう血管は収縮する。これは、ケガをしたときに出血を防ぐための反応だ。酸素供給のために呼吸が速く浅くなり、エピネフリンが肝臓などの臓器に貯蔵されているグルコースを放出することで、シュガーラッシュ（糖分による興奮状態）が起きる。また、エネルギーが確実に筋肉に届くように、エピネフリンは消化などの活動を一時停止させる。その一方で、あなたの心は、知覚された脅威を含め、環境における危険のみに集中するよう促される。これが闘争・逃走反応であり、身体的攻撃などの差し迫った脅威に対する、完璧な適応策である。

その後、捕食者が通り過ぎるなどして脅威が収まると、エピネフリンは徐々に減少していき、体はじきにリラックス状態に戻ることができる。しかし、危険を感じる状態が続く場合は、コルチゾールの分泌など、ホルモン反応の第2波がやってきて、脳と体が中長期的に高い警戒態勢に置かれることになる。

このような精神的・生理的な興奮状態が、何日も、何週間も、あるいは何か月も続くことで、セリエの実験用ラットで観察されたような、疲労や病気につながると見られていたが、同じことが、人間の病気の原因にもなるのではないかと考えられたわけだ。脈拍が速くなり、血管が収縮すると、心血管系に余計な負担がかかる。コルチゾールの変動が続くと、組織の修復につながる有益な「同化」ホルモンの分泌が抑制される。このようなホルモン変化が長期化すると、低レベルの炎症が慢性化し、動脈壁や関節組織を損傷する可能性がある。また、脳が過度な警戒状態にあると、目の前の問題に対して斬新な解決策を考え出そうとするよりも、脅威に対処することに、より多くのリソースを費やすため、全体的な認知能力が低下する。

セリエによれば、仕事での競争や長時間の通勤、忙しい社会活動といった現代のストレス要因はすべて、人をこのような慢性的な興奮状態におとしいれるものであり、その結果、関節炎から心不全に至るまで、あらゆる病気に対する脆弱性が増し、先進工業国の人びとを苦しめているとのことだった。こうした「文明病」は、「勤勉な成功者が精神的苦痛にさらされることで支払わなければならない代償」だと彼は主張した。こうしたストレス反応に関する研究の影響は絶大で、セリエはノーベル医学賞に17回もノミネートされている。彼が１９８２年に亡くなった後も、長きにわたり、ほかの多くの研究者がこの理論を掘り下げつづけた。

しかし、ストレスに関するそうした主張には、最初から疑わしい面があった。セリエの初期の研究を含め、多くの実験では、動物が極度のストレスにさらされ、完全なパニック状態におちいっていた。これは、実験室において顕著な生理学的変化を特定するには好都合だが、私たちの多くが経験する、軽度のプレッシャーを必ずしも反映するものではない。また、人を対象とした研究では、人の期待や予測がストレス反応を左右する可能性について、考慮できていなかった。19世紀後半の「ドント・ウォーリー」クラブの話を思い出せば、私たちの文化が長らく不安や緊張、特に工業化や都市化に起因するストレスを危険なものだと信じ込んできたのは明らかだ。心と体のつながりを考慮すれば、その考え方が困難な出来事に対する人びとの実際の反応を形づくり、自己成就的予言を生み出し、それが初期の科学的知見の多くを歪めていた可能性がある。だとすれば、その考え方を変えるだけで、ストレスへの反応も変化させることができるはずだ。

ストレスで成長する

ニューヨーク州にあるロチェスター大学の心理学者ジェレミー・ジェイミーソンは、2000年代後半から、この興味深い可能性を探る科学的研究の最前線にいる。彼が人びとの不安のとらえ方に興味を持ったのは、学生アスリート時代の経験がきっかけだった。彼は、一部のチームメイトが、試合前には興奮とやる気に満ちあふれているのに、学校の試験前には緊張して「パニック」になっていることに気づいた。どちらもイチかバチかの状況であることに変わりはない。なのになぜ、潜在的ストレスが、ある状況では役に立ち、別の状況では有害になるのだろうか。

ジェイミーソンは、これはそれぞれの状況の解釈の仕方に原因があるのではないかと考えた。アスリート仲間たちは、競技場で神経が張りつめると、それをエネルギーの表れととらえるのに、試験場で同じ感覚を覚えると、失敗の予兆と見なしていた。その予測が自己成就的予言となり、ストレスに対する脳と体の反応を形づくっているのではないかと考えたのだ。この仮説を検証したジェイミーソンの初期の実験では、大学院進学適性試験（ＧＲＥ：米国やカナダの大学院に進学するために必須とされることが多い標準試験）を受ける予定の60人の学生を集め、実験室で模試を受けてもらう前に、被験者の半数には次の情報を提示した。

「一般的に、標準試験を受けているときに不安を感じると、成績が悪くなると考えられています。ところが、最近の研究によると、不安や興奮によって試験の成績が下がることはなく、むしろプラスに働くことが示唆されており、試験中に不安を感じる人は、成績が良くなる可能性があります。つまり、本日のGREの試験中に不安を感じても、気にする必要はないということです。もし不安を感じたら、それが良い成績につながる可能性があるということを思い出してください」

　このちょっとした、読むのに1分もかからなかったであろう最小限のアドバイスによって、学生たちは模試の点数が上がったのみならず、数か月後の本番でも、より好成績を収めた。とりわけ点差が顕著だったのが数学だ。数学は、受験生の不安や恐怖を引き起こしやすい科目だとされる（いわゆる「数学不安」は、今や、一般的に実在する症状だと考えられている）。模試の具体的な点数は、対照群の平均点が７０６点だったのに対し、不安をエネルギー源ととらえることを学んだ学生たちは７７０点だった。

　この点差は、これほど簡素な介入による結果にしては、驚くべき改善であり、第1志望の大学に入れるかどうかを大いに左右するものだ。ジェイミーソンは、たった数行の文章を使って、学生たちのマインドセットを、かつてのチームメイトのようなエネルギーとやる気に満ちたものへと変え、自分の力を弱めるような恐怖感から遠ざけることに成功し、学生たちの成績に対して、ただちに持続的な効果をもたらしたのだ。

　その後の研究では、不安の再評価によって生物学的な反応が変化するかどうかについても検証されている。もし変化が見られるとすれば、セリエらが警告していた長期的な悪影響を軽減できる可能性がある。ここでも最初の実験と同じように、被験者の一部には「通常は不安と関連づけられがちな速い鼓動や息苦しさなどの生理的興奮状態は、必ずしも悪いものではなく、困難な状況に対する体の自然な反応であり、注意力が高まることで、実はパフォーマンスが向上する可能性がある」ことを伝えた。逆に、対照群に対しては、不安な感情は無視し、部屋の中のどこか一点に注意を集中させることで「頭から追い出す」ように指示した。

被験者は、いずれかの説明を読んだ後、トリーア社会的ストレステストと呼ばれる過酷なテストを課された。まさに不安をあおるように設計されたテストで、被験者はまず、自分の強みと弱みに関する短いプレゼンテーションをおこない、脆弱感が高まったところで、即興の暗算テストを受けた。さらに課題を難しくするため、被験者のパフォーマンスを評価する人たちは、腕を組んだり顔をしかめたりといったネガティブな仕草を見せるよう指示されていた。それにより被験者は、神経を鎮められるような好意的なフィードバックを受け取ることがなかった。そのあいだ科学者たちは、各被験者の不安に対する反応を監視していた。

その結果、対照群は、典型的なストレスの連鎖によって生じるような、あらゆる兆候を示した。心臓の鼓動が速くなった一方で、末梢血管は収縮し、体の中心に向かって血液を送り込んでいた。身体的な危険がないにもかかわらず、体は負傷に備えているかのような反応を見せたのだ。他方、不安のリフレーミングをおこなったグループは、はるかに健全な反応を示していた。もちろん「リラックス」していたわけではなく、心臓は高鳴ってはいたが、より効率的に機能し、血液が全身に行きわたるように血管を拡張させていたのだ。これは、運動時の現象と非常によく似ている。つまり、心血管系に負担をかけずに体を活性化させていたわけだ。また、それにより、脳に届く血液量も増加し、ジェイミーソンがＧＲＥの結果で確認したような、認知能力の向上にもつながる。不安から気をそらしても効果はなかったが、リフレーミングは効果を発揮したのだ。

さらに、人の期待がホルモンのストレス反応にも影響することを示唆する証拠も出てきている。例えば、「ストレスはパフォーマンスの向上や個人の成長につながる」と教えられた人は、コルチゾールの変動が抑えられる傾向があり、長期にわたり恐怖状態におちいることなく、適度な警戒状態が保たれることが示されている。また、ＤＨＥＡ‐Ｓやテストステロンなど、体内組織の成長や修復を助ける有益な「同化」ホルモンも、顕著に増加するようだ。この変化は、ストレスを危険や消耗としてとらえる人には、ほとんど見られない。ストレスフルな事象により、体がどれだけ消耗するかは、これらすべてのホルモンの相対的な比率で決まる。ストレスの影響を再評価した人たちは、そのバランスがはるかに健全なものとなる。みずからの存続に関わる深刻な脅威ではなく、達成可能な身体的挑戦を前にしているかのような反応を示すのだ。

なぜ再評価には、このような力があるのだろうか。ジェイミーソンなどの研究者からすれば、すべては脳の予測の話に行き着くようだ。脳は、私たちの精神的・身体的なリソースと、目の前のタスク要件とを天秤にかけ、どう反応するのが最適か、計画を立てている。不安を「消耗やパフォーマンス低下につながるもの」ととらえている人は、不安な自分はすでに不利な状況にあり、失敗するだろうという予測を強化する。そうすると、脳は脅威に直面しているかのように反応し、危険やケガの可能性に備えて体を準備してしまうのだ。

一方、心臓が高鳴っている状態を、重要で見返りの望める出来事に向けたエネルギーの表れととらえている人は、成功に必要なものがすべて揃っているという考えを再確認することになる。「ストレス反応は、敬遠すべきものではなく、実はエネルギー源になるのです」とジェイミーソンは言う。その結果、脳は、あらゆる脅威の可能性に対して警戒することなく、目の前のタスクに集中することができ、体は負傷のリスクなしに、最大限の能力を発揮し、その経験から学んで成長する準備をすることができる。また、その後も体はすぐに、ほかの有益な活動に戻ることができる。例えば、通常は休息時におこなう消化などに、再び力を注げるようになるのだ。

ストレスに対する考え方は、こうした生理学的な変化を引き起こすだけでなく、行動や知覚にも大きな変革をもたらす可能性がある。ストレスを「自分を強化してくれるもの」ととらえる人は、困難な状況に直面したときに、脅威や敵意の兆候にこだわるよりも、その状況のポジティブな要素（群衆の中の笑顔など）に目を向けることが多い。また、目の前の問題から逃げようとするのではなく、意図的にフィードバックを求めたり、建設的な対処法を探したりと、より積極的な姿勢を示す傾向もある。さらには、高い創造性まで発揮することがわかっている。どれも、ストレスのそもそもの原因である困難な状況に対し、恒久的な解決策を見いだす態勢が整っていることの表れだ。

そして今や、こうしたストレスのとらえ方が、ありとあらゆる状況に重大な影響を及ぼすことがわかっている。例えば、不安を再評価することで、給与交渉の成功率が上がるという研究結果や、米海軍特殊部隊の隊員が仕事のストレスをポジティブにとらえると、訓練での粘り強さやパフォーマンスが向上したという結果も出ている。また、社会不安障害などの慢性病と診断された人の体験が改善し、社会的判断への恐怖に対し、より建設的に対処できるようになることも確認されている。ジェイミーソンのチームが社会不安を抱える人たちにトリーア社会的ストレステストを受けてもらったところ、被験者は自分の感情を再評価することで、プレゼンテーションの際に見せる明らかな不安のサインが減少していた。具体的には、そわそわと動くことが減り、アイコンタクトが増え、身振りや手振りがよりオープンになっていた。

このような効果については、比較的短期間で検証したものが多いが、中には長期にわたる研究もあり、長期的な健康にも重大な影響を及ぼす可能性があることが示唆されている。一例として、ドイツの医師と教師を対象とした調査では、不安に対する考え方によって、1年間を通じた全体的な精神的な健康を予測できることが明らかになった。不安をエネルギー源と見る人、つまり、「少しの不安は、問題解決に積極的に取り組む助けになる」といった文章に同意した人は、不安を弱さの表れや自分のパフォーマンスを脅かすものと見なす人に比べて、はるかに感情的に疲弊しにくい傾向があったのだ。

さらには、「ストレスと心臓病には関連がある」という説さえも、期待の力で上書きできる可能性がある。この説は、不安に関して最も根強く人びとの警戒心をあおっているメッセージの一つだ。

２万８０００人以上を対象とした8年に及ぶ長期的調査では、高いレベルの不安や精神的緊張によって、死亡率が43パーセントも上昇したことが示された。ただしこれは、被験者がそれを有害と認識した場合の話である。強いプレッシャーにさらされながらも、自分の健康には特に影響がないだろうと考えていた人は、ストレスにほとんどさらされなかった人よりも、むしろ死亡率が低かったのだ。この傾向は、所得、学歴、身体活動、喫煙など、ほかの多くの生活習慣要因を考慮してもなお変わらなかった。論文の著者たちの試算によれば、「ストレスは有害」との認識が、米国における年間約2万人分の、避けられたはずの死につながっているという。つまり、驚くべき数の人びとが、まさに「はじめに」で見たモン族の移民のように、有害な予測によって命を落としているということだ。

＊＊＊

かくいう私も、定期的に不安に悩まされてきたひとりであるが、最初は、これらの研究結果に対して、少し懐疑的だった。私たちの感情は、しばしば暴走列車のように襲いかかってくる。それを単純な再評価によって克服するという考え方には、単に「頑張って乗りこえよう」的な、役に立たない上に腹立たしい、典型的なアドバイスに近いものを感じたからだ。しかしジェイミーソンは、再評価の目標は、不安な気持ちを抑えることではなく、不安の解釈を変えることだと強調する。この違いは、きわめて重要だ。感情を避けたり無視したりしようとすると、その不快さが強調され、いやなものだというイメージが助長されることが多い（そもそも好ましい感情であれば、避けようとする必要などないからだ）。しかし、新たな再評価のテクニックを使えば、息苦しさや鼓動の速さを感じたとしても、心配する必要はない。ただ一つ覚えておくべきことは、それが弱さの表れではなく、自分の最高のパフォーマンスや将来の成長に役立つものだということだ。

また、再評価法には、ごまかしも必要ない。ただ不安に関する思い込みを合理的に疑い、自分の感情による潜在的な影響を再解釈するだけだ。その際、誤った情報や根拠のない楽観論ではなく、しっかりとした科学的研究に基づいて再評価をおこなう。第2章の「非盲検プラセボ」や、第3章の疼痛管理へのアプローチ、第5章の運動の再評価でも見たように、自分をだまして事実に反することを信じ込んだりしなくても、有益な期待効果を得ることは十分に可能である。当然ながら、個々の状況によって、得られる恩恵は異なるだろう。また、単なる再評価だけで、試験や面接前の準備不足を補うことはできない。しかし、目の前の状況に対処するための現実的なステップを踏んだうえで再評価をおこなえば、自分の感情が敵ではなく、味方になってくれる。従来のストレス対処法の多くも、こうした期待の力を利用している。例えば、世の中にはマインドフルな呼吸の効果を謳ったアプリや本が氾濫している。ゆっくりとした深い呼吸には、たしかに生理学的な効果もあるかもしれない――実際、脳の活動を穏やかにする働きはあるようだ――が、その明確な効果に関して詳しく説明されると、反応ははるかに大きくなる。

人生で大切なことを毎日書き留める「感謝日記」も同じだ。数多くの雑誌記事やウェブサイトによれば、感謝日記は不安の影響を抑える方法として実証されているとのことで、メンタルヘルス専門家の中には、セラピーの一環として取り入れる人も出てきている。もちろん、何もしないよりは、感謝日記を書くことで気分が向上するのは間違いないだろう。しかし、２０２０年に発表された大規模な調査によると、毎日やることとリストを作成したり、一日のスケジュールを書いたり、その日の思考（良いことも悪いことも含め）を記録したりといった、実対照薬ならぬ「実対照法」と比べた場合、効果はそれほど顕著ではないことがわかっている。つまり、効果の大部分は、特定の活動自体よりも、何か建設的なことをしているという、一般的な感覚から生じている可能性があるのだ。

いずれの場合も、人はその行為によって、自分には課題に対処する力があるという感覚が増し、それにより、問題や不安のとらえ方が変わってくる。しかし、それが自分にとってプラスになるという「期待」がなければ、効果に気づくのは難しいだろう。実際、特定の活動から何を連想するかは千差万別であり、その連想によって効果が高まることもあれば、弱まることもある。もし、合唱団で歌うこと、小説を読むこと、あるいはテトリスをやることで、ヨガの練習を1時間するよりも健康的で幸せな気分になれるのであれば、自分の気持ちを抑え込んで、退屈で気が滅入るような活動にいそしむよりも、その事実をそのまま受け入れる方が何倍も良いということだ。

ストレス再評価法の利点の一つは、驚くほど安価で簡単に活用できるということだ。数年前、スタンフォード大学の学部生たちは、心理学入門コースの最初の中間試験に関する情報をメールで受け取った。そのメッセージの中には、ちょうどジェイミーソンが最初の実験で用いたような、不安が持つ潜在的利点に関する文章が盛り込まれていた。すると、この些細な働きかけによって、中間試験自体の点が良くなっただけでなく、コース全体を通した成績も向上したという。

不安がプラスに働く場合もある、ということをイメージしにくい場合は、すでにストレスにうまく対処できている状況を考えてみるとよいかもしれない。もしかするとあなたも、ジェイミーソンの最初の研究のヒントになったアスリートのように、試合前の緊張が自分を奮い立たせるのに役立っていることを、すでに理解しているかもしれない。もしそうなら、スポーツでのエネルギーの使い方を思い出すことで、例えば試験や面接の前にも、緊張をリフレーミングしやすくなるはずだ。

また、不安をより大きな目標の観点からとらえてみるのも一つの手かもしれない。そうすれば、不安に感じている対象を、自分の人生にとって意味のあるものであることの表れと考えることができる。まったくどうでもいいことについて、不安を覚えることは少ないからだ。就職面接の前に緊張を感じる場合、それはあなたの、そのポジションに対する思い入れや成長の可能性を示すサインだ。このように、困難な状況を（闘争・逃走反応を引き起こす）脅威と見るのをやめ、乗りこえられる課題と見なすようにする。そうすれば、緊張を、成功に導いてくれるエネルギー源としてリフレーミングしやすくなるだろう。リフレーミングの効果は練習とともに高まるようなので、少しずつ段階を踏みながら、時間をかけて自信をはぐくんでいってほしい。

歴史上、最も偉大なテニス選手のひとりであるビリー・ジーン・キングも、こうした再評価の手法によって、不安を味方につけていた。小学5年生のころの彼女は、とても内気で、人前で話すよう促されただけで典型的な闘争・逃走反応を呈し、読んだ本の感想を述べることすら拒否したという。「立ち上がってクラスの前で話すことを考えただけで恐怖だった。心臓が飛び出て、その場で死んでしまうのではないかと思った」と彼女は述懐している。だが、テニスのキャリアを積むにつれ、そうした気持ちをリフレーミングするすべを身につけ、困難な状況への恐怖ではなく、そこから成長できる可能性に目を向けるようになったのだという。「トーナメントで優勝することが、自分のあらゆる練習や努力の最終目標、そして念願の結果だということに気づいた。そして好むと好まざるとにかかわらず、人前で話すプレッシャーは、勝者の特権に必ずついてくるものだったのだ」と言っている。だから彼女は、ジュニアテニス大会での初スピーチを、少しためらいながらも臆することなく、むろん緊張で死ぬこともなくやりとげた。

やがてキングは、「プレッシャー＝特権」という同じ原則が、あらゆる状況に当てはまり、不安は成功へのモチベーションの表れだと理解するようになった。「大きな瞬間には大きな重みが伴う。何かをなしとげるプレッシャーとはそういうもの。そのプレッシャーに立ち向かうのは、たしかに困難だが、それを経験できる人は、なかなかいない」と考えたのだ。その気づきにより、彼女はストレスの感情を、抑え込むのではなく受け入れるべきだと考えるようになった。グランドスラム初制覇や、メディアを大いに賑わせた1973年のボビー・リッグスとの「バトル・オブ・ザ・セクシーズ」（男女対抗試合）を闘い抜けたのも、このマインドセットのおかげだった。

彼女は自叙伝の中で、次のように述べている。「最初はリッグスとの対戦に義務感をいだいていたが、自分を圧倒してくるプレッシャーを特権として受け入れることにした。それでマインドセットが完全に変わり、落ち着いて状況に対処できるようになった。そのうち、この試合はやらなければならないものではなく、やらせてもらえるものだと思うようになった」

人前で話すだけで、緊張で死ぬのではないかと恐れていた内気な小学5年生の少女が、史上最高のアスリートとなり、さらにはスポーツ界で最も著名な語り手のひとりとなったのだ。

結局のところ、再評価の手法は「特効薬」ではなく、可能性を秘めたツールの一つとなるものだ。つまり、自分のコンフォートゾーンから徐々に抜け出すのを手伝ってくれる、有用な道具なのだ。

幸せのパラドックス

不安がエネルギー源となる可能性を踏まえると、ほかの多くの感情に対する白か黒かの価値観についても、見直す必要がありそうだ。おそらく「幸福の追求」という概念自体も、再考の余地があるだろう。前述のように、19世紀の終わりごろから、不安への恐怖は、より一般的なポジティブ思考論とともに語られてきた。あらゆるネガティブな感情を「攻撃」し、幸福や楽観性を積極的にはぐくむべきだとする考え方だ。これは先の心理学者ウィリアム・ジェームズが言うところの「健全な心の宗教」であり、デール・カーネギーなどの自己啓発系ベストセラー作家も、その影響を受けている。１９８８年のヒットチャートを賑わせたボビー・マクファーリンの歌『ドント・ウォーリー・ビー・ハッピー』などにも同じ思想が表れている。

このような幸福追求の重要性についての考え方は、決して世界共通のものではないが、現代の健康関連の書物にはあふれている。ベストセラーとなったエリザベス・ギルバートの自伝的エッセイ『食べて、祈って、恋をして』（早川書房）にも、グル（導師）からのアドバイスとして、このような意味のことが書かれている。「幸せとは努力の結果である。幸せを求めて闘い、努力し、要求し、時には世界中を旅して探しまわらなければならない」「自分にとっての幸せを絶えず表明しなければならない。そして、幸せな状態に到達したら、その幸せの海を上へ上へと永遠に泳ぎつづけ、海面に浮かびつづけるよう奮闘しなければならない。さもなければ、元々備わっている満足感が流れ出てしまうだろう」

カリフォルニア大学バークレー校の心理学者アイリス・モースは、私のインタビューに対し、こう語ってくれた。「どこを見ても、いかに幸福が良いものか、いかに自分を幸せにするかということを、それが義務であるかのように説いている本であふれています」

彼女はこの10年間、こうしたメッセージが、ネガティブな感情は悪いものだという偏見を助長し、むしろ逆効果になっている可能性を明らかにしてきた。例えば２０１１年の実験では、彼女は被験者に対し、次の文章に対して１（まったくそう思わない）～７（強くそう思う）の点数をつけてもらった。

- **自分のその時々の幸福度は、自分の人生の価値を大いに反映している。**
- **幸せではないと感じたら、おそらく自分に何か問題があるということだ。**
- **人生において、自分の個人的な幸福に影響を与える物事だけを大切にしている。**
- **ふだんの自分の状態よりも幸せになりたい。**
- **幸せを感じることは、自分にとって非常に重要だ。**
- **幸せを感じているときでも、自分の幸福について不安をいだいている。**
- **有意義な人生を送るためには、ほとんどの時間、幸せを感じている必要がある。**

これは「幸福評価」スコアと呼ばれるもので、例えば、先ほどのエリザベス・ギルバートのような人は、かなりの高スコアになるだろうと推測できる。これと並行して、モースは被験者の主観的な幸福感も測定した。具体的には、「その時点での自分自身への満足度」「観察される抑うつ症状の数」「ポジティブな感情とネガティブな感情の比率（いわゆる『快不快バランス』）」を調べた。

結果は、多くの自己啓発系の講演家や著者の主張に反するものだった。幸福を最も重視し、それを得ようと頑張っている人のほうが、モースが調べたすべての指標において、幸福度が低かったのだ。つまり、「健全な心の宗教」に従い、どんな状況でもポジティブな感情を育てようと努力することは、実は、幸福のために最もやってはいけないことと言っても過言ではないのだ。

モースによる別の実験では、被験者の半数に、幸福の重要性に関する文章を読んでもらった。新聞や雑誌によく載っているような内容のものだ。その後、オリンピックで金メダルを獲得したフィギュアスケート選手の心温まる映画を観てもらった。ここでも、結果は完全に直感に反するものだった。幸福に関する文章を読んだ被験者は、映画のストーリーから喜びを味わうどころか、読んでいない被験者に比べて、はるかに感動を覚えにくかったのだ。つまり、映画に対してどう感じるべきかに集中しすぎて、結果的に期待したほどの喜びが得られず、不満が残ったのだと考えられる。幸せになろうとすればするほど、幸福感が薄れてしまう。その要因の一つは、自意識が高まることで、小さい、自然発生的な喜びを十分に味わいにくくなるためだろう。

　それと同じくらい重要な要因として、絶えず幸福に執着することで、人生につきもののネガティブな感情や、どうしようもない些細ないらだちを、望ましくない有害なものとしてとらえてしまうという点もあるだろう。この可能性について調べた実験では、モチベーションを高めるようなポスターや幸福に関する書籍で埋めつくされた部屋に被験者を座らせ、幸せについて考えるよう促してから、ストレスの溜まるような難解なテストを受けてもらった。すると、ポジティブな感情の良さについて考えさせられなかった被験者に比べて、正解を出せなかったことを後から何度も思い返す傾向が、はるかに強かった。

　特定の感情を悪いものと決めつければ決めつけるほど、いざその感情が湧き上がってきたときに、その感情にとらわれやすくなる。その結果、「快不快バランス」がポジティブからネガティブに傾き、感情的な打撃から立ち直るのが、より難しくなってしまうようだ。

　自分がこの罠《わな》にはまっていないか確かめる方法がある。次の文章について、1（まったく当てはまらない）〜7（常に当てはまる）で点数をつけてみてほしい。

■**こんな感情をいだいてはいけないと自分に言い聞かせることがある。**
■**不合理な感情や不適切な感情をいだいている自分を責めることがある。**
■**苦痛を伴う考えやイメージが浮かんだとき、その内容をもとに、自分が良い人間か悪い人間かを判断することがある。**
■**自分の感情の中には、そう感じるべきではない、悪い感情や不適切な感情があると思う。**
■**自分の思考の中には、そのように考えるべきではない、異常な思考や悪い思考があると思う。**

モースが約１０００人を対象に調査をおこなったところ、このアンケートで点数が高かった人ほど、抑うつや不安の症状を訴える傾向があり、生活満足度や心理的幸福度に関する一般的な指標での点数が低かった。逆に、自分の思考や感情を「悪い」「不適切」などと見なすことなく受け入れていると答えた人は、心理的健康度が高い傾向が見られた。

これとまったく同じ傾向が、２０１６年に発表されたドイツでの調査の結果にも表れている。この調査では、不快な感情に意義を見いだす人は、そうした感情を排除しようとする人よりも、はるかに幸福度が高いことが示された。マックス・プランク人間発達研究所の研究者は、被験者に対し、「緊張」「怒り」「落ち込み」などのさまざまな感情を、「不快さ」「適切さ」「有用性」「意義深さ」の四つの角度から評価するよう求めた。例えば、「失望」という感情について、不快ではあるが、失敗を自分の中で処理したり、過去の失敗から学んだりするのに必要な手段だと考えている人は、「適切さ」や「有用性」「意義深さ」を高く評価することになる。

モースの研究から予想される通り、そのように自分の感情を高く評価した被験者は、糖尿病や心血管疾患などの病気のリスクや、体力の一般的な指標と考えられている筋力なども含め、精神的・身体的な健康度の指標で、はるかに良い結果を示す傾向があった。実際、不快な感情に価値を見いだす能力を示した被験者は、その人が報告した不快感情の数と、その人の健康状態とのあいだに、ほとんど関連性が見られなかった。3週間にわたる調査期間中、複数の時点でストレスを感じていると訴えた被験者でも、そのストレスを受け入れ、ポジティブな意味を付与することで、より早く立ち直ることができ、身体的・心理的な健康に永続的な影響が残ることもなかった。

＊＊＊

不快な感情に新しい意味を付与する例として、上司とのいざこざを想像してみよう。あなたはある重要なタスクの進捗が遅いことで、上司から不当に叱責されたとする。あなたの怒りは、その日のパフォーマンスにどう影響するだろうか。怒りによって神経が高ぶり、注意散漫になり、衝動的になり、集中力が途切れるだろうと思うかもしれないし、逆に自分の決意や覚悟が高まるだろうと考えることもできる。どちらの期待を持つかによって、実際の行動が顕著に変わってくることが、エルサレム・ヘブライ大学のマヤ・タミルの研究で実証されている。

タミルはまず、被験者に何種類かの音楽を聴かせた。研究室で被験者の気分を操作するためによく使われる手法だ。一部の被験者には、ホラー映画（『吸血狼男』）のサウンドトラックのフィナーレと、弦楽重奏メタルバンド「アポカリプティカ」の楽曲2曲を聴かせた。いずれも、やや怒りを誘発するような曲調のものだ。残りの被験者には、リラックスできるようなアンビエント・ミュージックを流した。その後、異なるグループの人どうしでペアを組んでもらい、簡単な交渉ゲームをおこなってもらった。各ペアには、金銭的価値が付与されたさまざまな色のチップの山を見せ、そのチップをできるだけベストな形で分け合えるよう、配分方法について合意するよう求めた。また、交渉のインセンティブとして、ゲームで得たお金は、すべて自分のものにできると伝えた。ただし、交渉を難しくするため、それぞれの色が幾らを意味するかは、両者で異なるように設定した。一方にとって価値の高い色が、他方にとってはそうでない可能性があるということだ。こうして、離婚訴訟のような論争を模倣し、お互いにとって各対象物の望ましさの度合いが異なる状況を作り出したわけだ。

交渉に入る直前に、前回の被験者からの親切な伝言として、各被験者にアドバイスを与えた。一部の被験者には、「交渉プロセスで最も大事なのは、できるだけ多くのお金を得るために、どう振る舞うかを考えることだと思う。私は交渉中ずっと粘り強く行動した。最終的に、私は理性的になり、相手が私の望むものを与えてくれた」というアドバイスを、残りの被験者には、「交渉プロセスで最も大事なのは、できるだけ多くのお金を得るために、どう振る舞うかを考えることだと思う。私は交渉中ずっと粘り強く行動した。最終的に、私は怒りを表し、相手が仕方なく私の望むものを与えてくれた」というアドバイスを伝えた。

被験者の行動は、ジェイミーソンの不安に関する研究結果の通りだった。怒りが役に立つと言われた被験者は、自分のイライラをプラスに活用し、冷静さを保った被験者よりも成績が有意に高かった。

これが期待効果であることを確認するため、タミルは細かい運動技能が試されるアクション系コンピュータゲームを使って、二つめの実験をおこなった。ここでもまた、人の感情がパフォーマンスにどう影響するかは、期待によって左右されることが示された。ゲーム中に怒りを表した被験者のうち、怒りが役に立つと教えられた人は、勝つには冷静さが必要だと言われた人に比べて、倒した敵の数が約2倍も多かった。また、全体として、ゲーム中に怒った被験者は、冷静だった被験者に比べて、成績が約3倍高かった。ただしこれは、怒りの利点や、怒りをエネルギー源として利用できる可能性について知っていた場合に限った結果である。

感情知能［訳注：自分や他人の感情を理解し、うまく利用する能力］が高い人は、怒りの効用に対する期待を元々持っている可能性があることを、タミルは示している。多くのアスリートもそうかもしれない。例えば、アイスホッケーのペナルティ・シュートアウトでフラストレーションを感じている選手は、落ち着いた心境の選手よりも、シュートを決める傾向がある。また、バスケットボール選手も、自分が不当な扱いを受けたと感じているときのほうが、正確なシュートを打つことがわかっている。

もちろん、深刻なアンガーマネジメント（怒りのコントロール）の問題を解決するためには、こうした期待効果だけでは不十分だろう。だが、タミルやモースの研究結果は、不安以外にも多くのネガティブな感情が、期待や予測の産物である可能性をはっきりと示している。そうしたネガティブな気持ちを楽しもうとする必要はないにしても、その潜在的な価値を認識することで、自分の感情をより効率的に活用できるようになるとともに、その目的を果たした後は、より早く平静に戻ることができるだろう。ポジティブな感情もネガティブな感情も併せて受け入れることが、幸福のパラドックスを解く手がかりとなるはずだ。

不眠を訴えるグッドスリーパー

「人はどうやって眠りにつくんだろう」。ドロシー・パーカーは短編小説『深夜考』の中でそう問いかける。「私はそのコツを忘れてしまったみたい」。慢性的な不眠症患者に限らず、短期的な不眠に悩まされたことのある人なら誰しも、語り手の苦悩に――「ナイトランプをこめかみに叩きつけようか」という妄想も含め――共感できるのではないだろうか。奇妙に聞こえるかもしれないが、睡眠をめぐる問題やそれによる健康や幸福への影響には、起きているときのストレス反応と驚くほど共通点が多い。

例えば、破局化思考の反芻《はんすう》は不安の増幅や幸福感の低下につながるが、同じプロセスが、不眠を助長させる原因になることも多い。パーカーも物語の中で述べているように、眠れないのではないかと恐れれば恐れるほど、寝る直前まで心が騒ぎ、実際に寝入るのが難しくなる。これは、睡眠薬の効果の約50パーセントがプラセボ効果によるものである理由の説明にもなるだろう。つまり、薬が安心感をもたらしてくれるだろうという期待が、思考の反芻を断ち切る助けになるのだ。

睡眠に関する懸念は、実際の睡眠時間を過小評価することにつながる。そして、睡眠不足だという誤った思い込み自体が深刻な悩みの種となり、悪循環を引き起こす。「予測マシン」が、その日の課題に対処する準備が整っていないと判断することで、あらゆることが、よりストレスフルに感じられるようになり、それに伴って生理学的な影響も出てくるのだ。

この期待効果の証拠として、さまざまな実験で、客観的な睡眠の指標（夜間の脳活動の記録など）と、被験者の主観的意見（自分はどれだけ寝るべきだと感じているか）が比較されている。驚くべきことに、この二つの側面は、実はそれほど密接に関連していない。約10パーセントの人は、「不眠を訴えるグッドスリーパー」、つまり、自分は常に睡眠不足だと感じているが、実は十分に眠れていることがわかっている。また、約16パーセントは「不眠を訴えないバッドスリーパー」、つまり、さまざまな理由で推奨される7時間の睡眠は取れていないが、睡眠不足について特に悩みを抱えていない。そして、「不眠を訴えるグッドスリーパー」のほうが、集中力の低下、疲労、抑うつ、不安、自殺念慮などの症状を呈しやすく、「不眠を訴えないバッドスリーパー」は、驚くほどこうした悪影響とは無縁であることが示されている。さらには、不眠症がもたらす客観的な生理学的影響さえも、期待や予測によって左右されるようだ。例えば、不眠症は血圧の上昇につながることがわかっているが、これは「不眠を訴えるバッドスリーパー」にしか見られない現象だという（当然ながら、最も健全度が高いのは、よく眠れていて、かつ自分の睡眠をポジティブにとらえている人、ということになる）。

睡眠に対する期待や予測の影響についてさらに検証するため、コロラド大学の研究チームは、被験者に睡眠の質に関する偽のフィードバックを与え、実質的な「不眠を訴えるグッドスリーパー」のサンプルを作った。そして翌日、被験者に記憶力や注意力を試すテストを受けてもらった。数値処理能力のテストでは、数字の羅列を1・6秒間隔で聞かせ、新たに数字が聞こえるたびに最後の2ケタを足し算するよう求めた。また、言語能力のテストとして、特定の文字から始まる単語をできるだけ多く挙げてもらった。

　いずれのテストでも、被験者の成績は、偽のフィードバックが現実であるかのような結果だった。「不眠を訴えるグッドスリーパー」のように、自分は睡眠不足だと信じ込んだ被験者は、暗算と語彙のテストで苦戦したが、逆に自分は平均より睡眠が良好だと信じた被験者は、はるかに頭がさえていた。また、こうしたネガティブな予測が、疲労感や気分の落ち込みにつながることも示されている。

この期待効果はかなり強力で、ある論文の著者は、「睡眠不足に関する不安は、睡眠不足そのものよりも強い病因だ」と結論づけている。ならば逆に、この事実を認識することで、不眠への対処法を見直すことができるはずだ。米国疾病予防管理センターによると、米国の成人の約８パーセント、人口にして約１７００万人が、定期的に睡眠薬を服用しているという。しかし、「不眠を訴えるグッドスリーパー」に関する研究によると、そのうち約40パーセントには、睡眠に関係する客観的な問題は見られない。そのため、日中の症状を引き起こしている非適応的な思考のサイクルを断ち切ることで、状況が改善する可能性がある。

その最も簡単な方法の一つは、睡眠不足感を素直に受け入れようとする姿勢を持ち、翌日への影響などは考えすぎないようにすることだ（皮肉にも、意図的に起きていようと努めることで、睡眠不足に伴う葛藤がなくなり、不眠が治るという研究結果もある。ただし、このやり方は、長期的な症状には裏目に出る可能性があるだろう）。実際、ある研究では、自分の思考や感情と積極的に闘おうとせず、受動的に観察するよう求められた人は、やはり眠りにつくまでの時間が有意に短かった。

また、良い睡眠の重要性は認識しつつも、ちょっとした睡眠不足を「破局視」してしまうことのないように、睡眠に関する特定の思い込みを再評価することもできるだろう。これに関連して、不眠症の研究にたずさわる心理学者たちが、「睡眠に関する不健全な信念や考え方」のリストをまとめている。これらはすべて、不眠に対する過度に悲観的な見方を促すものだ。

- **■不眠の原因に関する誤解**（「不眠は基本的に加齢によるものであり、解決の手立てはない」「不眠は基本的に脳内化学物質の不均衡によるものだ」）
- **■睡眠のコントロール・予測可能性の認識の低下**（「ひと晩よく眠れないことで、1週間の睡眠スケジュールが乱れてしまう」）
- **■非現実的な睡眠への期待**（「睡眠不足を取り戻さなければならない」）
- **■不眠の結果に対する原因の誤認や過大評価**（「不眠が自分の人生を破壊している」「自分は夜によく眠れないと、翌日の活動がうまく機能しない」）
- **■睡眠促進法に関する誤認**（「眠れないときは、ベッドに横たわって寝ようと頑張りつづけるべきだ」）

これらの考え方は、いずれも事実的根拠を欠いている。「不眠を訴えないバッドスリーパー」に関する研究からもわかるように、人は多少の睡眠不足に対しては、一般的な想定をはるかに超える回復力を持っている。また、そうした想定に改めて向き合い、疑問を持つよう指導された人は、全体的な睡眠の質が高まり、日中の疲労が緩和され、抑うつ症状の減少にもつながることがわかっている。その効果を得る秘訣は、一発解決を図るのではなく、気長に構えることだ。一度にすべての問題に取り組む必要はない。例えば、思っていたより少し早く眠りにつけたとか、夜中に目が覚めた後に予想より少し多く寝られたといったことの観察から始めて、小さな成果を少しずつ積み重ねていくのがよいだろう。そのうち、しっかり眠ってすっきり目覚める「勘」が戻ってくるはずだ。

快ストレス

期待がどのようにして感情の生物学的機能を形成するのかについては、研究が始まったばかりであり、その成果が花開くのは、まだこれからだ。しかし、その実を摘み取るのに早すぎることはない。仕事について悶々と思い悩んだり、夜イライラしながら何度も寝返りをうったりしているとき、自分の感情そのものよりも、その感情に対する解釈のほうが、より大きな害になっている可能性がある。だから、思い込みを単純に見直すだけで、うまく切り抜けられることも少なくない。

「私たちの脳が体に及ぼす影響がいかに強力かを、改めて認識すべきです」と、ジェレミー・ジェイミーソンは私に語ってくれた。決して、ストレス回路を構成する要素が独自の感覚器官を備えていて、機械的に危機を察知しているわけではない。私たちはいつでも、信念や期待をもとに形成された脳の産物に反応している。そして、私たちには脳の産物を変える力がある。「私たちは再評価のプロセスを使って、脳に指示を出せるのです」とジェイミーソンは言う。もちろん、私たちが直面するすべてのストレスに対する万能薬ではないかもしれないが、私自身、かつては憂鬱や疲弊につながっていたような日々の不安に対処するうえで、少し時間を取って再評価することが、一つの有用なツールになっているのは確かだ。

ストレス研究の父、ハンス・セリエ自身も、晩年の10年間は同様の結論に達しようとしていたようだ。結局は彼も、研究や執筆、世界各地での休むひまもない講演活動など、多忙で慌ただしい生活を送っていたが、それでも、次々と襲いかかってくる困難をむしろ糧《かて》にして生きていた。だからこそ、40年にわたってストレスの危険性を訴えつづけた末に、人の身体的反応には、その人の考え方も影響するのではないかと考えはじめたのだ。彼は１９７７年に出版された自伝の中で、愛する人からのキスが、心臓の高鳴りや息苦しさなど、恐怖から生じるものと同じ変化をもたらすことがあると記している。その違いは、「解釈」だけだ。セリエは、新しいことに挑戦するときの活力に満ちた有益な感情を指す「快ストレス」という言葉まで作りだし、それがなければ人生は無意味だろうと論じている。ストレスとは、「降りかかってくるものではなく、どう受け止めるかの表れである」。それがセリエの出した結論だった。

　期待効果に関する理解が進んだ今、私たちはようやく、彼の考えを実行に移すことができるようになった。おそらく、不安をめぐる１００年にわたる闘いが、ようやく停戦を迎えるのだ。

考え方のヒント……ストレス、睡眠、幸福について

■不快な感情に対しては、無理に抑え込むのではなく、受け入れる姿勢を持つようにしよう。

■不安に対処するときは、身体的感覚の潜在的な利点について考えよう。例えば、呼吸の速さや心臓の高鳴りは、酸素やグルコースを体と脳に送るのを助け、課題に対処するために必要なエネルギーを与えてくれる。また、発汗は、目標達成のために懸命に働く体を冷やす働きがある。

■自分の感情のラベルを貼り替えてみよう。例えば、不安な感情は興奮と似ている。その共通点を思い出すことで、よりエネルギーを感じることができる。

■想像力が豊かな人は、特定の状況で不安が自分のパフォーマンスを高めてくれるところをイメージすることで、その情報を固定化し、長期的な効果につなげよう。

- 期待効果に関する知識を定期的に強化しよう。職場でストレスを感じることが多い人は、本章のアドバイスをまとめたメモやポスターを机の周りに貼ったり、オンラインカレンダーにリマインダーとして登録したりするのもよいだろう。
- なかなか寝つけないときは、その睡眠不足感について、批判的に考えずに受け入れよう。たとえ最適な睡眠が取れなくても、翌日は問題なく活動できると自分に言い聞かせよう。
- 自分の睡眠習慣について、例えばスマートフォンのアプリや、睡眠のモニタリング機器などを用いて、より客観的なデータを得るようにし、自分が「不眠を訴えるグッドスリーパー」である可能性がないか考えてみよう。もしそうであった場合は、２１２ページの「睡眠に関する不健全な信念や考え方」の尺度を使って、自分の思い込みを疑ってみよう。

第8章

無限の集中力

自制心と意志力をキープするための「儀式」

大統領在任中のバラク・オバマを注視していた人は、彼が公の場では、ほぼ毎回同じスタイルの紺かグレーのスーツを着ていたことに気づいたかもしれない。これは、彼のファッション哲学ではなく、ライフハック（ちょっとした日常の知恵）だった。自分の集中力を奪うような、些細だがどうでもよい決断を排することで、大統領としての責務を果たすのに必要な、精神力の蓄えを温存しようと考えたのだ。

彼のそうした行動に、ミシェル夫人はあきれ顔だったという。「何でもかんでもルーティン化するようになったって、妻にからかわれるんだ」と彼は語っている。だが、このようなエネルギー節約術を取り入れているのは、オバマだけではない。スティーブ・ジョブズ、リチャード・ブランソン、マーク・ザッカーバーグ、アリアナ・ハフィントンなども、より高尚な仕事に脳を使うために、服装を単純化していたと言われている。ザッカーバーグはあるインタビューで、「生活の中の、馬鹿げたことやくだらないことに少しでもエネルギーを使ってしまうと、自分の仕事をしていないように感じてしまうんだ」と語っている。

この論理は、確かな科学的研究に基づいているようだ。オバマ元大統領も、『バニティ・フェア』誌のインタビューで、そうした研究に言及している。決断を下す、目の前のことに集中する、誘惑にあらがうなど、あらゆる精神的な努力には、脳に貯蔵されたグルコースの消費が伴う。研究者たちは何十年もそう考えてきた。朝起きたときには、その貴重な燃料が豊富にあるが、頭を働かせるたびに減少し、日が進むにつれて集中力や自制心が低下していく。ある専門家は、「脳が一日におこなえる質の高い思考は限られています」と『フィナンシャル・タイムズ』紙に語っている。この理論に基づけば、仕事の先延ばしなども、精神力の「備蓄」が尽きたせいだということで説明できるだろう。目の前のタスクに集中して自制心を働かせるたびに、エネルギーが少しずつ削られていき、最終的に、フェイスブックやツイッター(現X)、ユーチューブなどを見たいという衝動にあらがえなくなる。そして、時計が一日の終わりに向けてカウントダウンする中、昼下がりにうとうとしたりして、時間を無駄にしてしまうのだ。

この考え方で重要なのは、この精神力の備蓄が、さまざまなタスクの動力源になっている——つまり、ある分野における努力が別の分野における怠慢につながると考えられている点だ。仕事でハードな一日を過ごした後にジャンクフードをむさぼり食ってしまう人がいるのは、まさにこのためだとされる。長時間、何かに集中していると、クッキーの誘惑と闘う力がなくなってしまうというわけだ。深夜にアマゾンなどの通販サイトや、イーベイなどのオークションサイトで散財してしまうのも、同じように脳の疲労が原因かもしれない。すでに精神力の備蓄を使いきっているため、無駄な買い物を我慢することができず、後悔するはめになるということだ。中には、活動的な人が浮気をしがちなのも、同じ理由だと論じる著者もいる。息つく間もないほど過密なスケジュールで意思決定エネルギーがすり減るために、ビル・クリントンのような人は、自分を抑えようにも抑えきれなくなる、という理屈である。

果たして本当にそうなのだろうか。精神力の備蓄には限りがあり、時間とともになくなっていくという考え方は、たしかに私たちの家庭や仕事でも少なからず思い当たる節がある。そもそも、私たちは心理学の学位など持っていなくても、誰かのことを「気が短い」と表現したり、自分の忍耐が「すり減っている」と言ったりしている。このテーマの研究の問題点は、まさにそこにある。ストレスに関する研究と同様に、私たちが自分の中に設けている限界は、ごく一般的な期待や予測の産物に過ぎないのではないか、という視点が抜け落ちているのだ。

現実には、私たちのほとんどは自分の潜在能力のほんの一部しか利用しておらず、膨大な蓄えが解放の時を待っている。興味深いことに、一部の文化においては、集中力や自制心は努力で鍛えられるものだという通念がすでにあり、その考え方が人びとの行動に反映されているようだ。かつて生物学的な限界だと考えられていたものは、実は文化的な人工物であり、自分の持つ期待を変えることで、私たちは脳に眠っている豊富な蓄えを、よりよく活用できるようになるはずだ。また、この認識は、迷信や祈りに対する理解にもつながる。信仰を持つ人も持たない人も、それらの真の力を認められるようになるだろう。

消耗する自我

集中力と自制心は、「意志力」という言葉でまとめて語られることも多いが、その一般的理論の起源は、精神分析学の父、ジークムント・フロイトにまでさかのぼる。彼は、人の精神には「イド」「自我」「超自我」という三つの要素があると考えた。「イド」とは、制御のきかない衝動的な面を指し、「超自我」とは、何よりも道徳的な行動や社会的に適切な行動を指示する、貞淑で自分に厳しい面を指す。その対立する二つの中間に位置する現実的な「自我」は、超自我の指示のもとで、イドを抑え込んでいる。しかし、何が最善かを判断し、正しい行動をとるためには、エネルギーが必要だ。エネルギーが不足していると、より原始的な衝動が優位になってしまう。

　心理学の分野でフロイトの理論が体系的に検証されるようになったのは、1990年代後半になってからだ。その先駆けとなったのが、心理学者のロイ・バウマイスターである。彼の最初の実験は、味覚テストという名目で学生を募集して実施された。学生たちがやってきた実験室には、テーブルの上に二つのボウルが置かれていて、一方には野菜のラディッシュが、もう一方にはクッキーが盛られていた。実験者が部屋を出てから、ラッキーなグループはクッキーを2～3個食べてよいと言われ、アンラッキーなグループは、ラディッシュは食べてもよいがクッキーは食べないように指示された（ズルをしないか、被験者には気づかれないように、実験者がマジックミラー越しに確認していた）。試食が終わると、被験者は難しい幾何学の問題――難しいどころか、実際には解くのが不可能なもの――を課された。被験者は、もし途中でやめたくなったら、ベルを鳴らせば実験者が迎えに来ると言われ、その場合以外は、30分間その問題と格闘することになった。

　ラディッシュを食べた被験者は、クッキーを食べたいという誘惑を抑え込もうという努力により、精神力の備蓄を使い果たし、問題解決におけるレジリエンスが低くなるのではないか。バウマイスターはそう予想した。そして、まさに彼の予想通りの結果が出た。テストをあきらめてベルを鳴らすまでの平均時間は、クッキーを自由に食べたグループが19分だったのに対し、ラディッシュを食べたグループは約8・5分と、精神的な持久力に大きな差が見られたのだ。

バウマイスターはこの結果をもとに、人の意志力は時間とともに疲労する「精神的な筋肉」のようなものだと考えた。彼はフロイトの理論に敬意を表し、自制心や集中力を発揮することで生じる精神的な疲労を「自我の消耗」と表現した。さらに研究を重ねた結果、すぐにこの理論を裏づける何百もの事例が得られた。例えば、ロビン・ウィリアムズのコメディ動画を笑わずに真顔で観るよう求められた被験者は、その後のアナグラムを解く際に集中力が低くなる傾向があった。また、画面に表示されるうっとうしいメッセージを無視しながらインタビュー音声を聞くよう求められると、精神力のリソースを消耗した結果、論理力や読解力のテストで注意散漫になりやすくなることが示された。

オバマがみずからの意思決定を減らすきっかけとなったとされる研究の一つでは、学生たちが、学位取得のためのコース選択を求められた。自分の学業的成功を大いに左右することになる決断だ。すると、決断するのに集中して精神力を使い果たしたせいで、重要とされている数学の試験に向けた勉強を先延ばしにする傾向が強まった。また、消費者行動に関する調査では、退屈な科学者の伝記を音読しながら集中力を保つことを要求されて精神力を消耗した被験者は、その後で衝動買いをする可能性が高かった。

誘惑に抵抗する、注意をそらさないようにする、難しい問題を解く、将来の計画を立てる、感情を抑えるなど、タスクの種類はさまざまだが、いずれのケースでも、ある分野で集中力や自制心を働かせると、別の分野でのパフォーマンス低下につながっている。どれも、私たちが自分の心や行動をコントロールできるのは、疲れるまでのあいだだけだという証拠を、はっきりと示しているように見える。

印象的なのは、これらの実験において精神力を「消耗させる」とされているタスクが、大きな目で見れば、それほど負担のかかるものではない点だ。つまり、私たちが日々経験するような、ちょっとした厄介事さえも、同じような影響をもたらす可能性が示唆されている。「言いたいことを言わずに黙っているとき、喫煙や飲酒、食事の衝動に抵抗するとき、怒りを抑え込むとき、トイレを我慢するとき、くだらない冗談を面白がるふりをするとき、無理をして仕事を続けるとき、その行動は重要なエネルギーを消耗させ、次の課題に対処するために使えるエネルギーを減らしてしまう」と、バウマイスターは２０１２年発行の『ザ・サイコロジスト』誌に掲載された論文の中で述べている。実際、バウマイスターによる実験で、被験者に携帯電話のアプリを提供し、一日に数回、ランダムな間隔で自分の考えを記録するよう促したところ、平均的な人は、一日の約４分の１もの時間を、性欲からＳＮＳの使用まで、さまざまな欲求に抵抗することに費やしていることがわかったという。これほどたくさんの要因が私たちのリソースをすり減らしていると考えれば、多くの人が意志力を維持できないのも無理はない。

　脳スキャンによって、そうしたさまざまな自我の制御に関わると見られる脳領域（具体的には、前頭前皮質と前帯状皮質）も特定されている。しかし、この理論を確立するには、時間とともに消耗する燃料の正体を突きとめる必要があった。研究者たちは、筋肉の動力源としても機能するグルコース分子が、その最も有力な候補だろうと結論づけた。

　たしかに、集中力や意志力を発揮することは、肉体の酷使と似たような感覚をもたらす。作家のエドワード・セント・オービンは、小説を生み出すときには大量の汗をかくため、大きなタオルにくるまって執筆しなければならないほどだという。まるで、極度の集中が、彼の全身に負担をかけているかのようだ。実際、自制心を働かせようとすると、その影響が体にも波及し、発汗量の増加につながることが研究でも示されている。

このグルコース説を裏づける証拠として、バウマイスターは、脳内のエネルギー消費量を測定できる陽電子断層撮影法（PET）を使った実験事例に言及している。骨の折れる作業をしていると、脳の前頭部でグルコース代謝が増加することを示したものだ。バウマイスター自身がたずさわった実験でも、人のグルコースレベルと「自我の消耗」による影響には相関関係があり、血糖値が下がるほど意志力も低下することが確認されている。さらに説得力のある事例として、彼のチームによる実験では、エネルギーぎれを感じている被験者にレモネード1杯を摂取させてシュガーハイの状態にすると、集中力と自制心が回復することも示されている。

脳のリソースがこれほど急速に——たった5分、頭を働かせるだけでも——消耗してしまうというのは、残念な知らせに思えるかもしれないが、バウマイスターの研究は、その限りある備蓄を最大限に活用するための実践的なアドバイスも提示している。彼は、自制心と集中力は筋肉と同じように鍛錬によって鍛えられること、そして、「自我の消耗」の話でも触れたように、その効果はさまざまな分野に及ぶことを発見した。初期の実験の一つでは、2週間にわたり悪い姿勢を矯正するよう促されつづけた被験者は、その後の実験室でのテストで忍耐力が向上していた。また、間食を控えるよう努力した人は、その後に喫煙をやめられる確率が2倍になり、日常会話で悪態をつかないよう心がけた人は、以前より恋人に我慢強く接することができるようになったという。どうも脳は、エネルギーが減ってくると、精神力の備蓄を拡大して、それに対処しようとしているようだった。

バウマイスターの主張によれば、自制心を底上げするための最も確実な方法は、日常生活の環境を変えて、自分のエネルギーを徐々に奪うような小さな試練を排し、その分のエネルギーを本当に大切なことに使うことだという。もし甘いものがやめられないなら、家の中や職場の机の上に置かないようにすれば、クッキーの容器を開けたい誘惑と闘いつづけて疲れることもなくなるだろう。もし仕事中に携帯電話に気を取られやすい場合は、電話はロッカーにしまっておくのがいいかもしれない。同じ論理で、米国大統領であれば、着るものや食べるものをシンプルにして不要な選択肢を排除し、国にとって重要な判断のために意思決定のエネルギーを温存するのがよいというわけだ。

どれも一見、揺るぎない事実のように思える。しかし近年、「自我の消耗」が本当にこれまで考えられていたほど必然的な現象なのか、疑問を投げかける研究も出てきている。バウマイスターの理論には、何か本質的なものが欠けているようだ。それは、脳のリソースを制御する、期待や信念の力である。

脳が限界を決める

同じ精神的な努力をしていても、人によって疲れ方が大きく異なるというのは、どんな職業の人でも経験からうなずけるのではないだろうか。あなたの身近な人たちを思い浮かべてみてほしい。一日の仕事が終わるころにはエネルギーを使い果たしている人もいれば、まだまだ無限の蓄えが残っていて、小説をいくらでも読んだり、オーケストラで演奏したり、脚本を書いたりできるような人もいるのではないだろうか。この個人差の要因として、一つにはタスクに関する期待や信念の影響が考えられる。あなたは「読書=ハードワーク」「音楽=リラックス行為」と考えて育ってきたかもしれないし、その逆かもしれない。それぞれの活動であなたがどれだけ疲れを感じるかは、そうした信念によって決まる。この事実は、子育て中の親御さんや学校の先生、あるいはマネージャーとして人に何かを教える立場にある人なら、覚えておいて損はないだろう。オランダの研究者がおこなった実験では、ある運動が、疲れるものではなく活力を与えるものだと伝えるだけで、消耗感が軽減され、持久力や集中力が増すことが示されている。誰かにタスクを課す前には、その大変さを強調しすぎてはいけないということだ。

しかし、もっと強力な期待もある。それは、一般的な知的作業における、自分自身の能力や反応に関する期待である。これを示したのが、ウィーン大学のベロニカ・ジョブによる画期的な研究だ。彼女の研究によると、脳のリソースを有限と見なすか無限と見なすかによって、「自我の消耗」の仕方や、プレッシャーのもとで自制心や集中力を保てるかどうかが大きく変わってくるという。

２０００年代後半にジョブがスタンフォード大学の研究者と共同でおこなった実験では、まず、集中力と自制心に関する被験者の「暗黙の理論」を確認するためのアンケートを作成した。アンケートには次のような文章を盛りこみ、それぞれについて１（強くそう思う）～６（まったくそう思わない）で点数をつけてもらった。

■誘惑に立ち向かう状況が積み重なると、誘惑に抵抗するのは、どんどん難しくなる。

■脳をフル回転させると、脳のリソースが消耗するため、後で補給する必要がある（休憩をとる、テレビを見る、おやつを食べるなど）。

■脳をフル回転させた後は、脳のエネルギーを回復させる必要があるため、すぐに同じ集中力をもって別の作業を始めることはできない。

一方、次のような文章も含まれていた。

- **■脳をフル回転させた後は、エネルギーがみなぎり、すぐに負荷のかかる別の作業に取りかかることができる。**
- **■強い誘惑に抵抗した直後は、意志が強くなったと感じ、新たな誘惑にも耐えることができる。**
- **■脳のスタミナは、ひとりでに活性化する。脳をフル回転させた後でも、さらに同じような作業を続けることができる。**

ここでは、前半の文章に強く同意した人は、脳のリソースを「有限」ととらえており、後半に強く同意した人は「無限」ととらえているということになる（実際の実験では、両方の文章がひとまとまりのリストに並べられ、被験者に実験の目的を悟られないよう、「おとり」の文章も混ぜ込まれていた）。

こうした文章の点数づけが終わると、今度は被験者に、タイプライターで打ったページ内のすべての文字から特定の文字を線で消すという、退屈だが骨の折れる作業を課した。まさに脳のリソースを「消耗」させることを意図したものだ。最後に、ストループテストという、集中力を測る標準的な検査を受けてもらった。これは、さまざまな色名の単語がさまざまな色の文字で表示される中、単語の意味は無視して、文字の色を答えるというものだ（例えば、「赤」という字が青色で、「黒」という字がオレンジ色で、あるいは「黄」という字が本当に黄色で表示されたりする。正しい回答はそれぞれ青、オレンジ、黄色ということになる）。

全体的に面倒くさそうだという印象を受けた人は、一部の被験者の気持ちが想像できるだろう。脳のリソースは有限だと考えた被験者は、まさに「自我の消耗」理論から予想される通りの反応を示した。手間のかかる校正作業で頭を使ったことで、ストループテストを受けるための集中力がなくなってしまったのだ。結果的に、校正作業なしでストループテストにのぞんだ対照群に比べると、回答の精度がはるかに低かった。

一方、脳のリソースを「無限」ととらえた被験者は、最初の作業を終えた後に、疲労の兆候を示さなかった。実際、退屈だが疲れる校正作業をおこなわずに新鮮な状態でストループテストを受けた対照群と比べても、同じくらい良い成績を収めていた。ジョブの研究結果は、「自我の消耗」による影響は本物だが、それを「信じた」場合に限定されるという、驚くべき事実を示唆していた。

次にジョブは、新たに被験者を募集し、彼女自身が被験者の考え方を操作し、パフォーマンスに影響を与えられないかを調べる実験をおこなった。今度は、先ほどのアンケート全体をすべての被験者に見せるのではなく、被験者の半数には「有限」視点の文章のみを、残りの半数には「無限」視点の文章のみを提示し、いずれかの考え方を強化するという、ささやかな介入をおこなった。その後、被験者に文章の校正作業を課し、ストループテストを受けてもらった。すると、介入の影響は甚大だった。「集中力は努力で鍛えられる」という考え方に触れたグループは、「脳内リソースは消耗する」という考え方が強化されたグループに比べて、ストループテストでの回答精度が約2倍も高かったのだ。これで、因果関係が証明されたことになる。どちらかの考え方に傾くように軽く一押しするだけで、被験者の意志力を強めたり弱めたりすることができたのだ。それどころか、リソースは「無限」という考え方に誘導された被験者のあいだでも、いわゆる「消耗」タスクをおこなってからテストを受けた人は、精神力を使うことなくストループテストにのぞんだ人よりも、むしろ成績が良好だった。「精神的な努力はエネルギーを生み出す」という思考が現実になったのだ。

この研究についてジョブ本人に話を聞いたところ、ジョブが初めてそうした期待や予測の潜在効果について母国スイスの研究会で発表した際、ほかの研究者たちは懐疑的だったという。しかし、前述の画期的な研究以降、同様の結果が何度も再現されており、長期にわたる重大な影響につながるという証拠も出てきている。例えば、ジョブの研究で、被験者の日々の活動を綴った日記を使って調べたところ、脳のリソースを無限ととらえている人は、長く疲れる一日が終わった後の回復力が高く、自分が翌朝にできることに関して高い期待を持っているために、実際に翌日の生産性が高いことが確認されている。さらに驚くべきことに、「無限」派の人は、特にハードな一日とそうでない一日を比べると、ハードな日の後のほうが（自身の平均よりも）生産性が向上するという結果も出ている。通常よりも困難な状況が、彼らを疲弊させるどころか、むしろスタミナを増強し、目標達成のモチベーションを駆り立てたのだ。

こうした考え方の影響は、例えば試験に向けた追い込み期間など、ストレスの多い状況で特に顕著に見られる。脳のリソースは有限だという思考の持ち主は、その期間を通じて疲労が大きく、それが先延ばしを招き、結果的に成績も精神的な健全度も下がってしまう。また、自制心の消耗により、ジャンクフードを食べ過ぎたり、気分を上げようと衝動買いに走ったりしやすくなる。まさに、「自我の消耗」の典型的な兆候だ。一方、脳のリソースを無限ととらえる人たちは、先延ばしや不摂生におちいることなく、無理なく勉強を続け、良い成績を収められるようだ。

さらに、意志力に関する考え方は、慢性病に対する反応まで左右するらしい。ジョブによる糖尿病患者を対象とした研究では、患者の考え方が、医師の指示に従うかどうかに影響を与えることが明らかになった。全体的に、自分の意志力を無限ととらえている人は、自己管理（血糖値の記録をつけるなど）や服薬、体重管理に、よりまじめに取り組んでいた。一日の終わりに精神的に疲れていると、自分を大切にしようという気持ちが薄れがちだが、脳のリソースを「無限」と考えている人は、この罠にはまらず、結果としてより健康的だったということだ。

意志力には限りがあるという考え方は、欧米ではかなり一般的だが、世界共通の概念ではない。ジョブがシンガポールの南洋理工大学のクリシュナ・サバニと共同でおこなった研究によると、インドの学生は、米国やスイスの人びとよりも、脳のリソースを無限ととらえる価値観を広く共有しており、その結果、精神的なスタミナが、はるかに高いのだという。

ジョブとサバニは、インドで脳のリソースを無限ととらえる考え方が一般的である理由として、仏教やヒンドゥー教、ジャイナ教など、さまざまな宗教的伝統に由来するのではないかと主張している。これらの宗教の信者がおこなう精神修行は、まさに集中力や自制心を高めることを意図したものだ。また、ふたりはトラタカというヨガの瞑想法にも言及している。この瞑想は、黒い点やろうそくの炎の先など、視界の一点に意識を集中させ、それ以外のすべての雑念を無視するというものだ。これは、西洋の科学者が脳のリソースを消耗させる手段として利用したような集中タスクと、本質的に変わらない。だが、ヨガの実践者にとっては、それは心の「浄化」手段であり、さらなる集中に備えるための方法である。これを繰り返すことで、頭を何かに集中させることは疲労よりも活力をもたらすという考えが固定化し、人生のさまざまな場面で、高い集中力と自制心を発揮できるようになるのだ。もしも、精神的な疲労に関する最初の実験が非西洋文化圏でおこなわれていたら、意志力をめぐる科学的な理解は、今とはどれほど違ったものになっていただろうか。そう考えると、なかなか興味深い。

意志力の統一理論？

これらの研究結果は、「自我の消耗」理論の終焉を告げているように思えるかもしれない。しかし、脳がエネルギーレベルをどう管理しているかという観点で考えると、バウマイスターの理論とジョブの理論の落としどころが見えてくる。ある見方によれば、「予測マシン」は会計係のような役割を果たし、グルコース（をはじめとする、脳のエネルギー源）の供給量が危険なレベルまで下がらないよう、リソースを分配しているのだという。第5章と第6章で見たように、体のセンサーは、エネルギーの摂取量や消費量をあまり正確に判断することができない。つまり、私たちの内なる会計係は、意志力に関する信念を含む、私たちの期待の影響を受けるということだ。

自分のリソースには限りがあると考えていると、脳は倹約志向になり、大変な活動の後はグルコースの消費量を抑えようとする。そうすることで、残り少ない蓄えでなんとかやりくりし、補給のチャンスが訪れるまでに使いきってしまわないようにするのだ。この場合、消耗感は単なる気のせいではない。期待がもたらす生理学的な結果として、脳が本当にエネルギーの使用を減らしている。ちょうど、私たちが次の給料日を待っているあいだ、財布の紐を締めて支出を減らすようなものだ。

それとは逆に、自分には無限のリソースがあると考えている場合は、使い果たす心配がないため、内なる会計係はケチケチすることなく、必要な分はいくらでも放出する。脳は、まだまだ燃料があると信じて、必要なだけエネルギーを使う。そのため、勉強でも、誘惑への抵抗でも、あるいは難しい意思決定でも、一貫して力を発揮しつづけられる。単純に、エネルギー消費を減らしてパフォーマンスを落とす必要がないのだ。

それが本当なら、意志力が鍛錬によって強くなることも説明がつくだろう。バウマイスターらが被験者に課したタスク自体が、脳のリソースが思ったほど簡単にはなくならないことの証明となり、脳はほかの多くの状況で集中力と自制心を維持するのに必要な燃料を放出することができたのだ。

この新しい「統一」理論は、これまで科学者たちを悩ませてきた自制心や集中力に関するほかの多くの謎を解明する鍵となるだろう。例えば、人はタスクの終わりが近いと信じさせられると、まだまだ先が長いと感じているときとは違い、集中力が増すことが示されている。これは、元々の「自我の消耗」理論とは相容れないが、脳がリソースを配分していると考えれば納得がいく。また、一般的に、成功すれば報酬が得られる場合には、知的タスクのパフォーマンスが上がるとされているが、その理由も新理論で説明できるかもしれない。間もなく報酬が入るという見通しがあれば、たとえ脳のリソースは有限だと考えていたとしても、「予測マシン」はリソースを使いきってしまうリスクを冒してでも、目の前の活動により多くのリソースを割りあてようとするだろう。

さらに、甘い飲みものを口にすると、グルコースが神経細胞に到達するより早く、パフォーマンスが向上することがわかっているが、これも脳内の会計機能が理解の手がかりとなる。一部の研究では、砂糖水で口をゆすいで吐き出すだけでも、パフォーマンスが上がることが示されている。口内のグルコース受容体が「これから燃料が行くぞ」という信号を発すると、内なる会計係は、脳に今あるエネルギーをもっと惜しみなく使ってもかまわないと判断するのだ。この説を裏づける例として、ジョブの研究では、脳のリソースは有限だという思考の持ち主――すなわち、リソースの枯渇を予感し、今ある蓄えを控えめに振り分けている可能性の高い人たち――は、リソースは無限だと考えている人たちと比較して、糖分の多い甘い飲みものを摂取したときに安心感を得やすいことも確認されている。

集中力を高めるために使用される、その他多くの物質も、その物質自体が直接作用するというよりも、その人の期待や信念を通して間接的に効いている可能性がある。期待の影響を適切に考慮した対照試験では、カフェインが脳を活性化する効果は、主にその効果に対する私たちの信念から生じることが示されている。実際、コーヒーの香りを嗅ぐだけで、頭のさえた状態が連想され、すぐにパフォーマンスが向上するという研究結果もある。さらには、意欲的な学生や社会人が注意力や集中力を上げるために使用する、アンフェタミン塩などのいわゆる「スマートドラッグ」も、生化学的な効果とは関係なく、自分の能力に対する期待の変化によって効果を発揮する可能性があるという。

鋼《スティール》の意志

人はどれだけの意志力を使うと燃料ぎれになるのだろうか。驚異的な作品数を誇る米国の作家ダニエル・スティールが、その意外なヒントを与えてくれるかもしれない。これまで179冊もの著書を世に出してきた彼女は、自身の成功の秘訣について、朝8時半から20時間、脇目も振らずに働きつづけることだと明かしている。創作活動で壁にぶつかっても、自分の持つ無限のエネルギーを頼りに、なんとか書きつづけるのだという。「作品と向き合うのを避ければ避けるほど、状況は悪くなる。無理にでも突き進んだほうが、うまくいく」というのがスティールのアドバイスだ。また彼女は、仕事で疲れるという感覚が理解できないとも話している。まさに、ジョブの研究における、脳のリソースは無限だという考え方に近いものを感じる。彼女のオフィスには、「奇跡などない。鍛錬あるのみ」という貼り紙までしてあるのだという。

２０１９年に発表されたこのインタビューは、たちまち大きな話題となり、新聞をはじめとする多くのメディアが、スティールの集中力や自制心を「超人的」と評した。『ガーディアン』誌は当時、「やる気があることと、やる気を出すために意志力を振り絞って維持することとは、まったく別物だ」と指摘している。短時間でも頭をフル回転させれば疲労につながる、と広く信じられていることを考えれば、スティールが超人扱いされたのも無理はない。

ジョブの研究は、正しいマインドセットさえ身につければ、多くの人がより高い生産性を発揮できることを示唆している。ただ、スティールの仕事観は、ある意味では警鐘とも取れそうだ。ジョブの研究への批判がありえるとすれば、それは、脳のリソースを無限ととらえることで、人は自分を過度に追い込み、人生における楽しみを許容できなくなるのではないかということだろう。しかし幸い、少なくともジョブの調べによると、リソース無限派の中で極端な仕事中毒が蔓延しているということはなさそうだ。実際、このタイプの人たちは、精神的な努力はエネルギーを消耗するものだと考えている人たちよりも、幸福度や健康度がむしろ高い傾向にあることが研究で示されており、典型的なワーカホリックのイメージとはほど遠いのだ。その一因として、精神力の備蓄を使って効率的に仕事の計画を立てることができ、ほかのことに気を取られて時間を無駄にすることがないという理由が考えられる。「(リソースを無限と考えている人は)目標をより効率的に達成できるので、それが幸福度の強力な予測因子となっているようです」と、ジョブは私に語ってくれた。そういう人たちは、退職後も、残りの人生を大切にしようという活力が、さらに湧いてくるだろう。

それとは対照的に、脳のリソースを有限視している人は、リソースを消耗したという感覚により、仕事の整理が難しくなり、負担を感じやすい傾向がある。そうすると、家に帰るころには疲れきっていて、オフの時間を楽しむエネルギーも残っていない。さらに、このタイプの人たちは、睡眠の質もかんばしくないようだ。睡眠を必要としていても、早めに床につくための自制心が残っていない(と思い込む)ために、就寝時間をダラダラと延ばしてしまう。この「睡眠の先延ばし」が、さらに疲労の要因となるのだ。このように、実際のところは、意志力を高めることで、自分にとって最適なワークライフバランスを実現できるようになる。それは、スティールのようにスケジュールを仕事で埋め尽くすことかもしれないし、数時間集中して仕事をした後に、たっぷりと遊びの時間を確保することかもしれない。いずれにせよ、脳の備蓄は、あなたが使いたいときに使えるように、常にそこにあるのだ。

もしあなたが脳のリソースを有限ととらえるタイプで、脳の期待を変えたいのであれば、単に「自分の脳には膨大な蓄えがある」と認識するだけで、すぐに集中力や自制心の向上につながる可能性がある。ある実験では、被験者に「無限の意志力に関する生物学」に関する記事を読んでもらった。人の脳には(通常は）豊富なグルコースが蓄えられており、体はそれを必要に応じて、どんどん放出できるという内容のものだ。実験の結果、このメッセージは自己成就的予言となった。脳のリソースはいつでも利用可能だと教えられた被験者は、その後の認知テストにおいて、作業負荷が上がるにつれて、むしろ集中力や注意力が高まっていた。ここでも、たった数分間、期待の再評価をおこなうだけで、生理学的に制御が難しいと考えられていたものを、変えることができたのだ。

　このような新たな認識を自分のものにするには、過去の経験を少し振り返ってみて、何か大変な作業をこなした後に元気がみなぎった経験を思い出すとよいかもしれない。脳のリソースは有限だと考えている人でも、複雑なタスクに没頭して「ゾーン」に入り、時間の経過を忘れるくらい夢中になった経験があるはずだ。例えば、夜遅くまで小説を読みふけったり、複雑なコンピュータゲームに熱中したりしたことがあるかもしれない。そのときは楽しくて気づかなかったかもしれないが、どちらも、かける労力に比例して集中力が増している例だ。ほかにも、自制心を働かせることで自分が強くなったように感じた経験はないだろうか。そうした瞬間を思い出すだけで、集中や自制に必要な脳のリソースが、自分が思っているよりも、ずっと深くまで眠っていることに気づけるはずだ。

　その認識が芽ばえてきたら、ちょっとした挑戦で自分の限界を試してみよう。挑戦の内容は、すでに達成したいと強く思っている、現実的な目標を反映したものがよい（典型的な「自我の消耗」の実験により、人は他人から課された活動よりも、自主的に自分で選んだ活動のほうが、疲労を感じにくいことがわかっている）。例えば、今日は一日ＳＮＳの誘惑に負けないようにする、といったシンプルな挑戦でかまわない。そうして、仕事の生産性が想定と比べてどう変化するのかを確かめるのだ。あるいは、夜の時間をつまらないことで無駄にしてしまいがちな人なら、一晩だけテレビを見ずに趣味の練習をしてみて、思っていたよりも元気が残っているな、などと確認するのもよいだろう。インドでジョブとサバニがおこなった研究を参考にすれば、伝統的なヨガ行法であるトラタカを試してみるのもよいかもしれない。少しのあいだ一点に集中することで、心を「浄化」し、集中力を研ぎすます瞑想法だ。

ただし、何をするにしても、最初からダニエル・スティールのように意志力を延々と発揮しつづけようとするのはやめたほうがいい。急いで多くのことに挑戦しすぎると、失敗につながりやすくなる。失敗すると、「やはり脳のリソースは有限で、すぐに底をついてしまう」という考えが凝り固まってしまうだけだ。第7章のストレスに関する研究でも見たように、まずは自分のコンフォートゾーンから徐々に抜け出し、その過程でどう感じたかを自問自答してみよう。そのうちに、自制心と集中力を必要なときに発揮する能力が高まっていることに気づくだろう。

これらの研究結果は、子育て中の親御さんや学校の先生は、特に心に留めておいたほうがよいかもしれない。教育において、自制心と集中力は、生まれ持った知能と同じくらい、子どもの学業成績に重要な要素である。これらの資質を幼少期に育てるための新たな手法が、ジョブの研究で示唆されている。心理学者カイラ・ハイモビッツの研究チームは、最近の研究で、サンフランシスコの保育園を訪れ、4歳児と5歳児に、ある物語の読み聞かせをおこなった。内容はシンプルで、ある女の子がプレゼントを開けるのを待ったり、アイスクリームを買ったり、学校で難しい問題を解いたりしながら、忍耐力や決断力を試されるというものだ。女の子はチャレンジを重ね、長く待てば待つほど、あるいは我慢すればするほど、自分が「どんどん強く」なっていくのを感じる。言ってしまえば、意志力は無限であるという考え方を、子どもに植えつけるためのメッセージだ。
物語を聞いてから、子どもたちは、自己制御能力を測るための古典的なテストを受けた。好きなときに少量のおやつを食べるか、あるいは13分間待ってから量の多いおやつを食べるかのどちらかを選ぶというものだ（未就学児に課す自制心のテストとしては、最も難易度の高い部類に入る）。その結果、誘惑に耐えることができた子どもの割合は、異なる物語を聞いた対照群では45パーセントだったのに対し、先ほどの物語を聞いた子どもでは74パーセントとなった。もちろん、たった一つの物語で人生が変わるわけではないが、折に触れてこのようなメッセージに触れることで、あらゆるタスクで意志力を発揮できる態勢が整い、後々の人生でプレッシャーや困難を乗り越えるためのレジリエンスも身につけられるはずだ。

学校の先生やビジネスリーダーが期待効果を使って学生や従業員全体の潜在能力を高める手法については、次章でさらに詳しく取りあげる。その前に、集中力と自制心を高めるための最終手段となる、祈りや儀式について見てから、意志力の探求を締めくくりたいと思う。

迷信と儀式

スポーツやエンターテインメントの世界で活躍するエリートの評伝を調べてみると、何らかの迷信や儀式を持っている人が多い。例えば、バスケットボール選手の多くは、フリースローを打つ前のルーティンとして、ドリブルする、停止する、ボールを何度か回転させる、ボールにキスをするといった一連の動作を決めている。テニス選手のセリーナ・ウィリアムズは、コートに入る前に決まって同じ曲（アイリーン・キャラの『フラッシュダンス…ホワット・ア・フィーリング』）を聴き、最初のサーブを打つ前に、ボールをちょうど5回バウンドさせる。また、ラファエル・ナダルは、試合前に必ず冷たいシャワーを浴び、相手選手を待つあいだは独特の一連の動作を見せる。

芸能の世界では、ビヨンセはパフォーマンスの前に祈りを捧げ、お決まりのストレッチをおこなっているし、バレリーナのスザンヌ・ファレル（米国で最も偉大なダンサーのひとりとされる）は、いつもレオタードの中に小さなネズミの人形を忍ばせていたという。また、作家や作曲家のあいだでも迷信や儀式は一般的なようだ。絵本作家のドクター・スースは行き詰まりを感じると幸運を呼び込む帽子をかぶっていたというし、ベートーベンは創造力を高めるためにコーヒーに頼っていたが、一杯ごとにきっちり60粒の豆を数えていたとされている。

期待効果の威力を知る前の私なら、こうした迷信は単なる情緒的な支えに過ぎず、パフォーマンスに直結するものではないと考えていただろう。だが、その見方は間違っている。バスケットボールのフリースローについて調べた研究では、選手たちがシュート前に自分のルーティンに従った場合、動作の順序をいつもと変えた場合よりも、成功率が12・4ポイント高かった。全体として、ルーティンに従った場合の総成功率は83・8パーセントだったのに対し、従わなかった場合は71・4パーセントだったのだ。さらに迷信や儀式は、あらゆる認知タスクにおいて、粘り強さやパフォーマンスを高めることがわかっており、その効果が、かなり顕著に表れることも少なくない。例えば、ある言語能力のテストでは、お守りの存在によって、成績が50パーセント改善したことが確認されている。また、別の研究によると、迷信的なフレーズ（「脚を折れ」［訳注：これから舞台に出る人などに、わざと不吉なことを言って幸運を祈る言葉］など）を聞くだけでも、小さな効果がもたらされることがあるという。

いったいなぜ、このような儀式による能力の向上が、さまざまな分野で見られるのだろうか。一つには、迷信的な信念や儀式によって、自分が状況をコントロールしているという感覚が増し、不安が抑えられるという説明が可能だろう。それが一つの要因であることは、ほぼ間違いない。しかし、同じくらい重要な点として、迷信などが、自分の脳のリソースや集中力、自制心に対する信頼度を高めてくれるという可能性がある。その結果、ほかの人が疲れを感じてあきらめだすような場面でも努力を続けたり、パフォーマンスを制限するような雑念を避けたりすることができるということだ。

迷信的な信念が意志力に及ぼす影響を直接評価した研究では、スピリチュアルな瞑想に時間を費やす人は、そうでない人に比べ、集中力のテストで高い集中状態を維持できることが確認されている。自分を律する力が弱まってきていると感じたら、超自然的な力からの助けを信じることで、エネルギーを補給できるということだ。

これらの結果を受けて、意志力の向上こそが、多くの文化が宗教的な儀式や信仰を発達させてきた、そもそもの主目的ではないかと推察している研究者もいる。人間の進化の歴史をさかのぼれば、昔は自制心を高めることが、最悪の衝動（暴力や隣人からの盗みなど）を抑え、目先の快楽（限られた食料をむさぼることなど）を見送るのに役立ったと考えられるからだ。

さらに、無神論者には朗報だが、特にこうした「大いなる力」を借りなくとも、ある種の儀式を取り入れることで、恩恵を得ることができる。第2章の「非盲検」試験の話でも述べたように、プラセボ治療は、被験者が偽薬を摂取していることを十分認識していても、効果を発揮することがある。これは、薬を服用するというルーティン自体が「良くなる」という期待を引き起こすからだと考えられるが、迷信や儀式も同じようなもので、それが効くという合理的な理由がないことを重々わかっていてもなお、効果を得られるという、強力な証拠があるのだ。

ハーバード大学のアリソン・ウッド・ブルックスらは、招いた被験者にジャーニーの『ドント・ストップ・ビリーヴィン』をカラオケで歌ってもらうという、実に変わった実験をおこなった。被験者にはできるだけ上手に歌おうとしてもらうため、「カラオケソフトで歌の正確さを判定し、音程を外さずに完璧に歌えたら、最大で5ドルの賞金がもらえる」と伝えた。そのうえで、被験者のうち約半数には、歌いはじめる前に、次の指示を与えた。

次の儀式をおこなってください。まず、あなたが今どのように感じているかを絵に描きます。次に、描いた絵に塩を振りかけます。そして、声に出して1から5まで数えます。最後に、紙をしわくちゃに丸めて、ゴミ箱に捨てます。

実験の結果、単なる儀式――しかも歌唱力に直接的な効果をもたらすはずのないもの――をおこなっただけで、歌うまでただ静かに待っていた対照群に比べ、歌唱スコアが１００点満点中13点も高かった。その後の実験で、数学の難問を解いてもらった際にも、同様の改善が見られた。そして、大事なのは、準備ルーティンのフレーミングの仕方だった。それを「儀式」と呼んだ場合は、被験者は効果を実感したが、「いくつかのランダムな行動」と伝えた場合は、特に効果はなかったのだ。プレッシャーのもとで集中力を保つ能力を高めるうえで、明らかに、その言葉の含意が重要だったわけだ。まさに、「プラセボ」という言葉自体が医学的効果をもたらすのと同じ現象である。

こうした、宗教などとは関係のない世俗的な儀式を取り入れることで、意志力を試す古典的なテスト（おやつの誘惑に抵抗する力を測るテストなど、消耗感をもたらすことが多いもの）において、より強い意志を発揮できるようになる可能性もあるようだ。ダイエットに取り組んでいる人を対象にした実験で、一部の被験者には、食べる前にいくつかの儀式的な動作（背筋を伸ばして座り、目を閉じ、頭を下げて、10まで数える）をおこなってもらい、対照群には、一連のランダムな動きをしてもらった。その後、スニッカーズのチョコバーか、低カロリーのフルーツとシリアルバーの、どちらかを選んでもらった。

その後のアンケートで、儀式をおこなった被験者は、決断を下した際の自分の状態について、「精神的な強さを感じた」「頭がさえて集中していると感じた」といった文章に高い点数をつけ、自律心が高まったと報告する傾向が強かった。また、どちらの食べものを選ぶかにも影響が見られた。儀式をおこなったグループの64パーセントが、チョコバーよりも健康的なほうを選んだのに対し、儀式感を伴わないランダムな動きをしただけのグループでは、48パーセントにとどまった。

これらの研究結果を踏まえると、誰でも、こうした自制心や集中力を生み出すのに役立つ儀式をいくつか取り入れようと思うのではないだろうか。その場合は、より自分にとって意味があり、簡潔なものにしたほうがよい。先の、ダイエット中の人がおこなった儀式的な動作のように、内なる力を簡単に呼び起せるようなものがよいだろう（複雑すぎると、必要なときにそのルーティンを守りにくくなるからだ。そうすると、儀式がかえって負担となり、不安やパフォーマンスの低下につながりかねない）。

例えば、毎朝の出勤前に同じ順番でストレッチをする、重要なプレゼンの前に決まった発声練習をする、自制心が試される前に特別な呪文を唱えるなど、単純なものでかまわない。私は、執筆を始める前の朝のコーヒータイムを儀式化しようと、ベートーベンにならってコーヒー豆の数を数えることにしている。そうすることで、コーヒーに重要感を持たせ、脳を集中モードにしやすくするのだ。お気に入りの服や香水がある人なら、それを幸運のお守りにして、これからプレッシャーに立ち向かうとわかっているときに身につけるのもよいだろう。

プロのアスリートであれ、歌手や講演家であれ、あるいは単に自制心を手に入れて先延ばしや時間の無駄づかいをやめたい人であれ、自分の足かせとなっているのは、「自分の意志力はこの程度だろう」という思い込みだけなのかもしれない。そして、ちょっとした作りものの「運」と、自分が状況をコントロールしているのだという感覚を手に入れさえすれば、成功への軌道に乗れるかもしれないのだ。

考え方のヒント……意志力について

■自律感、つまり自分の行動を自分でコントロールできるという感覚があると、「自我の消耗」感の低減につながる。これは、脳のリソースを有限ととらえている人でも変わらない。可能であれば、他人の命令に従うよりも、自分なりのルーティンを確立しようと努め、そのルーティンが自分にとってどんな目的や意味を持つのかを定期的に思い出そう。

■個人的に、精神的な努力が活力につながると感じるのは、どんな場合かを認識しよう。難しいからこそ楽しめるタスクは、どんなものだろうか。それを思い出すことで、自分の可能性に対する信頼を強化することができる。

■ある活動が自分を疲弊させるものだと感じたときは、それが客観的に見て、活力を与えてくれるような活動よりも困難なものなのか、あるいはただの先入観なのかを考えてみよう。例えば、同じ活動から活力を得ている人はいないだろうか。また、あなたがそれほど消耗を感じないほかの活動よりも、客観的に見て難しいことだろうか。そうした疑問を持つことで、自分には思っているよりもずっと大きな能力があると感じられるようになるかもしれない。

■大きなプレッシャーのかかる場面で、自分で状況をコントロールできるという感覚を持てるように、自分だけの儀式や迷信を作り、定着させよう。ポジティブな連想につながる「幸運」のお守りや、安心感を得られる決まった動作など、自分にとって意味を持ち、成功の予感をもたらしてくれるものなら、何でもかまわない。

第9章

期待と肯定

チームのパフォーマンスを高める驚きの効果

ここで少し時間をとって、あなたの上司や同僚、パートナー、友人など、身近な人たちについて考えてみてほしい。その人たちといっしょにいるとき、あなたは自分のことを賢いと感じるだろうか。それとも、自分は頭が鈍くて独創性に欠け、常に追いつくのに必死だという気分にさせられるだろうか。また、昔の学校の先生など、過去の知り合いや、自分の両親などはどうだろう。その人たちは、あなたの可能性を見抜いていただろうか。それともあなたのことを過小評価していただろうか。

第4章では、ノセボ効果の伝染により、他人から心因性の病気がうつる可能性があるという話を取り上げた。また、私たちの期待や信念が、自分自身のレジリエンスや意志力に影響を与える仕組みについても見てきた。ここからは、私たちの身近な人たちの期待や信念が、いかに私たちの知的能力に影響を与えうるかについて掘り下げていきたいと思う。私たちが誰かと関わるとき、その相手は、こちらに対する見方を、さりげなく伝えてきている。その人との時間を重ねるうちに、私たちは相手の見方を、あたかも真実であるかのように自分の中に取り込むようになる。そしてそれが、自分のパフォーマンスに多大な影響を及ぼす。あなたも経験上、人によって、自分の一番よい部分を引き出してくれる人と、一番いやな部分を引き出してくる人がいると感じたことがあるかもしれないが、その理由もここにある。

こうした現象の存在が最初に示唆されたのは、サウスサンフランシスコのスプルース小学校でおこなわれた、画期的な実験でのことだった。１９６４年の春学期、教職員たちは多忙なスケジュールに追われる中、レノア・ジェイコブソン校長からもう一つ仕事を課された。校長の説明によると、ロバート・ローゼンタールという心理学者が、これから知能の急成長期《スパート》を迎え、ほかの生徒に比べて飛躍的に成績が伸びそうな児童を割り出そうとしているとのことだった。ローゼンタールはそのために、児童の成長軌道を予測できる認知テストを考案し、それを同校で試そうとしているのだという。そこで、生徒たちはそのテストを受け、夏学期の後で、教師たちには、これから「ブルーマー」（才能を開花させる人）となりそうな最有力候補の名簿が渡された。

そろそろお気づきかもしれないが、調査の前提部分は、実は偽の内容だった。「ブルーマー」は無作為に選ばれ、教師の高まった期待が、その児童たちの翌年の成績に影響を及ぼすかどうかを調べる調査だったのだ。１９６４年の春に実施されたテストの結果は、彼らの知能の向上度を測定するための基準値として使用された。

調査の結果、「ブルーマー」とされた生徒のうち何名かには、教師の期待による効果が実に顕著に現れた。そのひとりが、「小さな黒い目をした、小柄でひょろひょろのおてんば娘」、バイオレットだ。彼女は6人きょうだいの5番めで、父親は肉屋、母親は主婦だった。彼女の反抗的な態度や校内でのケンカは、教職員のあいだでも有名だった。しかし、そうした行動上の問題にもかかわらず、彼女の知能は1年生のあいだに驚くほど発達し、2回めのテストではＩＱが37ポイントも上昇していたのだ。これほど大きな知能の向上は、通常ならば、集中的な個別指導を受けたとしても難しく、ましてや標準的な初等教育だけでは、なかなか達成できるものではない。

もうひとり、マリオという男の子もいた。工場で働く労働者とタイピストの息子で、小学2年生に上がったばかりだった。彼は、たまに音読でたどたどしいときがあったり、文字を左右反転させて書いたりはしていたものの、すでに聡明な少年として知られていた。その彼も、ＩＱが69ポイントも伸びていた。

さすがに全員がこのような目覚ましい進歩を遂げたわけではなかったが、全体で見ると、「ブルーマー」の知能の伸びは、同学年のほかの生徒のおよそ2倍にのぼり、1年生では15・4ポイント、2年生では9・5ポイントもＩＱが上回っていた。

ここで重要なのは、教師たちがそれらの生徒に対して、表立って注意を払ったり、配慮したりしたわけではないということだ。むしろ、どちらかと言えばともに過ごす時間は減っていた。それでも、生徒たちとの日々の関わりの中で、教師の信念がさりげなく伝わり、その結果、生徒たち自身が、自分の能力をよりポジティブにとらえるようになったようだ。つまり、信念の力で、幼き知性が花開いたのだ。

ローゼンタールとジェイコブソンの研究結果は、当時は異論の余地があると考えられた。しかし、期待効果という新たな知見を踏まえれば、「ブルーマー」たちの進歩は完全に理にかなっている。知能や創造性といった特性は、みずからの信念の影響を受ける。そして、私たちは往々にして、少なくともある程度は、周囲の人たちの信念を取り込んでいる。そうした信念や期待が、自分の成長スピードを落とすブレーキのような役割を果たすことが多々あるが、そのブレーキを解除してしまえば、潜在能力を発揮するのは一気に容易になる。また、後述するように、この研究には政治的な意味あいも含まれる。期待効果が社会的な平等の拡大につながるという確かな証拠があるからだ。幸いにも、いくつかの最先端の手法を取り入れることで、他人から押しつけられた自分の限界から自由になり、みずから自己成就的予言を作り出すことができるようだ。

脳の即効強化

そもそも、自分のことを「賢いと思い込む」ということ自体、実は驚くべき概念だ。心理学の歴史の大部分において、人の知能というのは、「生まれか育ちか」論争の主要テーマであった。一般的に、知能を決定づける最大の要因は遺伝とされており、その次に、食事や家庭環境などの要因が続くと考えられている。期待の影響は、取るに足らないものであるはずだ。

だが、それに反する証拠が、脳トレーニング科学の分野から出てきているようだ。２０００年代後半にコンピュータゲームに興味を持っていた人なら、知能を高める効果を謳うアプリが山のようにあったのを覚えているかもしれない。最も有名なのは、女優のニコール・キッドマンを起用して〔訳注：海外版のみ〕大々的に宣伝されていたニンテンドーＤＳ用ソフト、川島教授の『脳を鍛える大人のＤＳトレーニング』や、発表以来1億人以上のユーザーを獲得した脳トレサイト兼アプリの『Lumosity』だろう。

ロイ・バウマイスターが提唱した意志力の理論と同様に、これらのゲーム会社も、「知能は筋肉のようなもので、鍛えれば鍛えるほど賢くなれる」と主張していた。よくある脳トレアプリには、ワーキングメモリや空間認識能力、認知的柔軟性、暗算力などを向上させるよう設計されたゲームが含まれていた。これらのスキルは、すべて合わせて、さまざまなタスクを遂行するための知能を決定づけるものと考えられている。ゲームのユーザーはしばしば、頭がすっきりした、記憶力が研ぎすまされたといった効果を報告していた。また、学術文献でも、数週間にわたって定期的にトレーニングをおこなうと、ＩＱに顕著な差が出ることが示されており、その効果は科学的に実証されているように見えた。おそらく実際に、大人になってからでも、「育ち（環境要因）」が「生まれ（遺伝）」と接戦を演じる可能性はあるのだろう。

しかし残念ながら、そうした研究の多くは、「実対照」、すなわち、被験者に何らかの有益な努力をしていると思わせるような、適切な比較対象を設定できていない。

また、比較対象が含まれる研究でも、教育的なＤＶＤを見るといった退屈な活動と比較されているケースが多く、そうした活動で、インタラクティブなゲームをしているときと同じような没頭感を引き出せたとは考えにくい。誰でも退屈な授業を受けた経験があると思うが、その後に急に脳が活性化したことなどないはずだ。したがって、それぞれの状況における知能向上への期待度は、大きく異なっていたと思われる。さらに問題なのは、これらの研究の多くが、「脳トレ実験」への参加をあからさまに呼びかける広告を使って被験者（主に大学生）を募集していたことだ。その結果、研究所にやってきた学生たちは、これから受ける実験について非常に強い先入観を持っていた。

そうした初期の研究結果が期待効果によって歪められている可能性について調べるため、バージニア州フェアファックスにあるジョージ・メイソン大学のサイラス・フォルーギーらは、２種類の異なるチラシを大学のキャンパス中に掲示し、学生を募集した。

一つめは、脳の活性化への期待をはっきりと誘発する内容とした。

脳トレ&認知力の強化

ワーキングメモリを鍛えると、流動性知能が高まることが
数多くの研究で明らかになっています。
今すぐ研究に参加しましょう！

二つめは、大学の単位取得という、インセンティブに焦点を当てたものとした。

今すぐメールして研究に参加しよう

単位が必要ですか？　それなら今すぐ研究への参加を申し込んで、
最大5単位を取得しましょう。
今すぐ研究に参加を！

それぞれのチラシには、参加登録用の異なるメールアドレスを記載し、被験者が事前にどちらのメッセージを見たのか、フォルーギーの研究チームにわかるようにした。被験者は研究室に到着後、二つの知能テストを受け、その結果が基準点となった。テストの後、1時間にわたる脳トレーニングをおこない、翌日さらに二つの知能テストを受けた。

フォルーギー自身も指摘しているように、たった1時間のトレーニングが知能に有意な影響を与えるとは、とても考えられない（何しろ、継続教育「訳注：義務教育を終え大学に進学しない人向けの教育」を丸1年間受けても、

ＩＱの伸びはせいぜい5ポイント程度とされているのだ）。にもかかわらず、期待が高まった被験者グループには、まさにその有意な影響が表れたのだ。トレーニング前後のテストで、対照群には、ほぼ改善が見られなかったのに対し、期待をいだいたグループは、5～10ポイントものＩＱの伸びを示していた。期待の力だけで、一つめのグループは脳が即座に活性化したということだ。

　さらなる証拠を集めるため、フォルーギーは、過去におこなわれた脳トレ実験をさかのぼって検証し、彼の研究で用いたような、あからさまな宣伝の仕方をしていたかどうかを確認した。そして、そうした宣伝を用いていた実験と、想定される効果を募集時に説明しなかった実験とで、効果の度合いを比較した。すると案の定、被験者の期待を（意図せず）高めた実験のほうが、認知能力の向上度がはるかに高かった。

　このフォルーギーの研究を、「脳トレは効果がない」証拠と受け取る向きもあったが、その結論は、事実をあまりに単純化しすぎている。実際には、「脳トレジム」に通い、頭を激しく使う活動に取り組むことで、少なくとも短期的には、本当に脳を強化できることが確認されている。ただし、効果の一因は、その誇大広告にある。川島教授の『脳を鍛える大人のＤＳトレーニング』では、ニコール・キッドマンが広告を通じて、すべてのユーザーを少しずつ賢くしていたということだ。

　これと同様の期待効果が、非侵襲的な脳刺激の試験でも報告されている。頭皮に微小な電流を流し、その下にあるニューロンの活動に変化を起こすとされるデバイスが市販されているが、そうした商品の中には、脳を瞬時に活性化すると謳われているものもある。この技術が本当に一部の宣伝通りの力を持つのかについては、今なお学術的議論が交わされている。だが、少なくとも効果の一部は、そうした介入や自分の自己向上能力に関する「思い込み」によって生じているようだ。

もっとも、ＩＱというのは、知的潜在能力を測るための一つの方法に過ぎない。新しい情報をどれだけ速く処理できるかに関する基礎的な知能ととらえるのが妥当だろう。だが現在では、ＩＱだけでなく、ほかにも多くの思考能力を測る指標が、期待効果によって左右されることがわかっている。

まず、創造性や、問題に対する独創的な解決策を考え出す能力について考えてみよう。どんなビジネス雑誌やウェブサイトを読んでいても、独創性を高める秘訣（ショットグラス1杯のウォッカを飲む、横になるなど）を紹介する記事に、すぐに出くわすだろう。しかし、脳トレの研究と同様に、そうした実験でも、参加する被験者の期待や信念が考慮されていないものが多い。たしかに、アーネスト・ヘミングウェイのような作家が、酒に酔っているときに最高のひらめきを得ることがあったというのは有名な話だ。つまり、私たちが酒を与えられたうえで創造的な思考を測るテストを受ける場合、すでに良い結果を出すモードになっていると言える。同じように、トルーマン・カポーティやウラジーミル・ナボコフ、また（最近では）フィービー・ウォーラー＝ブリッジのような多くの作家が、ベッドで仕事をするのを好むというのを聞いたことがある人もいるだろう。そのような前提知識が実験結果に影響を与えた可能性は大いにある。そして、適切な対照群が設定されていなければ、効果の原因が本当にウォッカや仰向けの姿勢なのか、あるいはウォッカや仰向けの姿勢がもたらす結果に対する私たちの期待なのかを知ることはできない。

そこで、期待を高めることで創造性が向上するのかを調べるため、イスラエルのレホボトにあるワイツマン科学研究所のチームは、「シナモンの香りを嗅ぐと独創的なアイデアを思いつきやすくなる」という期待を被験者に植えつけた。そのうえで、靴やクギ、ボタンなど、一般的な家庭用品の斬新で独創的な使い方を考え出すという、創造性を測る標準的なテストを実施した。すると予想通り、シナモンの香りを嗅いだ場合のほうが、はるかに点数が高くなった。一方、単に香りに関するテストだけを受け、香りが思考を活性化するという期待をいだかなかった被験者には、このような効果は見られなかった。

では、記憶力はどうだろうか。もちろん、期待の力で、元々知識がないところに知識を生み出すことはできない。マインド・ボディ・スピリット系の書物で見られる現実離れした言説には反するが、自分はフランス語が流暢《りゅうちょう》だと自分に言い聞かせるだけで、オドレイ・トトゥ（映画『アメリ』の主演女優）のように話せるようになることはありえない。とはいえ、私たちの多くは、自分が思っている以上に多くの情報を吸収している。学生の一般知識に関する最近の研究によると、期待効果によって、そうした情報を取り出すのが容易になったり、あるいは難しくなったりすることがわかっている。

ある研究では、「サブリミナル・メッセージ」の実験という名目で被験者を集め、各質問に対する答えがスクリーン上にほんの一瞬だけ映ると信じ込ませた。例えば、「ピカソ、ダリ、ミロ、エル・グレコのうち、ゲルニカを描いた画家は？」と質問される場合、その直前に「ピカソ」と表示されることになっていた。被験者には、「文字は、その存在が意識にのぼる前に消えてしまうが、潜在意識はそれをとらえられる」と説明された。また、「直感に従ってください。意識のどこかのレベルでは、あなたはすでに答えを知っています」と告げられた。言うまでもなく、実際にはサブリミナル映像によるヒントなどなかった。しかし、ヒントをもらったはずだと信じた被験者は、各質問に対して正しい答えを選択する可能性が、はるかに高かった。

なぜこのようなことが起こりうるのだろうか。意識に関する研究にたずさわる神経科学者は、しばしば「脳の作業スペース」という話を持ち出す。どういうものかというと、その時々で限られた情報をやりくりするために使うホワイトボードのようなものを想像してもらうとよいだろう。例えば、自分は少し頭の回転が遅く、独創的な思考が苦手だと考えている人は、自分の能力に対する不安が、その作業スペースを散らかしてしまう。それに対し、自分の知的潜在能力に対する信頼度が高い人は、作業スペースが片づいているので、より多くの情報を保持することができる。また、それによって思考が邪魔されることが少なく、集中しやすくなるため、目の前のタスクに、より意識を注ぐことができる。さらに、自分の可能性を信じていれば、たとえ最善の解決策がすぐに浮かばなくても、粘り強く考えつづけやすくなる。

　自分がすでに持っている能力が試されるような新たな挑戦をするときに、期待効果は特に重要になってくる。初めての挑戦につきものの適度なフラストレーションは、実は学習の兆候であることが、数々の研究で明らかになっている。何かを理解したり実行したりするのを難しいと感じるほうが、すぐに簡単だと感じる場合よりも、持続的にスキルが向上し、覚えたことを後から思い出せる可能性が高くなるという（神経科学者が「望ましい困難」が学習に役立つと提唱するのはこのためだ）。しかし残念ながら、私たちはそのことに気づかず、「自分の能力は上がらないのではないか」という不安をつのらせ、自滅的な思考におちいってしまいがちだ。いくつかの実験では、先のフラストレーションの利点を思い出すだけで、こうした問題を解決できることがわかっている。具体的には、無力感が軽減し、ワーキングメモリなどの脳のリソースが解放されることで、時間の経過とともにパフォーマンスが改善していくという。ここでもまさに、自己成就的予言となるわけだ。つまり、フラストレーションが「学習の助けになる」と思えば、実際にそうなるし、「今後も自分には手に負えない証拠」だと思えば、やはりその通りになるのだ。

　もちろん、自信過剰におちいらないよう気をつける必要はあるだろう。何の根拠もなく、自分は何事においても優秀だと単純に思い込むだけでは、失敗や恥ずかしい経験につながりかねない。目指すべきは、現実的な視点を持ちつつ、自分の能力を、できれば少しずつ段階的に試すことだ。自分の能力を過信して大きな飛躍を期待するのではなく、持っている思い込みを疑い、オープンな心を持つことから始めよう。

ふだん、自己不全感におちいるとまではいかなくとも、ある種のスキルについて「自分には向いていない」と思い込んでいないだろうか。その考えの起源を探ってみると、実は思っていたよりもずっと能力があることに気づき、隠れた潜在能力を解放することで、将来のパフォーマンスを向上させることができるかもしれないのだ。

ピグマリオンの力

自分の信念が、自分の知的潜在能力を制限することもあれば、解放することもある。ならば、他者の自分に対する信念はどうだろうか。

ローゼンタールとジェイコブソンは、前述のスプルース小学校での研究の後、その成果を『Pygmalion in the Classroom（教室におけるピグマリオン効果）』という本にまとめた。このタイトルは、オウィディウスの『変身物語』で語られる古典神話（彫刻家ピグマリオンが自分の彫った彫像に恋をし、神々が彼の願いを叶えて像に命を吹き込む話）と、ジョージ・バーナード・ショーの戯曲『ピグマリオン』（花売り娘が情熱的な教師から貴族としての振る舞いを学ぶ物語）にちなんでいる（なお、戯曲『ピグマリオン』は、オードリー・ヘプバーン主演のミュージカル映画『マイ・フェア・レディ』の原作でもある）。

１９６０年代当時、信念が結果を変えるという考えは、まさにフィクションや神話の世界の話と考えられていた。この時代はまだ、期待効果は主に、医学分野に限られた現象とされていたうえに、そこでも薬物の「本当」の生理学的作用を邪魔するものとして見られていた。そのため、スプルース小学校の生徒の大幅な成績向上について、当時の心理学者が初めは懐疑的だったのも無理はない。さらに、研究結果を疑問視する正当な理由もあった。例えば、生徒のサンプル数が比較的少なかったため、効果が過大に見えていた可能性があった。しかし、その後の数十年にわたり、教師の期待が子どもの教育にプラスにもマイナスにも影響することが、多くの研究で確認された。もしも教師が何らかの理由で生徒の能力を低く見積もった場合、その生徒の実際の学力とは関係なく、知らず知らずのうちに発達にブレーキをかけてしまうということだ。しかも残念なことに、そうした成績の低下は、教師のプラス評価によって生じる学力向上の度合いよりも顕著である可能性が、研究で示唆されている。ピグマリオン効果について幅広く研究しているオークランド大学の教育学者、クリスティン・ルビー＝デイビスは、「教師の期待が大きな意味を持つことは、もはや疑いの余地がなさそうです」と私に語ってくれた。

　ここ10年間で、ピグマリオン効果に対する関心が爆発的に高まり、教師の期待による影響が驚くほど長期にわたって持続する可能性を示す証拠も出てきている。２０１０年代初頭、フィラデルフィアにあるテンプル大学のニコール・ソーハーゲンは、米国の10都市で１０００人の児童の学力向上を追跡した調査結果を分析した。この調査では、生徒たちが1年生のときに、教師らが各生徒のさまざまな学力を評価するよう求められていた。その主観的評価を、同年におこなわれた標準テストでの実際の成績と比較したのだ。もし両者にへだたりがあれば、教師はその生徒に対し、不当に高い、あるいは低い期待をいだいていたことになる。

ソーハーゲンは、その初期の評価によって、生徒たちの15歳時点での数学の成績、読解力、語彙力を予測できることを発見した。教師の高評価によるアドバンテージも、過小評価によるディスアドバンテージも、生徒が高校生になるまで残存していたということだ。

当然の流れかもしれないが、生産性を向上させる方法を模索する組織心理学者も、この知見に注目してきた。そして今や、職場環境において他人の期待や予測が強力な影響力を持ち、オランダの警察官からニューヨークのシティバンクの事務員まで、あらゆる人のパフォーマンスを左右することが明らかになっている。どの例でも、スプルース小学校の教師が生徒の知的潜在能力を解放したのとまったく同じように、リーダーの期待が、従業員のパフォーマンスを高めたり制限したりすることが示されているのだ。

最も印象的なのが、15週間の戦闘指揮訓練を受けたイスラエル軍の兵士たちを調査した研究だ。訓練では、さまざまな戦術的・実践的スキルが評価された。その中で、特定の訓練生に対してポジティブな期待をいだくよう指揮官に働きかけたところ、その訓練生の平均スコアが3標準偏差分、上昇したことが示された。これは、通常ならば最も平均的な兵士でも、指導者がその兵士のポテンシャルが高いと信じれば、訓練生の上位0・1パーセントまでのぼりつめることができるということを意味している。

これほど莫大な効果が見られるのは、例外的なケースではある（イスラエル国防軍には、期待効果を誘発しやすい特別な何かがあったのだろう。ほかの場面では、これほどの効果は見込めない）。それでも、職業全般での平均的な効果の規模は、多くの心理学的な介入と比較しても非常に大きい。ある研究では、リーダーが平均的な従業員に対してポジティブな見方をすると、その人の成績がグループ内で約16ポイント上昇したという結果が出ている。

教師やリーダーから生徒や従業員へ、具体的にどのように期待が伝わるかは、関係する人や具体的な状況によっても異なる。最もわかりやすいのは、あからさまな称賛や批判による伝達だろう。励ましが有益で、批判は有害だというのは、誰でも知っていることだ。だが、ある人の期待が、その人が設定する目標に表れることもある。教師がお気に入りの生徒に対してレベルの高い課題を与えつづければ、その生徒は学習の機会を多く得る一方で、残りの生徒はその機会を逃すことになる。

もっとさりげない伝わり方もある。例えば、あなたが誰かから質問を投げかけられ、誤った答えを返してしまった状況を想像してみてほしい。もし相手があなたの能力に高い期待を寄せていれば、質問を別の言葉で言い換えたり、わかりやすく解説したりしてくれるかもしれない。しかし、期待が低ければ、そのまま先に進んでしまうかもしれない。相手はそれにより、あなたが間違いから学ぶ人ではないと考えていることを、かすかにほのめかしていることになる。

おそらく最も問題となるのが、非言語的なサインだろう。例えば、人は相手にあまり期待していない場合、笑顔やアイコンタクトが少なくなる傾向がある。コミュニケーションにおける些細な違いではあるが、それでも、子どもから大人まで、誰でも容易に感じ取ることができる。

あるいは、沈黙さえも重要な意味を持つことがある。短い間を取るということは、相手の話をさえぎるのではなく、相手の話を広げるチャンスを与える行為だからだ。こうした些細なサインは、相手に対する感情を隠そうとしていても、うっかり伝わってしまうことがあるため、心理学者は、期待が「漏れる」という言い方をする。

期待の伝わり方はどうあれ、受け取った側はすぐにそれを内面化する。その結果、モチベーションや自信の増減につながることが研究で明らかになっている。そして、私たちはそうした感情の変化のきっかけに、まったく気づかない場合も少なくない。それでも、その感情が自分のパフォーマンスを左右してしまうのだ。

あなたは、時間と労力を費やせば、そのうちみずからの実力を証明することができ、教師やリーダーの期待もそれに応じてアップデートされるだろうと思うかもしれない。しかし残念ながら、誰かの期待を超えようとすると、逆効果になることがあるという。ローゼンタールとジェイコブソンは、スプルース小学校の教師たちが、「ブルーマー」の早熟さの兆候は受け入れた一方で、「ブルーマー」と見なされなかったにもかかわらず予想外の進歩を遂げた生徒には、より厳しい見方をしていたことに気づいた。ふたりは『サイエンティフィック・アメリカン』誌への寄稿の中で、「(後者の生徒たちは)成績を伸ばせば伸ばすほど、教師の評価が下がっていった」と指摘している。教師が生徒に対して、いったんネガティブな見方をしてしまうと、その生徒は教師を喜ばせるのに相当の苦労を強いられるということのようだ。

これは、人間の脳が持つ「確証バイアス」の、もう一つの形かもしれない。私たちは、自分がすでに持っている意見を裏づける根拠を常に探している。そして、それに反する証拠が文字通り目の前に突きつけられているような状況でも、自分の信念をアップデートするより、それを無視することを選んでしまう。私たちは、物語の展開を綿密に組み立てる劇作家のように、期待している物事が台本から外れることを良しとしないのだ。

バイアスバブル

もしも、大多数の人びとが他者に対して正確で公正な判断をしているのであれば、ピグマリオン効果がそれほどひどい結果を招くことはないだろう。実際、たいていの自伝には、若き日のスターのすばらしい可能性をメンターが見抜き、絶え間ない励ましによってその才能に気づかせたといったエピソードが出てくる。そうしたごく少数のケースでは、メンターたちの判断は、まぎれもなく正しかったと言える。

米国の多才な活動家、マヤ・アンジェロウにとってのメンターは、バーサ・フラワーズだった。彼女のたゆまぬ励ましが、アンジェロウの文学愛を目覚めさせ、彼女に自尊感情を与えた。「私はヘンダーソン夫人の孫としてでもなく、ベイリーの妹としてでもなく、ただマーガリート・ジョンソンであることで尊敬を得た」と彼女は述べている（マーガリート・ジョンソンは、アンジェロウの当時の活動名）。同じく米国の女性司会者オプラ・ウィンフリーにとっては、ダンカン先生がそれにあたる。ウィンフリーは自身のトークショーで、本人を前にして、「あなたのおかげで、私はいつも世界の舞台で勝負できると感じていました」と伝えている。また、英国の物理学者スティーブン・ホーキングにとってのメンターは、ディクラン・タータだった。彼は学生時代のホーキングの下手な字や生来の怠け癖の奥に可能性を見いだし、彼の宇宙への情熱に火をつけた。「偉人の影には、必ず偉大な恩師の存在がある」とホーキングは述べている。

だが、残念なことに、心理学の研究によると、ほとんどの人は、こうした潜在的な才能を見抜く能力には恵まれていないようだ。私たちは、ほんの些細な表面上の違いをもとに、他者を判断し、また他者から判断されている。つまり、誰かの温かい期待の恩恵を受けられるかどうかは、不公平に決まることが多いのだ。

例として、「ハロー効果」と呼ばれる認知バイアスについて考えてみたい。ハロー効果とは、左右対称の顔を持つ人――ステレオタイプ的に容姿が魅力的とされる人――を、より知的で有能だと思い込んでしまうといった現象のことだ。これには論理的な根拠はなく、完全な偏見である。ある論文著者の言葉を借りれば、私たちは「美によって盲目になる」のだ。

悲しいことだが、私たちは幼いころから容姿で判断されている。そして、容姿に基づく期待や思い込みが、親や教師、指導者、上司などによって絶えず伝えられると、容姿とは何の関係もないはずの多くの事象に影響する。歪んだ認識が、最終的には現実になるということだ。

一般的なピグマリオン効果に関する研究が示すように、その影響は、時間が経つにつれて積み重なっていく。さまざまな研究において、子どもの外見によって教師の期待を予測でき、それによって学業成績までも予測できることが確認されている。また、学校の成績がほかの生徒より少しでも優れていれば、より良い仕事に就けるかもしれないが、そこでも、外見に基づく能力評価がプラスに働いている可能性がある。そうすると、昇進や高給につながる可能性も高くなり、恩恵は雪だるま式に増えていく。例えば、１９９０年代初頭の研究によると、外見が魅力的なＭＢＡ学生は、卒業から10年後に、同じクラスで外見的な魅力が最も低かった学生よりも、年収が約1万ドル高かったことがわかっている。

さらに、声の高さといった一見取るに足らない要素も、ハロー効果から生じる累積的なアドバンテージ（またはディスアドバンテージ）によって、長期的な成功に影響を及ぼす可能性がある。この場合は一般的に、声が低い人のほうが、有能だと見なされる傾向がある。ノースカロライナ州にあるデューク大学のウィリアム・メイユーは、米国における大企業のＣＥＯ７９２人の声の録音を分析した。すると、声の低いグループほど、規模の大きな企業を統括している傾向があり、ほかの条件がすべて同じであれば、声の最も低いグループは、残りのグループに比べて、年収が18万７０００ドルも上回っていることが判明した（サンプルの中でも最低音ボイスの持ち主のひとり、マクドナルド社のＣＥＯジェームズ・スキナーは、平均年収が１４７１万ドル［訳注：日本円で約23億円］だった）。さらにこの傾向は、ＣＥＯ在職期間、つまり、どれだけその地位に長く留まることを許されるかにも影響が及んでいるようだった。

このような表面的な違いが、他人の自分に対する認識、ひいては自分の人生の軌跡にこれほど強い影響力を持ちうるというのは、驚くべきことであると同時に、恐ろしいことでもある。そして、こうしたステレオタイプに基づく期待や予測が、さらに重要な形で人びとの実力を決定づけている場面が、ほかにも多々存在する。

その一例として、英国の神経科学者ジーナ・リッポンによると、子どもは生まれた瞬間から、ジェンダーロール［訳注：社会的・文化的な性別の役割］に関する大人の期待によって、脳が形成されていくという。彼女は赤ちゃんを「社会的なスポンジ」と表現し、両親や先生、友人からのほんの些細な「ほのめかし」が、自信や不安感を与え、さまざまな分野で芽ばえつつある能力を、高めもすれば損ないもすると論じている。

例えば、女の子がレゴで遊んでいるときに、親戚がかすかに驚いた様子を見せたとする。すると、自分がレゴで遊ぶのは「予想外のこと」――子どもの解釈では「望ましくないこと」――という認識が、さりげなく伝わった結果、その子はあまりレゴで遊ばなくなるかもしれない。その失われた時間は取るに足らないように思えるかもしれないが、もしそのまま遊びつづけていたら、空間認識能力や非言語的な推論能力を鍛えるのに役立った可能性がある。つまり、この女の子が成長したときに、同年齢の男の子に比べて、そうした分野で少し不利になる可能性があるということだ。

あるいは学校において、「女子は算数が苦手」という大人の考えが、女の子の頭に疑いの種を植えつけた結果、実際に算数のテストで良い点を取れなかったとする。すると、その女の子の不安は裏づけられ、次のテストではさらに点数が下がるかもしれない。そうなれば、算数に対する意欲はどんどん薄れていくだろう。このように、初期の期待や信念が、その後の成績低下を招き、さらに長期的な学びをさまたげることがあるのだ。そうして、少なくともこの女の子にとっては、「女子は算数ができない」という考えが、自己成就的予言になってしまう。

このような偏見は、教育現場を超えて、仕事の場にも及ぶことがある。そうすると、女性にとってあらゆることが、本来よりも少しずつ困難になり、やがては科学、技術、工学、数学の分野における男女格差につながってゆく可能性がある。

中には、期待の影響を否定し、いまだに、ジェンダー差は生まれ持ったものだと主張する人もいる。懐疑論者の指摘として、男子と女子、あるいは男性と女性の脳をスキャンしてみると、解剖学的な違いがはっきりと観察されるというものがある。例えば、男性のほうが空間認識や計算能力に関連する脳領域が大きい、といった主張だ。しかしながら、脳スキャンに表れる解剖学的な違いは、決して遺伝的な差異をそのまま示しているのではなく、むしろ、私たちの文化におけるジェンダーバイアスを反映している。置かれた環境や、訓練するよう推奨されてきたスキルに合わせて脳が反応するのは、ごく自然なことだ。レゴで遊んでいる子どもは、その行為によって、脳の配線を積極的に変化させているのだ。つまり、いわゆる男女差というのは、「自分や周囲の人びとが持つ期待が、自分の生物学的な特性に、実際に物理的な影響を及ぼすことがある」という現象の、もう一つの事例に過ぎない。

　期待の影響は、特定の学問領域への適性における、明らかな男女格差にとどまらない。経済的な不平等による結果を悪化させることもある。現在、学校の教師は一貫して、貧しい子どもの能力を過小評価する傾向があることが、はっきりと実証されている。この現状が特に嘆かわしいのは、貧しい子どもほど、教師からのポジティブな期待を受けて知能が向上すれば、家庭のリソース不足を補えるようになるなど、より大きな恩恵を受けられる可能性があるからだ。すでに社会的に不利な状況に置かれている人は、その分、少しでも多くの自信を身につける必要があるということだ。

　誤った期待や思い込みがもたらす影響は、エスニック・マイノリティにとっては特に深刻な問題だ（この点については、ジェイコブソンとローゼンタールも最初の関連論文で指摘している）。多くの人びとが、あからさまな差別主義者ではなくとも、民族に基づく暗黙の偏見を持っている。そして、その偏見が無意識のうちに伝わることで、学問や仕事において重大な影響をもたらすことがあるという証拠が、山のようにある。それを示した例として、米国でおこなわれた大規模な研究で、幼稚園から8年生（中学2年生）までの８５００人以上の多様な生徒のサンプルを追跡したものがある。この研究では、特に算数・数学の成績に焦点を当てて分析がおこなわれた。結果は２０１８年に発表され、教師の期待による効果は「白人の男子よりも、白人の女子、マイノリティの女子、マイノリティの男子のほうが強い」と結論づけている。期待の低さは、しばしば組織文化全体にも浸透する。より貧しく、より民族的に多様な学校の職員は、生徒たちについて、全体的に「教えにくい」という印象を持ちやすい。そして、生徒の置かれている困難な状況だけでなく、教師自身の振る舞いによっても、その印象が真実であることが証明されてしまうのだ。

「マイノリティや不利な立場にある人たちは、単にその障壁に立ち向かい、乗り越え、支配的な文化的偏見が間違っていることを頑張って証明すればよい」という主張を耳にすることがある。しかし、それは無理難題である。人は、自分の属するグループに対するネガティブな期待に適合してしまう危険性を感じると、「ステレオタイプ脅威」と呼ばれる一種の不安を覚え、パフォーマンスが低下する。例えば「あなたは、ほかの人の半分の成果を出すのにも2倍の努力が必要だ」などと言われると、自分を奮い立たせて頑張ろうとする場合でも、みずからの苦境を思うことで、逆にストレスを増大させる結果にしかならないかもしれないのだ。

私たちは子どものころ、偶然選ばれた子どもが妖精や魔女によって祝福されたり呪われたりするおとぎ話に魅了されたものだ。しかし、現実世界においても、多くの人びとが人種や性別、顔立ちのみに基づいた他人の予言に翻弄され、ほんの些細な偏見によって、人生全体の軌道を変えられてしまっているという、憂慮すべき実態があるのだ。そうした不当に低い期待をこのまま野放しにしていると、隠れた才能を持つ多くの人びとが、偉大な個性を引き出す偉大な師に恵まれず、ホーキング、ウィンフリー、アンジェロウが受けたような励ましを受けられないままになってしまう。そしてそのために、世界はいっそう貧しいものになるだろう。

では、どうすればよいのだろうか。

人生の台本を書き換える

ローゼンタールとジェイコブソンがこの研究を初めて発表したとき、評論家の中には、ふたりの研究が、不平等の元と考えられるほかの要因をなかったことにしようとしている、あるいは少なくとも軽視していると、とらえる人もいた。『ニューヨーク・タイムズ』紙のあるコラムニストは、皮肉を込めてこう書いている。「何千、何万もの子どもたちが読み書き、会話、計算を身につけられずにいるのは、過密な教室や、貧困、社会状況、不十分な教育プログラムや教材、教師の訓練不足などのせいではないという。なんと、子どもたちが学ぼうとしないのは、教師が子どもたちに学ぶことを期待していないからなのだ」

これは、ジェイコブソンとローゼンタールの見解を不当に拡大解釈したものだが、そうした構造的要因の重要性については、真摯に検討する価値はあるだろう。多くの人びとは、他人からの暗黙の期待による影響だけでなく、あからさまな性差別、人種差別、階級差別と、いまだに闘わなければならない状況にある。米国や英国をはじめとする多くの国において、不平等の維持につながるような制度的な障壁が残っているのも言うまでもない。そのため、期待効果で対処したからといって、これらの問題を魔法のように解決できるわけではない。それは、プラセボ薬で末期の病気を奇跡的に治せると考えるようなものだ。

とはいえ、その事実は認めても、心理的変化を起こす可能性や重要性を放棄すべきだということにはならない。スプルース小学校での歴史的な実験から50年が経ち、今では、教育者やリーダーは他者に対する期待や信念の伝え方を変えることができるという研究結果も増えてきている。それらは、万能薬ではないかもしれないが、あらゆる人びとの可能性を最大限に引きだすための重要な第一歩となるだろう。

ニュージーランドにあるオークランド大学のクリスティン・ルビー＝デイビスは、教師たちの「台本」を欺瞞なしに書き換えることを目指す、最も堅実な研究を主導したひとりだ。彼女はローゼンタールと共同で、小中学校の教師、合わせて90人を集め、無作為化対照試験をおこなった。被験者の半数には、生徒の意欲や達成度を向上させる一般的手法を検討する標準的な職業能力開発セッションをおこない、残りの半数には、自己成就的予言の重要性に特化した四つのワークショップに参加してもらった（標準的なセッションと「ピグマリオン」ワークショップは、所要時間や労力の面では、ほとんど差はなかった）。

ワークショップでは、最初に期待効果の力とそれが生徒の学業成績に及ぼす影響について教師たちに説明し、生徒全員に対する期待を高めるための手法をいくつか提示した。例えば、生徒一人ひとりといっしょに明確な目標を設定する、（お気に入りの生徒だけでなく）全員に定期的にフィードバックができるよう対策を講じる、生徒の自主性を促す方法を探るなど、どれも「あなたには、たいていの問題を自分で解決する力がある」というメッセージを明確に示すものだった。

また、教師たちには、教室での自身の様子を撮影してもらい、その映像を次のワークショップで分析してもらった。そしてこれこそが、研究の成功の要《かなめ》であった。教師たちは、映像を見ることで、自分の期待の低さが、身振りや声のトーンなど、無意識の仕草を通して「漏れて」いる場面が多々あることに気づけたからだ。ピグマリオン効果に関する過去の研究でも示されていたように、教師たちは、自分の持つ偏見にまったく気づいていないことが多かった。「教師たちは、自分が算数の問題では男子ばかり当てていることや、白人の子どもとばかり関わっていることを、突如として自覚したのです」と、ルビー＝デイビスは私に話してくれた。「これが実に強力な学習体験になりました」
結果はまさに狙い通りだった。ワークショップを受けた教師の生徒は、ピグマリオン効果に特化していない標準的な研修を受けた教師の生徒に比べ、算数・数学の成績が28パーセント高くなったのだ。他人への期待の伝え方を変えることや、それにより相手に自信を与えることは可能であり、それが相手の（あるいは自分自身の）人生に重要な影響を与えうるというのは、もはや明らかだ。理想としては、こうした介入があらゆる教育機関や職場で広く導入されるのが望ましい。今後、期待効果の概念が広く知られるようになれば、おそらくそうなっていくだろう。それまでのあいだ、私たちは少なくとも、他人の期待や信念から自分自身を守ることならできるはずだ。

ネガティブな期待効果は、パフォーマンスへの不安、そして、自分は何らかの理由で目の前のタスクに向いていないという押しつけられた信念に起因する場合が多い。そのため、第7章で取り上げたようなストレスの再評価法を用いて、自分の直面している課題を見直してみることができる。こうした手法は、あらゆる不安に対処するためのものではあるが、特にネガティブなステレオタイプに立ち向かううえで、効果を発揮することを示す証拠もある。例えば、女子に対し、不安な気持ちの潜在的な利点（脳の活性化、パフォーマンスの向上）について教えると、算数や数学の試験で点数が良くなる傾向が示されている。ここで重要なのは、この介入が最も効果的だったのは、「女子は算数・数学が苦手」という一般通念について、はっきりと思い出させた場合だったことだ。つまり、ストレスの再評価が、ステレオタイプの脅威をやわらげるのに役立ったのだと考えられる。

あるいは、「自己肯定法」と呼ばれる方法を試してみるのもよいだろう。この用語自体は、ニューエイジ系の指南書に見られるエクササイズのような響きがあり、抵抗を感じるかもしれないが、どうか敬遠しないでほしい。実験心理学の定義による自己肯定とは、単に希望的観測を持つことではなく、自分が抱えているかもしれない不合理な疑念を中和するための、シンプルな方法を指す。

　この目的は、特定の課題自体に意識を向ける代わりに（それをすると、予想される困難に関するネガティブな思考におちいるだけだ）、目の前の課題とはまったく関係のない、自分の一般的な能力や価値に焦点を当てることだ。ほかの資質に目を向けることで、自分の持つリソースへの信頼を高め、自分の価値がその課題に左右される必要がないことを思い出せる。

　また、不安が減れば、成功のさまたげとなるネガティブ思考から「脳の作業スペース」が解放され、記憶力や集中力が増し、困難な挑戦を続ける決意を強化することができる。自己肯定法は、自尊心の土台を固めることだと考えるとよいかもしれない。それにより、自己評価が他人の意見によって簡単に左右されないようにするのだ。

　あなたもぜひ試してみてほしい。試してみると、いかに簡単な方法かがわかるだろう。まず、あなたにとって重要な意味を持つ特性（ユーモアのセンス、創造性、独立心、社交性、運動能力など）を10個、挙げてみよう。そして、その中から最も重要なものを選び、なぜそれが重要なのか（自分の人生でそれが特に重要だと気づいた出来事など）を簡単に説明してみよう。

　いつでもどこでもできる短いエクササイズだが、そのシンプルさに反して、効果は絶大だ。これを一番始めに最も衝撃的な形で実証したのが、アルバータ大学とアリゾナ大学の研究者による実験だ。この実験では、回転した図形を合わせるという空間認識のテストを被験者に課した。前述のように、空間認識能力

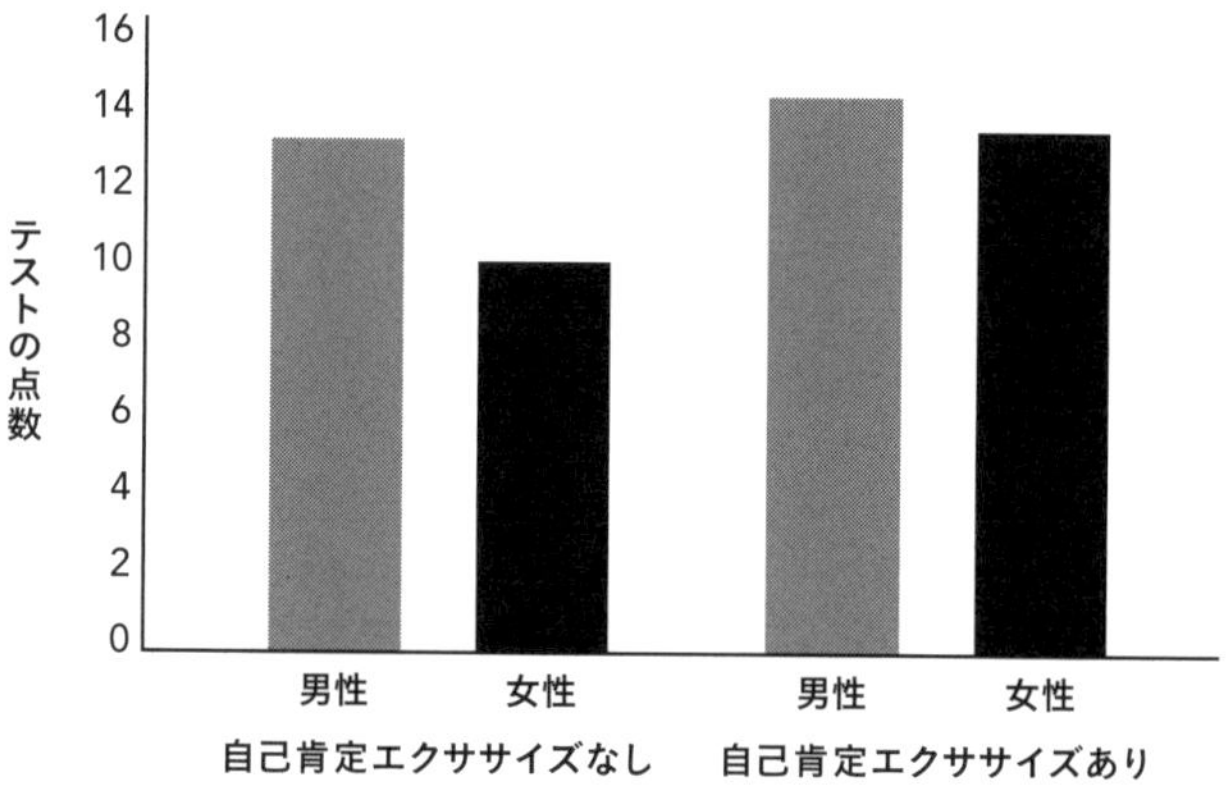

自己肯定法による空間認識能力における性差の減少

は、女性の苦手分野だと思われがちだ（「女は地図が読めない」といった性差別的なジョークの数々を思えば明らかだろう）。これが、期待効果の力によって、自己成就的予言となってしまうことが少なくない。

テストの前に、被験者の半数には簡単な自己肯定エクササイズをおこなってもらい、対照群には他人の特徴について書くように指示した。さらに、ネガティブな信念が顕著な場合でも自己肯定法が役立つかどうかを調べるため、実験者は被験者に対し、「このテストの目的の一つは、男女間で成績にどれくらい差が出るかを確認し、女性は空間回転タスクが苦手だというステレオタイプや通念が、どれくらい正しいかを調べることです」と伝え、性差別的なステレオタイプを意図的に思い出させた。

自己肯定法の効果は顕著に現れた。介入の結果、被験者の性別による成績差は、ほぼなくなったのだ。

研究チームは、算数・数学の点数についても、よく似たパターンを見いだした。一般的に見て、男性は自

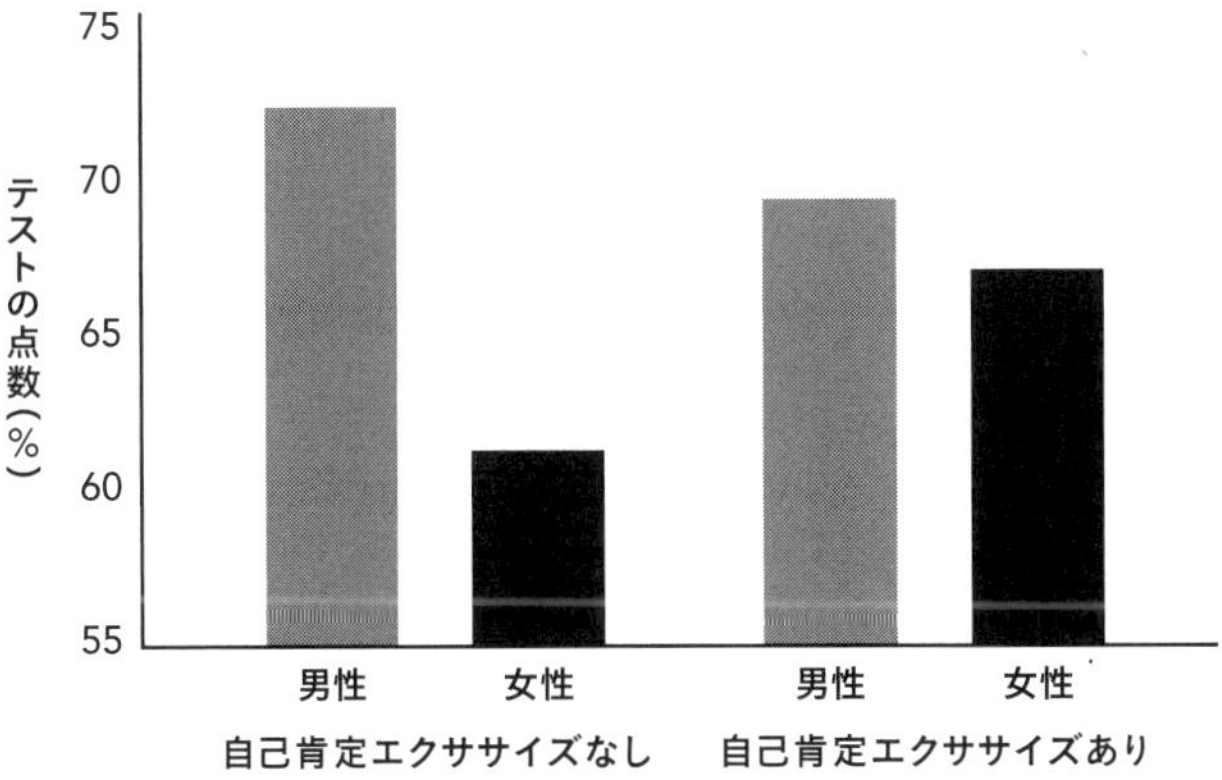

自己肯定法による物理の成績における性差の減少

信を強化する必要はない（ゆえに、ささやかな向上しか示さなかった）のに対し、女性は、自己肯定法の実践後は顕著な向上を示した。

それでも半信半疑な人は、大学レベルの物理の試験を受けた学生の成績を示した上のグラフをご覧いただきたい。物理もまた、女性は苦手だと想定されがちな科目だ。グラフの左側が対照条件、右側が自己肯定エクササイズを何度かおこなった後の結果を示している。自己肯定エクササイズは、学期の始めと中間試験の直前におこなわれた。

見てわかる通り、性別による成績差は、約10ポイントの差から、ほんの数ポイントまで縮まっている。また、自己肯定法の効果は、事前に性差別的なステレオタイプを取り込んだ女性に最も大きく表れ、ステレオタイプに対する保護的な効果も裏づけられた。ある意味で、自己肯定法は、社会から「うつされた」ネガティブな信念に対する「解毒剤」のような役割を果たしたと言える。

性差を埋める以外にも、自己肯定法には、経済的に貧しい状況につきまといがちなネガティブな期待を是正する効果もある。英国でおこなわれたある研究では、年度始めの英語の授業で、11歳から14歳の生徒に自己肯定感を高めるような作文を書いてもらった。その後、無償給食制度の対象となっている子どもと、より裕福な家庭の子どもの成績を比較したところ、そのシンプルな手法によって、所得階級による成績格差が62パーセント縮小したことがわかった。

最も驚くべき研究結果は、アフリカ系米国人生徒の学業成績に関するものだろう。先ほどの英国の生徒たちと同様に、本研究でも、アフリカ系米国人の生徒たちが7年生（中学1年生）の始めに自己肯定エクササイズをおこない、それから数年にわたり、「ブースター」として、さらに何度か実践した。すると、各セッションはたったの15分と、時間割の中でも最も短いものだったにもかかわらず、自己肯定法によって、個々の試験成績における人種間の差が40パーセントも減少した。さらにすごいのは、最初の介入から9年経っても、その効果が見られた点である。全体で、対照群のアフリカ系米国人生徒の大学進学率は78パーセントだったのに対し、自己肯定エクササイズをおこなった介入群では、92パーセントにのぼっていたという。

これほど大きく長期的な効果が見られたということは、変化の好循環が起きていたのだろう。他人からのネガティブな期待に反して「自分には価値がある」という感覚を強化することで、すぐに成績が向上する。それが、その後のテストに対する自信につながる。やがて、自分の能力や価値を評価するという単純なステップを通して、社会から押しつけられる自己成就的予言をはねのけ、敷かれたレールから思いきって外れて、新たな軌道を切りひらけるようになるということだ。

自己肯定法は、今では、ネガティブなステレオタイプの影響に立ち向かうための、最も信頼できる形で試行が重ねられた介入策の一つとされている。学力の格差を埋めるための新たな方法を模索しているのであれば、自己肯定法の実践・普及は、それこそ頭を使わなくてもできる、実に簡単なアプローチだ。

＊＊＊

ジェイコブソンとローゼンタールは、スプルース小学校におけるピグマリオン効果研究のまとめとして、ジョージ・バーナード・ショーの戯曲のせりふを引用している。花売り娘だったイライザ・ドゥーリトルは、他者の期待による影響についてこう語る。「ほらごらんなさい、誰にでも身につけられること（着こなしとか、正しい話し方とか）は別として、本当の意味でのレディと花売り娘の違いは、どう振る舞うかではなくて、どう扱われるかにあるのです。ヒギンズ先生にとっては、私はいつまでたっても花売り娘のまま。だって、先生はいつも私のことを花売り娘として扱っていて、これからもずっとそうでしょうから。でも、私はあなたの前ではレディでいられます。だって、あなたはいつも私のことをレディとして扱ってくださるし、これからもずっとそうしてくださるでしょうから」（彼らはこれを、ピグマリオン効果に関する「バーナード・ショーによる要約」とまで述べている）

このドゥーリトルの甘くせつない語り口には、ジェイコブソンとローゼンタールのような楽観主義は含まれていない。一方、当時のふたりの論文は、これからすぐにでもピグマリオン効果に関する理解が深まっていき、子どもたちの能力を引き上げることができるだろうという期待と興奮に満ちている。しかし、それから60年が経った今でもなお、私たちはようやく、その出発点に立とうとしている段階なのだ。

ここまで来るのにこれだけ長い時間を要したことは、もどかしくはあるが、驚くにはあたらない。本書を通して見てきたように、期待効果を受け入れるには、私たちの脳、体、そして社会に関する多くの前提を覆さねばならず、そのためには並はずれたエビデンスが必要なのだ。しかし近年、期待効果への関心が再び高まってきたことで、私たちはようやく、自分の、そして他者の潜在能力を、ピグマリオン現象の驚異的な力によって解放するための知識と理解を手に入れたのだ。

世界全体が舞台だとすれば、私たちの台本は、しばしば周囲の人びとによって執筆される。以前なら、私たちは無知な役者のように、何も知らずに与えられた役を演じていたかもしれない。しかし、そうありつづける必要はまったくない。与えられた台本の内容をきちんと理解できていれば、私たちは自分に合わない物語を拒絶し、自分の運命をみずから創作することができるのだ。

考え方のヒント……知能、学習、創造性について

■自分の能力を正直に評価し、ネガティブな期待を内面化してしまっていないか、自問自答してみよう。例えば、自分は元々、数学や芸術が苦手だと考えているとして、それには本当に正当な理由があるだろうか。もしかすると、それらの能力を高める力があるのではないだろうか。

■成長の余地がある分野を見つけたら、あなたの知的・創造的なコンフォートゾーンから押し出してくれるような新たな挑戦を求めつつ、それらのネガティブな思い込みが真実かどうかを試してみよう。

■その過程でフラストレーションを覚えたときは、それは学習の効果が出ているサインであり、目の前の課題が重要であることの表れだととらえよう。このような簡単なリフレーミングをおこなうだけで、パフォーマンスが向上することがある。

■もし、特に不安を抱えている場合や、「ステレオタイプ脅威」に苦しんでいるかもしれないと思う場合は、自己肯定法（266〜271ページ）を実践してみよう。恐怖やネガティブな期待をやわらげるために、自分のアイデンティティにとって大切な、ほかの多くの個性や価値観に目を向け、なぜ自分にとってそれらが大切なのかを考えてみるのも、一つの方法だ。

■もしあなたが教育者やリーダーである場合は、自分の言語的、非言語的な振る舞いによって、他人への期待や思い込みを伝えてしまっていないか考えてみよう。自分の身振りや声のトーンは自覚できていない可能性があるため、生徒や同僚とのやりとりをほかの人に観察してもらったり、自分で撮影してみたりすると、参考になるかもしれない。

第10章

若さとは何か

寿命すらも左右する重要なマインドセット

パディ・ジョーンズは、かれこれ10年以上、その刺激的なサルサダンスで世界中の観客を魅了してきた。２００９年にスペインのオーディション番組『Tú Sí Que Vales（あなたにはその価値がある）』で一躍有名になった彼女は、その後も、英国では『Britain's Got Talent』、ドイツでは『Das Supertalent』、アルゼンチンではダンス番組『Bailando』に出演し、イタリアでは２０１８年にサンレモ音楽祭でバンド「Lo Stato Sociale」と共演するなど、世界各地で活躍を見せている。

実は、ジョーンズの年齢は80代半ば。ギネス世界記録によれば、世界最高齢のアクロバティック・サルサダンサーである。英国で育った彼女は、元々熱心なダンサーで、プロとしても活動していたが、22歳で夫のデビッドと結婚し、４人の子どもをもうけてからは、いったんダンスの世界を離れていた。ふたりは退職を機にスペインへ移住するが、そこで夫がガンで他界。その悲劇的な出来事が、彼女を再びダンスのレッスンに駆り立てたのだという。あらゆるラテンダンスを一通り試した彼女は、やがてアクロバティックなサルサダンスに夢中になる。このダンスでは、パートナーのニコから頻繁に宙に投げ上げられたりもする。彼女は２０１４年にメディアに対し、「私は年齢を言いわけにはしません。私は自分が80歳だとは感じていないし、80歳のように振る舞いもしないので」と語っている。また、自分がダンスをやめるのは、（40歳年下の）ニコが疲れたときだけだとも発言している。

本書ではここまで、「期待」がさまざまな形で私たちの精神的・身体的健康に強力な影響を及ぼし、私たちの知覚や食事、運動、ストレスに対する生理的な反応、そして認知能力を変化させるということを見てきた。今度は、それらの期待効果が組み合わさって、いかに私たちの「老い方」に強い影響を及ぼすかについて論じたいと思う。期待や信念の力によって、寿命が数年単位で延びたり縮んだりする可能性があるという事実は、「予測マシン」という新たな知見がもたらす結果の中でも、最も衝撃的かつ重要だと私は考えている。その事実こそが、心身のつながりには真剣に向き合わなければならないと私が思う、大きな理由でもある。

話を進める前に、まずは次の四つの質問に正直に答えてみてほしい。

① 歳をとるにつれて、物事は良くなりますか？　悪くなりますか？　それとも変わらないですか？

② 次の単語のペアのうち、老後の生活から連想するのはどちらですか？
「関与しない／関与する」「できない／できる」「依存／自立」「ひま／忙しい」

③ 中年の終わりと老年の始まりはいつですか？

④ （実年齢ではなく）純粋に主観的体感だけに基づくと、今日あなたは何歳だと感じますか？

これから見ていくように、この種の質問にどう答えるかは、あなたの現在の健康度と同じくらい、あるいはそれ以上に、あなたの将来の健康に対して重要な意味を持つ。実際、多くの科学者が、長期的な健康にとって、加齢に対する考え方は、実年齢と同じくらい重要だという結論に達しつつある。人の期待や信念は、さまざまなルートを通じて細胞の生物学的な時計の速度を決め、些細な痛みや苦痛から、心臓病、認知症、死亡リスクに至るまで、あらゆるものを決定づける。先のパディ・ジョーンズのような若々しい心は、まさに若さの秘薬のようなものだということがわかるだろう。

もしも時間を戻せるなら

人の思考や期待が老化プロセスを加速させたり遅らせたりする可能性について、最初のヒントを示したのは、ハーバード大学の心理学者エレン・ランガーによる画期的な実験だった。

ランガーは、我が道を行くタイプの独創的な研究者として知られており、マインドフルネスが科学的研究の対象として流行するよりずっと前に、いち早くその効用を調べたひとりでもある（また、視力に対する期待の影響についても研究している。詳しくは第1章を参照）。１９７９年に、ランガーは心と体のつながりについて調べるため、70代~80代のグループに、１９５９年に戻ったつもりで生活してもらうことにした。

被験者は地元の新聞広告を通じて募集した。集まった被験者に対し、まず、加齢に伴う症状の診断でよく用いられるような複数の検査を実施した。次に、記憶力のテストと並行して、脳の処理速度を測定するための認知タスク（紙上の迷路を鉛筆でなぞるなど）を課した。一般的に、処理速度は高齢になると遅くなると考えられている。さらに、被験者の視力と聴力、関節の柔軟性も測定した。

そのうえで、研究者チームは被験者たちを１週間の合宿へと連れ出した。合宿の場所は、ニューハンプシャー州ピーターバラにある修道院で、建物はまるで１９５０年代後半で時間が止まったかのような趣きに改装されていた。また、リビングに置いてある雑誌や、ラジオから流れてくる音楽（ペリー・コモ、ナット・キング・コール、ローズマリー・クルーニーなどの、甘い歌声）、鑑賞できる映画（『お熱いのがお好き』『北北西に進路を取れ』『ベン・ハー』）など、あらゆるものが歴史的な正確さを考慮して慎重に選ばれていた。さらに、被験者のマインドセットがその環境によって確実に変わるように、被験者には、その時代の自伝を現在形で書くように求めた。そして、実際に１９５９年を生きているかのように生活し、それ以降に起きたことは話題にしないようにと明確に指示した。その代わりに、20年前の政治やスポーツについては、大いに語り合うことを奨励した。そうしたあらゆる連想を通じて、今よりも若くて元気だった自分を呼び覚ましてもらうことが、この実験の狙いだった。

また、比較対象として、研究者たちは1週間後に再び合宿を催行した。建物の内装、食事、人との交流などの条件は同じだったが、こちらの被験者には、昔の思い出を振り返ってもらっただけで、実際に若いころのように振る舞うことは求めなかった。例えば、1回めと同じく自伝は書いてもらったが、現在形ではなく過去形で書いてもらった。ちょっとした違いではあるが、被験者の思考が現在の年齢に向いたままの状態にすることを意図していた。

一連のテストの合宿前の基準値と合宿後の結果を比較したところ、ほとんどの被験者がある程度の改善を見せたが、効果が最も大きかったのは、１９５９年の世界にどっぷり浸かった最初のグループだった。例えば、認知テストで成績が有意に向上した人の割合は、対照群では44パーセントだったのに対し、介入群では63パーセントにのぼっていた。視力は回復し、関節は柔軟に、手先は器用になった。関節炎による炎症の一部もやわらいだ。さらに、変化は外見にも顕著に表れていた。姿勢が良くなり、背も伸び、楽に歩けるようになった。ランガーが被験者の合宿前後の写真を撮り、実験の目的を知らされていない第三者に見せたところ、合宿前よりも合宿後の写真のほうが格段に若く見えると評価された。まるで、ランガーが時計の針を巻き戻したかのようだった。

　思わず目を見張るような結果ではあるが、ランガーの実験には、ほかのマインドセットに関する初期の研究（そして、当時の心理学的研究の多く）と同様の落とし穴があった。最も深刻な問題は、サンプルの少なさである。介入群と対照群の人数は、それぞれたったの8人ずつと、通常、人口全体に関する結論を導き出すには不十分とされる数だった。つまりは「比類なき主張には比類なき証拠が必要」ということであり、人のマインドセットが肉体的な老化に何らかの影響を与えるという主張そのものは、まさに現在の科学的理論の中でも、比類のない画期的なものなのだ。

　その画期的な主張を裏づける十分な証拠を示そうと先陣を切っているのが、イエール大学公衆衛生大学院のベッカ・レビーだ。彼女の最初期の、そして最も注目すべき研究論文の一つに、オハイオ加齢・退職縦断研究のデータを分析したものがある。

　この研究は、１９７５年7月1日までに50歳を迎えた１１００人以上の被験者を選び出し、その後数十年にわたって経過を追跡したものだ。研究の開始時に、被験者に対し、次のような文章に対する同意度を評価するよう求めている。

■私は去年と同じくらい元気だ。

■人は歳をとればとるほど、役に立たなくなる。
■歳をとるにつれて、状況は悪くなる一方だ。

そのときの点数に基づいて、レビーらは被験者を二つのグループに分けた。自身の加齢についてポジティブな見方をしていたグループと、ネガティブな見方をしていたグループである。そして、それぞれのグループの死亡リスクを調査した。

その結果、加齢についてポジティブにとらえていたグループは研究開始からの平均生存年数が22・6年だったのに対し、ネガティブにとらえていたグループは15年と、実に約7・5年分の開きがあったのだ。この関連性は、社会経済的な地位や孤独感など、ほかの既知のリスク因子を考慮に入れても、なお変わらなかった。この発見の意義は、2002年に初めて研究結果が発表されてから今に至るまで、まったく薄れていない。「もしも、未知のウイルスが人の寿命を7年以上も縮めることが判明したとしたら、原因の特定と対策の実施に、相当の労力が費やされるだろう」と、レビーのチームは論文の中で述べている。「今回のケースでは、考えられる原因の一つはすでにわかっている。それは、社会的に容認されている、高齢者への軽視である」

その後の研究でも、人の考え方とその人の肉体的な老化との関連性は裏づけられている。その一方で、よりありきたりで面白みに欠ける一般論は否定されているようだ。例えば、加齢に対する考え方というのは、衰退の原因ではなく、むしろ結果だという見方もできるかもしれないが、その見方では説明がつかないような注目すべき研究結果がいくつか出てきている。その一つに、レビーがボルチモア加齢縦断研究のデータを調べたものがある。

この研究では、１９５０年代後半から21世紀初頭にかけて数百人の経過を追跡しており、１９６８年からは被験者に対し、老年期に対する考え方（「高齢者は無力だ」といった文章への同意度など）を質問している。当時の被験者の平均年齢は36歳で、その大半がすでに老化に伴う深刻な問題を抱えていたとは考えにくい。そのため、彼らの加齢観は、個人的な経験よりも、彼らを取り巻く文化から来ていた可能性がきわめて高いと思われる。だがレビーは、肥満、喫煙習慣、心血管系疾患の家族歴などの既存のリスク因子を調整してもなお、彼らの加齢観によって、そこから38年後までに狭心症、心不全、心筋梗塞、脳卒中などを発症するリスクが予測できることを発見した。

また、ポジティブな加齢観は、特定の種類の認知症から私たちを守ってくれる効果もあるようだ。アルツハイマー病の正確な原因についてはまだ研究が続いているが、この病気に伴う神経学的変化の多くは明らかになっている。その一つが、アミロイドβと呼ばれるタンパク質の蓄積だ。アミロイドβの塊（斑）が脳細胞間に蓄積すると、脳の信号伝達に不可欠なシナプスを破壊してしまう。また、アルツハイマー病患者の脳細胞の内部では、タウという別のタンパク質の線維化が見られる。さらに現在では、特定の遺伝子変異体（特に「ＡＰＯＥ遺伝子ε４型」）を持つ人はアルツハイマー病にかかりやすいこともわかっている。とはいえ、その遺伝的差異によって運命が完全に決まってしまうわけではない。ＡＰＯＥ遺伝子のε４遺伝子型を持っていても、認知症を発症しない人もたくさんいるのだ。

老化へのとらえ方がアルツハイマー病の発症率に影響するかどうかを確かめるため、レビーはまたもや、加齢観の測定を含む長期的な集団研究に参加した被験者の医療記録を調べ上げた。中には、幸いに

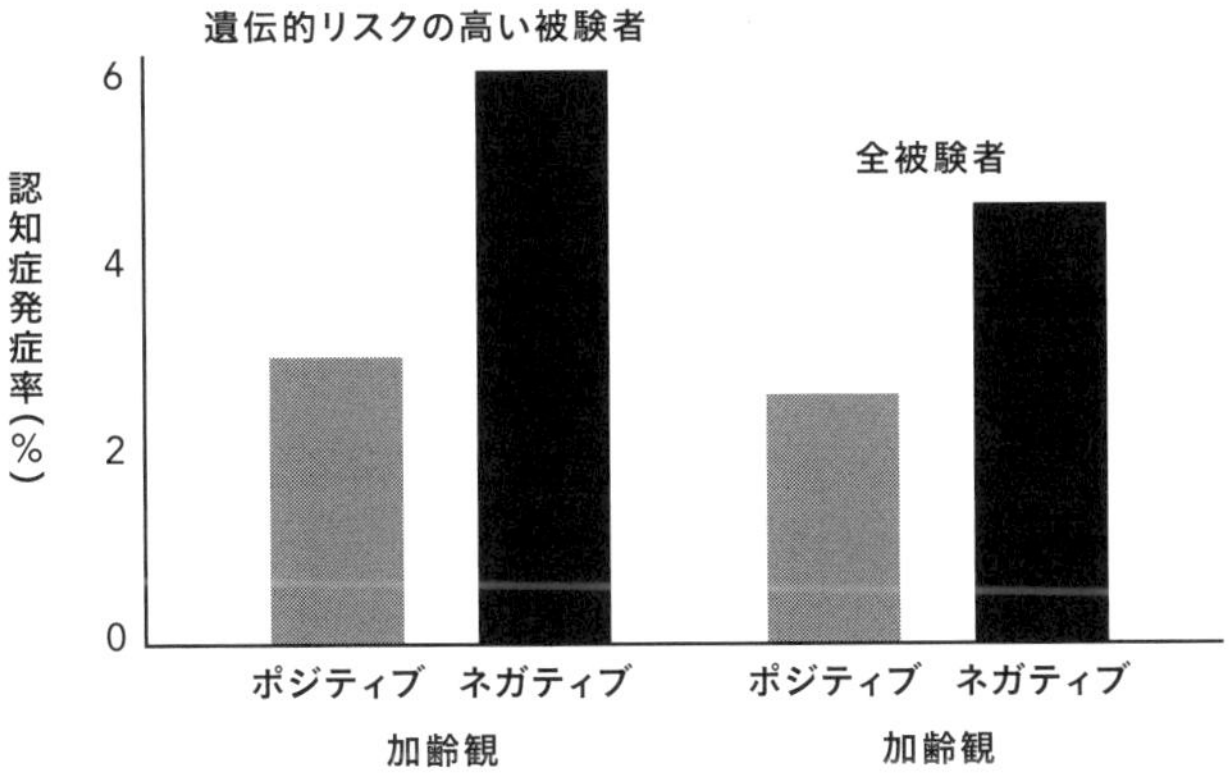

認知症発症率に対する加齢観の影響

も、研究期間中にMRI検査が定期的に実施され、死後に脳の解剖がおこなわれているものもあった。調査の結果、レビーは、人びとの加齢観が脳のあちこちに刻み込まれていることを発見した。元々ネガティブな見方をしていた被験者の脳では、アミロイドβ斑や線維化したタウタンパク質の蓄積が顕著に増加していたのだ。さらに、記憶形成をつかさどる海馬（脳の奥深くにある、タツノオトシゴのような形をした部位）にも、いちじるしい損傷が見られた。

　また、その後の追跡調査で、APOE遺伝子のε4型を持つ被験者のあいだでは、加齢観の影響が特に顕著であることが判明した。この高リスク因子とされる遺伝子型を持つグループにおいて、ポジティブな加齢観を持っていた被験者は、老化には精神的・肉体的な衰退が伴うと考えていた被験者に比べ、認知症の発症リスクが、なんと半分にとどまっていたのだ。それどころか、ポジティブな加齢観を持つ被験者では、高リスクの遺伝子型を持っていても、認知症リスクはほとんど増加しないようだった。

＊＊＊

この研究結果の重要性は計り知れない。これまで、老化に伴う病気の進行を加速させる要因となる、純粋に生物学的なリスク因子については、さんざん語られてきた。しかし、この研究によると、私たちの「考え方」も、それ以上とは言わないまでも、それと同じくらい強力な影響力を持っているということだ。例えば、血中コレステロール値が高いと、平均寿命が最大4年、短くなると考えられているが、それをはるかにしのぐ「7年半」が、将来の健康についてネガティブに考えることで縮まってしまうというのだ。

あらゆる医学的リスクと同様に、ネガティブな加齢観によってもたらされるリスクも、さまざまな要因に左右される。英国の官庁街ホワイトホールで働く公務員を対象とした画期的な調査によると、「高齢」という言葉をどう定義するかといった単純な質問で、その影響の大きさが測れるという。

この「ホワイトホール研究」は、競争社会のヒエラルキーの頂点にいる人よりも、下層にいる人のほうが健康上の負担がはるかに大きいことを明らかにし、社会的地位と健康との相関を示したことでよく知られている。だが、この研究では１９９０年代初頭に、被験者の公務員たちに対し、「中年はいつまでで、老年はいつからか」という質問もしている。その点も含めて調べると、老年期の開始を早めに設定していた人ほど、若い年齢で健康状態が悪化しやすいことがわかったのだ。老年期の始まりを60歳以下だと考えていた人は、70歳以降だと考えていた人よりも、回答から10年間で冠状動脈性心疾患を発症する確率が、約40パーセントも高かった。裏を返せば、自分はまだ該当年齢に達していないと判断することで、その影響の一部をまぬがれる可能性があるということだ。

これが、２７５ページの4番め（最後）の質問につながる。この質問では、「主観年齢」、つまり実年齢ではなく、心の中で感じている年齢を尋ねている。「若さは気持ちしだい」というのは、もはや決まり文句のようになっているが、実際に、主観年齢が低い人ほど、肉体的にも精神的にも健康でいられる傾向が強いことが、何千人もの被験者を調査した研究でも示されているのだ。その理由は何だろうか。一つの可能性として、主観年齢が低い人は、ほかの人たちに起きると想定される通常の衰えに対し、自分は例外なのだと思い込みやすくなることが考えられる。それにより、歳を重ねても健康に対するポジティブな期待を維持することができ、ネガティブなステレオタイプによる有害な、そして非常に強い影響から身を守ることができるというわけだ。

これはまさに、１９７９年のタイムスリップ実験でランガーが目指していたことだ。彼女は例の１９５０年代後半の装飾や文化を再現した修道院で、被験者の主観年齢を20年分、若返らせようとしていたのだ。被験者たちは、最初に合宿所に足を踏み入れたときには、まだ自分は70代、80代の高齢者だという気分のまま、年齢に伴うあらゆる負担を感じていた。しかし、滞在期間が終わり、合宿所を後にするころには、もっとエネルギーや人生の目的意識にあふれていた、50代～60代の感覚を取り戻していた。そして、少なくともその少人数の被験者にとっては、それが功を奏したようだった。精神面ほどではないにしても、肉体面でも少なからず、時計の針が一時的に巻き戻っていたのだ。

ステレオタイプ・エンボディメント理論

では、私たちのネガティブな期待は、どこから来るのだろうか。そして、なぜそれが私たちの健康や幸福にこれほど強い影響をもたらすのだろうか。これらの疑問に答えるには、「ステレオタイプ・エンボディメント」（固定観念の具現化）というプロセスを理解する必要がある。

その理解の助けとなるのが、作家のマーティン・エイミスだ。サルサダンサーのパディ・ジョーンズが老いに対する最適な向き合い方を示してくれているとすれば、エイミスの姿勢はその対極にあると言える。彼は２０１０年のインタビューの中で、高齢化社会を「シルバー・ツナミ」と呼んで憂い、「ぼけた老人たちが、ひどい移民の侵略のように押し寄せ、レストランやカフェや商店に異臭を放つだろう」と言い放っている。また、「10年か15年後には、老人と若者のあいだで内戦のような状態になっているのが目に浮かぶ」として、街角のあらゆる場所に「安楽死ブース」を設けようと軽い調子で語り、ある文学イベントでは、老化というのは「ラストに最悪の展開が待っている低予算のホラー映画にみずから主演するようなものだ」と述べている。もはや、健康に年老いるよりも死を選んだほうがましだと言っているようなものであり、高齢者に対するこれほど無情な見方は、なかなかないだろう。

当時、文芸批評家たちが指摘したように、エイミスの小説は、ひたすら老いに対する恐怖と嫌悪を描きつづけており、どれも、高齢者世代に対するネガティブなステレオタイプで埋め尽くされている（彼はデビュー作の中で、20歳が青春の終わりだと主張している）。そして彼自身、歳を重ねるにつれて、しばしば自分の運命に対する恐怖にさいなまれるようになる。「鏡を見ていると、若さは40代前半で蒸発して消えてしまうようだ」と彼は『スミソニアン』誌に語っている。「そしてその後は、自分はいつまでも死なないかのように振る舞うのが、フルタイムの仕事になる」と。彼は60代ですでに才能の衰えを感じ、自分の文章から「エネルギーと音楽性」が失われたと表現している。かつては「滝」のように感じられた創造性が、涸《か》れ果ててしまったようだった。

　科学的な研究によれば、エイミスの経験は、よくあるパターンのようだ。私たちは若いころに、老人に対するネガティブな見方を身につける。最初のうちは、その見方は他人に向いている。ところが人生のある時点で、例えば節目の年齢に達する、退職する、白髪になるといった何らかの変化が起き、元々持っていたステレオタイプが自分に当てはまることに気づいてしまう。そうして、自分のステレオタイプが「具現化《エンボディ》」し、肉体的・認知的な衰えを促進する。つまり、自己成就的予言を実現しはじめてしまうのだ。

　このステレオタイプ・エンボディメントに至るまでには、複数のルートが同時に存在し、それらが互いに絡み合っていることもある。一つめのルートは、純粋に心理的なものだ。例えば、記憶力の低下などが含まれる。高齢者がネガティブなステレオタイプに接すると、自分の知能に自信がなくなり、物事を記憶に留めようとするよりも、人工的な支え（買いものリストやカーナビなど）に頼りがちになる。しかし、研究によると、記憶だけに頼らざるをえない場面では、自分で思っているより、ずっと多くのことを覚えていられるのだという。また、意識的に頭を働かせようと努力することで、記憶力の低下を遅らせられることもわかっている。

　集中力の問題も、ネガティブな期待から生じることがある。集中できないのではないか、ネガティブなステレオタイプを証明してしまうのではないかと恐れるほど、本当に集中しにくくなるということだ。多くの人にとって、年齢とともに集中できる時間が短くなっていくというのは幻想であり、必ずしも生物学的な現実を反映しているわけではない。オランダにあるトゥウェンテ大学のゲルベン・ウェスターホフは、年齢差別的なテレビCMを見る、といった些細なことでも、人の思考にそうした影響を及ぼす可能性があることを示している。高齢者が無能そうに振る舞う様子を目にするだけでも、高齢の視聴者の認知力低下を招くのだという。こうした期待効果は、最初のうちは一時的かもしれないが、時間が経つにつれて徐々に染みついていき、永続的な衰えにつながってしまう可能性がある。

「ステレオタイプ・エンボディメント」に至る二つめのルートは、行動的・動機的なものだ。私たちは、自分の体はこれから衰弱していくものだと思い込み、自分を取り巻く環境を、実際よりも恐ろしいものとして見ていると、激しい運動を控えるようになり、何か運動はしているとしても、ネガティブな期待によって、肉体的な疲労を感じやすくなる。また、体力の急な落ち込みを予期していると、歩き方など、日常的な動きも緩慢になり、勢いもなくなってしまう。レビーによる研究で、人びとの加齢観と、年齢に伴って肥満になる可能性に強い相関関係が見られたのも、これが原因だと考えられる。

　最後の三つめは、心身相関的なルートだ。自分は虚弱状態になるだろうと想定していると、体の疼痛が増幅したり、吐き気やめまいなどの感覚が強まったりする。このノセボ効果が、多くの高齢者が訴える「なんだか調子が悪い」という感覚の一因にもなっていると考えられる。また、呼吸や代謝が変化することで、体を動かすことがさらに困難になる可能性がある（自分の体力について悲観的な人ほど、運動するのは大変だと感じる傾向があり、運動による効果を本来よりも得られなくなるというのは、これまで見てきた通りである）。

さらに重要なのは、ネガティブな期待が病的なストレス反応を引き起こし、長期的な健康に、深刻なダメージを与える可能性もあるということだ。新たな脅威や課題に直面すると、私たちの「予測マシン」は自身の対応能力を慎重に見積もり、その計算をもとに、ホルモン分泌量を調整するという話を思い出してほしい。アドレナリンやコルチゾールは、長期的な健康を犠牲にして、差し迫る脅威に対処する態勢を整えるために分泌される。また、組織の維持・修復に関与するＤＨＥＡ－Ｓは、脳が目の前の課題をポジティブなものと見なすと、大量に放出される。さらに、「予測マシン」は心血管系の反応も制御し、血管を収縮させる（脅威による失血を防ぐ）か、拡張させる（脳や手足に酸素を行き渡らせ、困難に立ち向かえるようにする）かを判断したり、エネルギーを温存するか、蓄えを解放して状況に対処するかを決定したりする。もしも、年齢を重ねるとより弱く、鈍く、傷つきやすくなると考えていれば、目の前の困難について、ポジティブな挑戦ではなくネガティブな脅威ととらえる傾向が強まる。その結果、より有害なストレス反応が起こり、体に甚大かつ長期的な打撃を与えるわけだ。

　これは、室内実験でも明らかになっている。年齢に関するネガティブなステレオタイプを植えつけられた高齢者は、ストレスフルな課題に直面すると収縮期血圧が高くなる傾向があるのに対し、ポジティブなステレオタイプに接した人は、控えめな反応を示していたことがわかっている。また、長期的な傾向を調べたレビーの研究でも、老化についてネガティブな考え方をしていた人は、50歳から80歳の誕生日までのあいだに、ストレスホルモンのコルチゾール値が約40パーセントも上昇していた。

　それに対し、ポジティブな考え方をしていた人は、同じ期間にコルチゾール値が10パーセント減少し、人生の次のステージへと穏やかに移行しているようだった。慢性的なストレス反応は、慢性的な炎症につながる。慢性炎症は体の組織を損傷させ、関節炎、心臓病、アルツハイマー病など、さまざまな病気を引き起こすことが知られている。レビーの最近の研究でもやはり、老化へのネガティブな見方によって4年後の炎症の悪化を予測できること、そして、その炎症がその後2年間の死亡リスクの上昇につながることがわかっている。

さらに、ネガティブな期待による影響は、私たちの遺伝子の設計図が保存されている、個々の細胞の核内にまで見ることができる。遺伝子は、各細胞の染色体にしっかりと包み込まれているが、染色体の尖端には、テロメアと呼ばれる小さな保護キャップがついており、ＤＮＡを安定させ、ほつれや損傷から保護する働きをしている（このため、テロメアは靴ひもの先についているプラスチック製のアグレットにしばしば例えられる。たしかに形から見れば、うまい例えかもしれないが、テロメアが人の生存にとってどれほど重要かを考えると、やや詩趣には欠けている）。テロメアは、私たちが生まれたときは長くて丈夫だが、慢性的なストレスによって摩耗するとされており、人生を通して徐々に短くなっていく。テロメアが短くなると、細胞の正確な複製能力が低下する。また、十分な長さがなくなれば、細胞分裂がまったくできなくなる可能性もある。

同じ年齢の人どうしでも、炎症やストレスなどの生活習慣要因によって、テロメアの長さは異なる。そして、その長さによって、人の寿命や病気のリスクを予測できると考えられている。レビーのステレオタイプ・エンボディメント理論によれば、老化に対してネガティブな期待を持つ人は、このテロメアが短くなるはずであり、そして実際に、短いことがわかっている。

また、私たちの加齢観が、ストレスや炎症などを通じて、染色体の中に隠れている個々の遺伝子の発現にも影響を与えることがある。各細胞内では、個々の遺伝子を「オン」にしたり「オフ」にしたりできる小さな物質がＤＮＡにくっついている。このスイッチによって、細胞がどのタンパク質を産生し、最終的にどう機能するかが決まる。

私たちが歳をとるにつれて、この「オン」「オフ」で特定のパターンが多くなるとされており、そのパターンの変化が、例えば病気にかかりやすくなるなどの、加齢に伴う多くの変化を引き起こすと考えられている。重要なのは、ネガティブな加齢観を持つ人ほど、こうした加齢に伴う特徴的な変化をより多く示し、ポジティブな加齢観を持つ人ほど、「エピジェネティック老化時計」〔訳注：ＤＮＡのメチル化レベルに基づき生物学的な年齢を測る計算モデル〕の進みが遅いということだ。

だからこそ、ポジティブな加齢観を持つ人は、たとえ高リスクなＡＰＯＥ遺伝子型を持っていたとしても認知症になりにくいのではないか、というのがレビーの見立てである。ストレスが悪化すると、ネガティブな加齢観を持つ人はエピジェネティック（後成学的）な変化が起こり、遺伝子の作用が強まる（つまり、病気にかかりやすくなる）のに対し、ポジティブな期待を持つ人は、その作用が抑えられるのではないかということだ。

なお、その変化の中には、元に戻せるものもある。例えば、テロメラーゼという酵素は、染色体の先端にあるキャップを修復するのに役立つことがわかっているが、この酵素を活性化させると、早期老化の影響の一部を巻き戻すことができるようだ。おそらく将来的には、細胞を損傷から守ってくれる薬が見つかることだろう。だが、とりあえず当面は、より健康的な生活を送り、老いるとはどういうことかという考え方を変えることで、少なくとも衰えるスピードを緩められることは間違いなさそうだ。

年齢は単なる数字なのか

加齢がもたらす真の限界を見直すために、先のパディ・ジョーンズのような人物を、もう何人かご紹介しよう。私たちが人生の終盤に達成できることに関する、社会の年齢差別的な想定を覆した人たちだ。

まずは、日本の稲田弘《ひろむ》を取り上げたい。彼は退職後に水泳、ランニング、サイクリングを始め、その後、初めてトライアスロンに出場した。トライアスロンという競技にすっかりのめり込んだ彼は、やがてハワイ島カイルア・コナで開催される「アイアンマン」世界選手権に挑むまでになる。水泳３・86キロ（２・４マイル）、自転車１８０・25キロ（１１２マイル）、そしてフルマラソン42キロ（26・２マイル）を連続でこなす、究極の耐久レースだ。稲田はこの大会に出場するため、非常に過酷なトレーニングのスケジュールを組んだ。毎朝４時半に起床し、６時にジムに到着。トレーニングは日が暮れるまで続くこともめずらしくなく、休みは週に１日だけだ。

２０２０年までに、稲田はアイアンマンを計３回、16時間50分前後で完走している。アイアンマン大会のゴールにたどり着くだけでも、どの年代の人にとっても驚くべき偉業である。しかし、稲田がトレーニングを始めたのは、なんと60代。ＮＨＫ放送記者の仕事を定年退職してからだった。その数年後にトライアスロンに初挑戦し、アイアンマン大会には80代前半から出場しはじめた。最新の完走記録は、あと１か月余りで86歳の誕生日を迎えようとしていた２０１８年のものだ。

主観年齢に関する研究からも予想できるように、稲田は若々しい考え方を保っており、並はずれた偉業を成し遂げるうえで、年齢を障壁とはとらえていない。彼は70歳になっても自分のことをとても若いと感じていたと言い、トレーニングがその後の衰えを食い止めるのに役立っていると語っている。

同じく驚異的なのが、スイス人ランナーのアルバート・ストリッカーだ。彼はスイスのバーゼルで開催されたウルトラマラソンを、なんと95歳で走りきっている。稲田と同様に、ストリッカーも65歳で退職してから走りはじめ、90歳になって初めてフルマラソンに挑戦した。彼のトレーニングは、平日毎日５〜10キロのランニングだ。バーゼル大会は、12時間の時間内にどれだけ走れるかを競うものだったが、ストリッカーの総走行距離は約53キロ（33マイル）に及んだ。この年齢でこれほど過酷な運動をすると、体に相当深刻な損傷を負うだろうと思うかもしれない。ところが、チューリッヒ大学プライマリーケア研究所のビート・ネクトルが医学的検査をおこなったところ、ストリッカーの体は、大会から５日以内に完全に回復していた。

もっとも、ジョーンズ、稲田、ストリッカーらが、若手エリート選手たちの記録を邪魔することは当面ありえないだろう。年齢を除く条件がすべて同じであれば、若い体のほうが有利なのは間違いない。それでも、この３人は、人生の終盤に差しかかっても並はずれた体力、そして極限の耐久力を発揮するのは可能だということを体現してくれている。

ネクトルが男性ウルトラマラソン走者の記録を分析したところ、年齢が10歳上がるごとに、パフォーマンスは約８パーセントずつ低下していた。ただし、高齢のアスリートたちが、より競争力を高め、より良いトレーニング法を見つけるにつれて、その低下幅は縮まっていく可能性がある。例えば１９８０年代のアイアンマン大会の記録を見ると、60〜64歳の出場者は、40代未満の出場者の約60パーセントの能力で競っていたが、現在では70パーセント以上にまで向上している。実のところ、人が老年期までどれだけ体力を維持できるのかについては、まだ解明には至っていない。そもそも、高齢で肉体を極限まで追い込もうとする人がほとんどいないからだ。しかし、年齢を重ねても一般的に考えられているよりはずっと高い潜在能力を保っているという証拠は、十分すぎるほど揃っている。そしてこの傾向は、それほど極端なアスリートではない人びとに関する研究結果とも一致する。適切なケアを受け、正しい生活習慣と正しいマインドセットを取り入れれば、多くの人が思っている以上に、人間の体は老化に強いことが示されているのだ。

　老化による認知的な影響を評価するには、平均的な引退年齢に達してから驚くべき創造性の爆発を見せた芸術家たちを何人か取り上げる必要があるだろう。まずは、ペネロピ・フィッツジェラルドだ。彼女は教師を含むさまざまな職歴を経て、60歳で初の小説を発表し、その2年後にブッカー賞を受賞した。さらに、80歳のときに、彼女の最後の小説となる『The Blue Flower(青い花)』で全米批評家協会賞を受賞している。この作品は、彼女の最高傑作との呼び声も高い。『ザ・ニューヨーカー』誌の批評家ジェームズ・ウッドは「彼女は歳を重ねるごとに、より優れた作家になっていくのがわかる。より真剣で、より広がりがあり、より自信に満ち、よりしなやかな作家に」と評している。前述したマーティン・エイミスが語っていた創造性の枯渇とは、あまりに対照的である。

　視覚芸術の分野では、パブロ・ピカソとアンリ・マティスも、晩年に新たなインスピレーションを得た画家たちだ。ピカソは60歳前後で陶芸に転向し、絵画、版画、彫刻を融合させた作品を３５００点以上も生み出した。一方マティスは、ハサミと紙を手にし、驚くような「切り絵」の制作に乗り出した。彼はこれを「色彩を切り出す」と表現している。彼の残した切り絵作品は、今でも彼の名高い作品の一部となっている。

こうした驚異的なストーリーの数々は、心に留めておくだけでも価値がある。マインドセットの変化によってであれ、生活習慣の見直しによってであれ、自分には老化をコントロールする能力があるのだと認識すること自体が、老化に関するネガティブなステレオタイプから身を守る、ある種の魔よけのような働きをしてくれるからだ。

２０１８年に発表された、コロンビア大学のデビッド・ワイスによる研究を見てみよう。この研究は60〜90歳の人を対象としたもので、最初に被験者に対し、次のような本質主義的な見解を支持するかどうかを確認している。

人の能力は、その人の年齢によって、生物学的に決まっている部分が大きい。

また、老化は外的影響を受けるプロセスだととらえているかについても、次のような文章に賛成するかどうかで確認した。

人生のどの時点にいても、自分の老化に、いつでも影響を与えることができる。

注目してほしいのは、これらの考え方が、必ずしも老化に対する「良い」あるいは「悪い」という見方を含んでいるわけではなく、単純にコントロール可能かどうかを表している点だ。

文章の評価が終わると、今度は認知症や体の障害に関する質問からなるクイズに答えてもらった。これは、高齢者に対する典型的なステレオタイプを呼び起こすことを意図したものだ。最後に、被験者に記憶力テストを受けてもらい、ストレス反応を測定した。その結果、老化は生物学的に避けられないと考えていた人たちのほうが、認知症クイズで植えつけられたネガティブなステレオタイプの影響をはるかに受けやすく、記憶力テストでより大きなストレスを感じ、成績も低かった。考えてみれば当然だ。自分の生物学的な変化は自分ではどうしようもないと思い込んでいれば、自身の衰退について考えるのは、ずっと恐ろしいことになるだろう。

それに対し、自分の運命はある程度コントロールできると考えていた人たちは、正反対の反応を示していた。虚弱や衰えのイメージを持つよう仕向けられた後のテストでも、より良い成績をおさめる傾向があったのだ。自分には物事をコントロールする力があるという感覚によって、自分は老化に関する悲観的予測の例外であることを確信でき、ネガティブなステレオタイプに抵抗しようとすることで、良い成果を出す活力が生まれたのだろう。

歳を重ねた先には、マーティン・エイミスなどによる陰鬱な描写よりも、ずっと明るくエキサイティングな世界が待っている。それを理解するのに、アイアンマン競技のアスリートや文学賞の受賞作家、多作な芸術家などになろうと野心を燃やす必要はない。そうした偉人たちのストーリーは、ただ、人はここまでなしえるのだという究極の限界を示してくれているのだ。私たちが「どう老いるか」というのは、私たちの力の及ぶ範疇にある。そのことを覚えていればいるほど、社会から突きつけられるネガティブな期待に立ち向かい、自分で自分の道を選びとることが容易になる。先の稲田弘は２０１９年に『ジャパンタイムズ』紙に対し、「自分も若い世代と同じことができるんだということを皆さんに知ってもらい、励みにしてもらえれば」と語っている。

人生の秘薬

　こうした加齢に関する期待効果の認識を広めるのは、急ぐに越したことはない。２０１５年の段階で、60歳以上の人口は世界全体で約９億１００万人にのぼり、総人口の12・３パーセントを占めていた。その数は２０３０年までに14億人（世界人口の16・４パーセント）、２０５０年には21億人（世界人口の21・３パーセント）に増加すると推定されている。そして、現在の診断率に基づけば、今世紀半ばには、１億５２００万人もの人びとが認知症にかかっている計算となる。

　昨今の医師たちは、寿命に対して、健康寿命（重篤な障害や病気がない状態で生活できる期間）の話を持ち出すことが多い。単に生存年数を延ばすのではなく、病気をせずに健やかな人生を送ることが大切だとする考え方だ。しかし、加齢のプロセスに対する期待を高めることで、驚くべきことに、その両方の年数を増やせる可能性がある。科学者たちが、この知見の最善の応用方法について、大規模な研究をおこなっているのも当然のことだろう。

　前出のベッカ・レビーは、年齢差別の影響に関する継続研究の一環で、61歳から99歳の高齢者を招き、シンプルなコンピュータゲームをプレーしてもらった。ゲームでは、画面上に年齢に関連するポジティブな言葉（「賢い」「元気」「創造的」など）を一瞬ずつ映し出した。被験者はそれらの単語を意識的に知覚することはできなかったが、そのメッセージは吸収したようだった。週1回、計4週間のセッションだったが、その期間を通して、被験者の老化に対する考え方に有意な改善が見られたのだ。しかも、新たに獲得した楽観的な見方によって、より活発に動き回るようになったり、歩き方や姿勢が若い人に近づいたりと、身体的な健康度もいちじるしく向上していた。驚くべきことに、この暗黙のメッセージによる恩恵は、計6か月にわたり週3回体を軽く動かすことを推奨する運動療法と比較しても、その効果をしのいでいたのである。

レビーの実験は、人びとの期待や、それによる恩恵に変化をもたらすうえで、無意識への働きかけが、いかに強力に作用しうるかを示す重要な証拠でもある。こうした結果を受けて、特定の映画やテレビ番組に同様の働きかけを取り入れることはできないかと考える研究者もいるが、その場合は、サブリミナル操作に対して不快感をいだく人びととの対立は避けられないだろう。

だから、ひとまずは、こうした暗示的な働きかけよりも、意識的な変化を目指すのが現実的かもしれない。そうした介入策の中でも最も魅力的なのは、老化に関するステレオタイプについての教育と、体を動かす運動のような、ほかの活動とを組み合わせるものだ。これを使えば、人びとは自分の能力をみずから試し、自分の期待や思い込みが自分の人生に制限をかけていたかもしれないという経験に基づく証拠を得ることができる。

しかも、その効果は絶大なようだ。例えば、ある研究では、ロサンゼルスの高齢者たちに週に1回、老化する体と脳に潜む物理的な潜在力や、ネガティブなステレオタイプがそれを阻害している可能性に関する講義をおこない、講義後にその学びを強化するため、1時間ジムで運動のレッスンをおこなった。介入期間の終了後、被験者の移動能力は飛躍的に向上していた。歩数計の数値によれば、1週間あたり平均で24パーセントも増加していたのだ。重要なのは、身体的な効果が、老化に対する考え方の変化と連動していた点だ。考え方がポジティブになればなるほど、より活動的になっていたのである。また、被験者からは、日常生活がよりスムーズになった、関節炎などによる慢性的な痛みが軽減した、といった報告も上がっていた。

その後も同様の結果が、多くの集団で何度も再現されている。中には、介入を終えてしばらくしてからも、被験者の運動量が増えつづけ、最終的に倍増したケースもある。この結果は、老化に関する期待や思い込みに働きかけない、通常の運動療法による効果をはるかに上回っていた。改善の正確な理由を切り分けるのは難しいが、その介入が「ステレオタイプ・エンボディメント」の心理的、行動的、心身相関的要因すべてに作用したのだと考えられる。被験者のポジティブな期待によって、加齢に関するストレスが緩和され、身体的、精神的な感じ方が改善したことで、結果的に、より運動をしやすくなったのだろう。

理想を言えば、こうした介入は、すぐにでも世界中の医療サービスで実施されることが望まれる。それまでは取り急ぎ、自分の考え方を少し批判的に見直してみることから始めるとよいだろう。もし、何らかの活動をおこなうのに自分は歳をとりすぎていると感じたら、その根拠を疑ってみよう。それは、いま自分が実際に感じている身体的な困難から来る考えだろうか。あるいは、他人のメッセージに影響されてはいないだろうか。

今こそ、自分のコンフォートゾーンから抜け出して、以前は試す勇気がなかった新たな活動に挑戦してみるときではないだろうか。認知機能の低下に関しては、中高年になってから新しいスキルを身につけようとすると、記憶力や集中力の維持に役立つだけでなく、自分の能力に自信が持てるようになることで、ネガティブな期待がくつがえり、好循環が生まれるという証拠が十分に揃っているのだ。

　私がサルサダンサーのパディ・ジョーンズに直接話を聞いたとき、彼女は慎重に言葉を選びながら、自分の健康は運のおかげかもしれないと強調していた。しかし、多くの人びとが、黄金時代ともなりうる老後における自身の能力について、必要以上に悲観的な見方をしているという点には同意し、その見方に疑問を持ってほしいと勧めていた。ジョーンズは有名になってから、彼女から刺激を受けて新しいことに挑戦できたというメッセージを山のように受け取ったのだという。ほかの人たちもぜひ、その人たちの後に続いてほしいというのが、彼女の願いだ。「何かやりたいと思うことがあって、それが自分を奮い立たせてくれるなら、ぜひやってみてください！　もしできないとわかったら、またほかのできることを見つければいいんです」

　年齢や老いに対する考え方を見直すことは、例えば退職のような、人生の重大な節目を迎えるときには特に重要になる。パディ・ジョーンズや、超耐久アスリートの稲田弘、アルバート・ストリッカーらは、みんな、元々の職を退いてから、それぞれのスポーツを始めている。多くの人びとが老化について悲観的に考えはじめる時期に、あえてそうした考え方に立ち向かい、みずからの能力を証明しつづける道を見いだしたのだ。老後に向けて壮大な野心をいだいている人も、ささやかな夢を心に秘めている人も、誰もが彼らの経験から学ぶことができるだろう。

老いなき社会？

２０１９年11月、私は幸いにも、サルデーニャ島東岸のヌーオロ県を訪れる機会に恵まれた。けわしい山々が地中海から急傾斜で屹立《きつりつ》し、谷間に点在する小さな村や町に20万人の住民が暮らしている。今も、ヤギや豚の飼育が主な生計の手段だ。

かつてはノーベル賞作家グラツィア・デレッダの出生地として最もよく知られていたヌーオロだが、現在では、１００歳以上の人口の割合が世界で最も高い地域の一つとしてのほうが有名かもしれない。人口比で換算すると、ヌーオロにおける１００歳以上の人数は、サルデーニャ島の他地域の約３倍、米国と比べると10倍にもなる。

その驚異的な長寿については、多くの科学的な理論が存在する。サルデーニャ島の人びとは、歴史上の長い期間そこで孤立してきたために、独特の遺伝的プロファイルを持っているとされている。しかし、これまで見てきた通り、遺伝子だけで運命が決まるわけではない。２０１８年の研究によると、寿命の違いをもたらす要因のうち、遺伝子に起因する部分は、わずか7パーセントに過ぎないことがわかっている。その他の要因としては、まず食事がある。現地の食事は、質素だが栄養価が高く、細胞の損傷を防ぐことが知られる抗酸化物質が豊富に含まれている。また、運動も関係しているようだ。70代、80代になっても牧畜の仕事を続けている人たちがいる。

しかし、期待効果の影響力に関する知見を踏まえると、サルデーニャ島民の並はずれた寿命の長さは、文化によるところが大きいのではないかと思わずにはいられない。このコミュニティでは、年配者に対して多大な敬意が払われているからだ。同島のアルザーナという小さな町の医師ラファエレ・セストゥも、同じ見解を示している。これまで何十人もの百寿者を診てきた彼によると、そのほとんどが、高齢になっても一家の長として周囲の人たちから畏敬の念を向けられているのだという。「自分には役割があることを知り、自分の存在意義を信じている人は、より良い人生を送り、より楽々と１００歳を越えられるのです」と、彼は私に語ってくれた。

残念ながら、南北アメリカ大陸、欧州、アジアの多くの先進国では、その姿勢が欠けているように思われる。異世代が共に暮らす家庭がどんどん減り、高齢者が、家族の大切な一員というよりも、重荷として扱われることが多くなっているのが現状だ。このような考え方は、祖父母の世代だけではなく、その子どもや孫にも不利益をもたらす。若い人たちが年長者と日常的に接していると、老いに対してよりポジティブな見方ができるようになることが、さまざまな研究で明らかになっているからだ。高齢者との関わりがあった子どもたちは、大人になり中年に達したときに、みずからの経験から、健康的な老いとはどういうことかを思い出すことができる。一方、その経験を持たない人たちは、メディアが提示する年齢差別的なステレオタイプに流されやすくなる。人は、特定の層の人たちと定期的に接していないと、その層を馬鹿にしたり、軽んじたりしやすくなる傾向がある。医療が発展して寿命が延びたにもかかわらず、そのほかの社会的な変化によって、たくましい長寿者のことを、大切に敬うべき対象ではなく、厄介者と見なすようになってしまったのは、なんとも悲しい皮肉である。

ヌーオロのように年齢が強みと見なされる場所は、昔よりもずっとめずらしくなってしまったかもしれないが、めずらしいままにしておく必要はない。個人レベルでは、自分より年上や年下の人たちと親しくなり、世代間の架け橋となろうとすることもできるかもしれない。だが社会としては、人種差別や同性愛嫌悪などの偏見と同じく、年齢差別にも、もっと踏み込んで取り組む必要があるだろう。私たちは、年齢に基づくステレオタイプを漫然と用いるたびに、致命的な病原体をまき散らしているようなものだ。それは他人を害するばかりか、いつかは自分に跳ね返ってくる。

老化にまつわる期待効果については、このまま有害な考え方を持ちつづけるか、あるいはそれを変えようとするかという選択肢を、誰もが持っている。そして、行動するなら今だ。自分や自分の愛する人たちの命は、文字通り、その行動にかかっているかもしれないのだ。

考え方のヒント……加齢と老化について

■若さを理想化するのではなく、経験や知識、感情を制御する力や意思決定力など、長く生きることで得られる、あらゆるものに目を向けよう。

■加齢から連想しがちなことの多く（肉体的な衰えなど）は、自分である程度コントロール可能であり、より健康的な生活習慣によって改善できるということを覚えておこう。

■病気を年齢のせいにするのはやめよう。年齢のせいにすると、病気の悪化は避けられないという考えが固まってしまうからだ。老化についてポジティブに考えている人は、ネガティブな期待を持っている人に比べ、病気から早く回復する傾向がある。

■パディ・ジョーンズや稲田弘のように、社会の期待や思い込みに立ち向かってきた、良きロールモデルを探してみよう。

■自分のメディア消費について自覚的でいよう。映画やテレビ番組の多くは、高齢者に関する否定的なステレオタイプを助長している。老いについて慎重に配慮した物語やドキュメンタリーを観るようにするか、少なくともメディアに接する際は、より批判的な視点を持つようにしよう。

■若年層・中年層の人は、自分よりも高い年齢層の人たちと関わりを持つようにしよう。それだけで老化に対する期待を向上させられることが、研究でも示されている。

おわりに――人生を変える三つの戦略的アドバイス

ここで今いちど、米国のモン族移民を襲った、「ダブ・ツォグ」を原因とする夜間突然死症候群に話を戻そう。この現象が最も危機的だった1980年代には、死が差し迫っていると信じるだけで実際の死亡リスクが高まる、などというのは信じがたいことだった。しかし、そうした予測の有害性は、21世紀に入って明らかになってきた、期待効果とその威力に関する最新の知見と完全に一致するものだ。

この研究に触発されて、すでに行動を起こしている医師たちもいる。例えば、カリフォルニア州にある医療機関マーシー・メディカル・センターでは、その地域で大きな割合を占めるモン族コミュニティへの治療の改善を図るため、積極的にシャーマンと連携している。

きっかけは、腸の壊疽《えそ》で瀕死状態だった、あるモン族男性の事例研究だった。どんな治療を施しても効果が見られない中、彼の回復を願う同じコミュニティの人たちから病院スタッフに、モン族の治療師に診せることを許可してほしいとの依頼があったのだ。最終的に病院側が折れて、シャーマンが儀式（悪霊を追い払うために、病室のドアの上部に剣を掛けるなど）をとりおこなった。すると、当初の予後予測に反して、男性は完全に回復し、地元のモン族コミュニティの活発なメンバーとして復帰を果たした。

「医師たちはときおり、このような『奇跡』に遭遇します。ですが今回のケースは、儀式の力を本当の意味で示すものでした。治療というのは、医療だけの問題ではなく、人間そのものに関わることなのです」と、マーシー・メディカル・センターの広報担当者は語っている。

同センターはその後、１４０人のシャーマンに対し、院内で医師のそばについて、儀式の力で標準的な医療手順をサポートしてもらうためのトレーニングをおこなっている。この方針によって、より多くの人びとが治療を求めて同センターを訪れており、そして、私が関係者から聞いた話によると、そのことが患者の治療に対する反応性の向上にもつながっているようだ。

＊＊＊

ここまで本書をお読みいただいた皆さまには、私たちがいかに自分の持つ期待や信念によって形づくられているかが、よくわかっていただけたのではないかと思う。ご紹介した事例は、どれも一見、奇跡的なことのように思われるかもしれないが、こうした現象は、どんな信仰を持つ人にとっても、あるいは宗教を持たない人にとっても、驚くほどありふれたものなのだ。

手術を受けるとき、健康や体力を維持しようとするとき、長期的なストレスに対処するとき、大変な重圧のもとで働かなければならないとき——どんな状況においても、その状況に対する自分の心理的・生理的な反応を形成しているのは、自分の期待や信念である。

私たちの脳は、過去の経験や、他者の観察、文化的規範などをもとに、物事の予測を立てるよう進化してきた。この予測プロセスが、私たちの現実認識の根底をなし、心と体をあらゆることに対処できる状態に整えている。そして、本書で明らかにしたように、私たちはそうした期待や信念を再評価することで、自己成就的予言を生み出すことができる。

期待効果に関する認識が広がっても、私たちの社会全体が現在直面している、そして今後も間違いなく直面することになる、大きな課題の重要性が減じることは決してない。そのことは、全章を通じて明確にしようとしてきたつもりだ。経済的な不安や社会的な不正は、ただ強く願うだけで解決することはできない。期待効果は、私たちが遭遇するあらゆる問題に対する万能薬ではないのだ。ただし、そうした諸問題に対し、自分自身のレジリエンスを高めるための有用なツールとして、期待効果を活用することはできる。うまく使えば、真の変化をもたらす力を得て、逆境に負けずに前進できるかもしれない。

理想としては、期待効果の実践を習慣化できれば一番よいだろう。そうすれば、何をしていても、どんな新しいメッセージに出会っても、その前提を掘り下げ、疑問を持ち、合理的な根拠がないのにうっかりネガティブな自己成就的予言を生み出そうとしてしまっていないかを考えることができる。私も、初めて抗うつ薬の副作用がノセボ効果のせいだったと気づいて以来、このアプローチを実践してきたことで、間違いなく人生が変わったと実感している。期待効果について知ったことで、食べ方や運動方法が変わり、睡眠への意識が変わり、加齢に対する考え方が変わった。本書の大部分は、新型コロナウイルス感染症のパンデミックのさなかに執筆したが、ロックダウンが続く中、孤独やストレスに対処するうえで、本書で取り上げたさまざまな手法に救われたことも、しばしばあった。

この脳に関する画期的な知見が、あなたの人生においても同じように実り多いものとなれば幸いだ。もしかすると、もうすでに効果は出はじめているかもしれない。知識は力であり、期待効果の科学やそれがもたらす結果について読むだけでも、マインドセットが変わり、人生に目に見える変化が起きる可能性があるのだ。しかし、こうした研究の一部は、なかなか実践が難しいと感じる人もいるかもしれない。そんな方々に向けて、自分の型から少しずつ抜け出すための戦略として、三つのテクニックをご紹介したいと思う。本書ですでに取り上げたすべてのアドバイスと同様に、この最後の三つも、やはり確かな科学的証拠に基づいている。これらを組み合わせることで、多くの問題に対処することができるはずだ。

自分の脳は「発展途上」であることを忘れないようにしよう。

まず、「神経可《か》塑《そ》性」の話から始めよう。これは、脳が変容したり配線を再構成したりする力のことで、それ自体が、期待効果の影響を受ける可能性がある。

神経科学の黎明期には、脳は静的なものと考えられていた。子どもの脳にはある程度の柔軟性があるにしても、思春期を過ぎると神経を変化させる力は失われ、能力や性格を変えることはかなり難しくなる、というのが定説だった。近代神経科学の父とされるサンティアゴ・ラモン・イ・カハルは１９２８年に、「成人の中枢神経経路は固定され、完成され、不変である」と記している。これが本当なら、身につけてしまった思考習慣は元に戻せないという、実に残念な知らせである。実際、私が期待効果について論じていても、一部の懐疑的な人たちから、私たちは特定の方法で世界を見るように脳が「配線」されているのではないか、ある種の期待や思い込みは、もはや変えようがないほど深く根づいているのではないか、といった質問が挙がる。

しかし幸いにも、私たちは自分を変える力について、あまり悲観的に考える必要はないことがわかっている。神経科学者による緻密な研究によると、脳の配線は絶えず変化しており、神経接続の一部が強化されたり、刈り込まれたり、時には状況に合わせてまったく新しいネットワークが追加されたりすることもあるのだという。その最たる例として、生まれつき耳が聞こえない人や目の見えない人が、人工内耳や網膜インプラントに適応できるようになるのも、このプロセスのおかげだ。脳は最初のうちは新しく入ってきた情報を理解できないが、すぐに配線を調節して、音や映像を構築できるようになる。それほど劇的な例ではなくても、いわゆる神経可塑性というのは、私たちが新しいスキルを身につけるときにも必ず起きている。神経症的な傾向や内向性など、かつては変えられないものと思われていた性格の特性も、一生のうちに変わる可能性があるのだ。

あなたが今どんな状況にいようと、あなたの脳は、思っているよりもずっと柔軟に変わるかもしれない。そして、ある種の考え方を持てば、そうした変化を起こすことが容易になる。スタンフォード大学のキャロル・ドゥエックは、人の思考タイプには2種類あり、自分の能力は固定的で変わらず、何かが得意か苦手かのどちらかであると考える人と、生まれ持った才能とは関係なく自分の能力は伸ばせると信じている人がいることに気づいた。一般的に、後者の「成長マインドセット」を持つ人のほうが、前者の「固定マインドセット」を持つ人よりも、成長や上達が早い傾向がある。

この成長マインドセットは教育の分野ではよく知られているが、現在では、脳の可塑性に関する理解が、ほかの多くの分野における個人的成長にも広く役立つことが明らかになってきている。例えば、うつや不安を抱える人の中でも、固定マインドセットを持つ人よりも成長マインドセットを持つ人のほうが、認知行動療法などの治療効果を得やすいことがわかっている。こうした研究結果を踏まえ、研究者たちは、多様な場面で成長マインドセットを促進するための介入策を模索している。その中で、単に脳には変わる力があることを人びとに教えるだけでも、現在の思考習慣にとらわれる必要がないという気づきにより、心身の健康が改善することがわかっている。

もしも特定の期待効果を取り入れようとして行き詰まっている場合や、物事をより生産的で前向きな方法でリフレーミングするのに苦労している場合は、ぜひ自分の脳の可塑性について思い出してみてほしい。自分は何度も何度も同じ罠にはまる運命なのだと決めつけるのではなく、世界の新しい見方を学ぶにつれて、脳の配線が組み変わっていくところをイメージしてみよう。すでに何らかの変化を経験しているほうが成長マインドセットを受け入れやすいため、まずは小さくて達成可能な目標に集中して、自分の自己変革力を実感してから、徐々に目標を大きくしていくのがよいだろう。その過程で失敗したとしても、それを有益な学びの機会としてとらえることが大切だ。

何しろ、あなたはこれまでの全人生をかけて、現在の世界観を築き上げてきたのだ。ポジティブな変化を起こすのにある程度の時間がかかるのは、ごく当然のことである。成長マインドセットについて研究しているあるチームの言葉を借りれば、「誰もが、脳は発展途上」なのだ。

外からの視点を取り入れよう。

この成長マインドセットを持っている人でも、特に困難の渦中では、期待効果を取り入れるのが難しい場合もあるかもしれない。痛みや不安、疲労をリフレーミングするというのは、理論的には簡単に聞こえても、すでに苦痛の中にあり、自分を保つのに必死なときには、実践するのはずっと難しくなる。

そのような状況で、まず忘れてはならないのは、不快な感情を「無視」しようとする必要はないということ。それは大変な難業であるうえに、むしろ逆効果だからだ。感情そのものを直接的に変えようとするのではなく、その感情の意味や、結果に関する思い込みを見直すことで、期待は効果を発揮するのだ。例えば、痛いという感覚を無理に抑え込もうとするのではなく、体が治ろうとしている証拠だと自分に言い聞かせたり、ストレスを感じながらも、不安は活力源だと思い出したりするとよいだろう。どちらの場合も、感情自体を否定したり飲み込んだり改めたりすることなく、ただ考え方を変えることで、より健康的な体の反応を引き出せるはずだ。

そのリフレーミングをやりやすくするために、ミシガン大学の心理学者イーサン・クロスが提唱する「セルフディスタンシング」（自分自身と距離を置くこと）という手法を試してみるのもよいかもしれない。クロスの研究によると、私たちは往々にして感情との距離が近すぎて、自分の状況について客観的に考えることができず、感情に引っ張られて不幸で恐ろしい思考を何度も反芻するうちに、さらに気分が落ち込んだり、冷静さを失ってしまったりする。そこに、強制的に外的視点を取り入れることで、誰でもそのネガティブな反芻思考を断つことができるのだという。

セルフディスタンシングには、たくさんのやり方がある。数か月後や数年後の未来から、いま起きている出来事を振り返っているところを想像してみたり、あるいは第三者として自分の体の外から状況の展開を見守っているイメージを持ったりすることもできる。私が個人的に最も役に立つと思うのは、同じ状況に置かれている友人にアドバイスをしているところを想像する、という手法だ。

このようなセルフディスタンシングの手法を取り入れることで、さまざまな状況において徐々に苦痛がやわらいでいき、状況をより前向きにリフレーミングできるようになるという証拠が数多く出てきている。例えば、人前で話すといったストレスのかかる状況において、セルフディスタンシングを実践した人は、その状況を、恥や失敗を招く潜在的な脅威としてではなく、ポジティブな挑戦や、自分の能力を証明するチャンスとしてとらえる傾向が強くなることがわかっている。本書で見てきた通り、そのような心の変化は、体のストレス反応を、より健全なものに変えてくれる。

もちろん人前でのスピーチは、セルフディスタンシングの多くの活用例のうちの一つに過ぎない。ほかにもさまざまな場面で、ネガティブな反芻から、より建設的な状況の再評価へと思考をシフトし、自己変革を起こすための非常に有用なツールとなることが証明されている。例として、もし私が病気による痛みの感覚をリフレーミングしようとするなら、同じ苦痛にさらされている友人をどのように励ますかを考えるだろう。その場合、現実的な回復の可能性や、治療のメリットについて、相手に思い出させようとするかもしれない。

そうした発想は、状況から少し距離を置くことで、ずっと言葉にしやすくなる。老化に関する見方についても同じで、自分自身とではなく、他人と対話しているところを想像すると、将来への悲観を積み上げる代わりに、歳を重ねても広がっている機会について、力説しようとするだろう。

どんな期待効果を取り入れようとする場合でも、少し時間をとって、こうしたセルフディスタンシングを実践すると、より建設的な思考の型が身につくことで、自分の先入観に気づいたり、思い込みをより健全な考え方に当てはめたりしやすくなる。

自分に優しくあろう。

私からの最後のアドバイスは、自責感に関するものだ。「予測マシン」に関する知見や、リフレーミングなどの手法を使って自分の反応を変えられるといった話は、感嘆するほどすばらしいものである一方で、その知識が罪悪感や自責の念を招いてしまう危険性もある。例えば、スピーチの途中で緊張に負けてしまったときに、「ストレスは力を奪うものだと考えてしまった自分のせいだ」などと考えたり、疲れきってあと1時間も頑張れそうにないのは「意志力に関するマインドセットが間違っていたからだ！」、昔ほど体力がないのは「自分のことを年寄りだと思い込んでいるからだ！」などと、自分を責めたりしてしまうかもしれない。

そのような考え方は、私自身や、期待効果について探求している科学者たちの見方とは、あまりにもかけ離れたものであり、そうした発想が広まってしまうことほど不本意なことはない。どんなツールにも言えることだが、本書で取り上げた手法も、人や状況によって、向き不向きがある。特定の手法が自分には合わないと感じたら、気にせず次へ進んでみてほしい。もしいつか準備が整ったと思えたら、また戻って試してみるのもよいだろう。絶対にやってはいけないのは、自分を責めたり、マインドセットを変えられないのは自分がダメだからだと思い込んだりすることだ。

世界中の心理学者たちが、自己変革には「セルフコンパッション」（自分への思いやり）が不可欠だと理解しはじめている。自分への思いやりを持つには、目の前の困難について、自分以外のさまざまな要因が引き起こしている可能性を認識し、受け入れることが必要だ。また、自分と同じ困難に直面している人がたくさんいること、つまり、この苦しみを抱えているのは自分だけではないという事実を認めることも大切なことだ。

「セルフコンパッション」は、それ自体が心身の健康にとって良いものだが、新しい習慣を築いたり人生にポジティブな変化をもたらしたりするための安心感を得られるという点でも、同じくらい重要だ。「セルフコンパッション」には、本書を通じて見てきた再評価法の実践も含まれる。そのコツは、自分の家族にアドバイスするときと同じように、過度に批判的にならずに、改善の可能性を認めることだ。

このように、期待効果を取り入れようとするときには、誰もが自分に対して思いやりの気持ちを持つべきだ。たとえ今は不健全で有害な信念を持っていたとしても、恥じる必要はない。マインドセットを変えるためには、ある程度の苦労は避けて通れない。どんなスキルでもそうだが、永続的な変化をもたらすには、練習が必要なのだ。

期待効果でどんなことを達成しようとするにしても、オープンな心を保ちながら、さまざまな手法を試し、失敗したら許し、成功したら祝福してほしい。自分には自分を変える力があると思えたら——そして自分の失敗をこころよく許す気持ちがあれば——あなたはきっと予言を自己成就させることができる。

シェイクスピアは400年以上も前に、このことを見事に言い得たせりふをハムレットに語らせている。「物事に良いも悪いもない。考え方しだいで良くも悪くもなるのだ」と。それに気づくことができれば、誰もが運命を、自分の手で切りひらくことができるだろう。

謝辞

本書は、多くの方々のご厚意によって生まれた。まずは、初期のアイデアに熱意を示し、全稿を通して巧みで鋭いフィードバックをおこない、制作過程で情熱を傾けつづけてくれたエージェントのキャリー・プリットに感謝を伝えたい。

フェリシティ・ブライアン・アソシエーツのその他のチームメンバーや、米国の版元を見つけてくれたニューヨークのゾーイ・パグナメンタにも大変お世話になった。

担当編集者であるキャノンゲート社のサイモン・ソログッドと、ヘンリー・ホルト社のコナー・ミンツァーには、その才知と優しさに深く感謝している。ふたりとともに仕事ができたのは、とても大きな喜びだった。

また、数多くの不適切な表現に気づいてくれたデブス・ワーナーとヘレン・カー、そしてキャノンゲート社とヘンリー・ホルト社の制作、マーケティング、広報、営業チームの方々、特にビッキー・ラザフォード、キャトリン・シルバーサック、ルーシー・チョウに謝意を表したい。

研究成果を引用させていただいた科学者の方々にも、感謝の意を伝えたい。特に、マインドセットや期待に関する研究について、わかりやすく解説してくださった研究者の方々——お名前のアルファベット順に、モシェ・バー、アンディ・クラーク、ルアナ・コロッカ、アリア・クラム、グレース・ガイルズ、スザンヌ・ヒッグス、ジェレミー・ジェイミーソン、ベロニカ・ジョブ、ヨハネス・ラフェルトン、カリ・

レイボウィッツ、ベッカ・レビー、アイリス・モース、ティモシー・ノークス、キース・ペトリー、クリスティン・ルビー＝デイビス、アニル・セス、ジョン・ストーンに、お礼を申し上げる。また、人生の物語を共有してくれたパディ・ジョーンズにも感謝を伝えなければならない。

　本書の構想のきっかけは、『ニュー・サイエンティスト』誌のケイト・ダグラスから記事の執筆依頼を受けたことだった。私の投げた原案を受けとめ、構想を組み立て、企画を始動させてくれたことに感謝している。リチャード・フィッシャーからは、特に執筆が難航したいくつかの章について、早い段階でフィードバックをもらった。そのコメントのおかげで、「木を見て森を見ず」にならないよう努めることができた。メリッサ・ホーゲンブームとのいつものやり取りでは、私がフラストレーションを抱え、意欲を失っていたときに、すばらしい叱咤激励の言葉をかけてもらい、執筆過程の孤独感から、ずいぶん救われた。

　多くの友人や同僚――サリー・アディ、リンゼイ・ベイカー、エイミー・チャールズ、イーリーンとピーター・デイビス夫妻、ケリー・デインズ、スティーブン・ダウリング、ナターシャとサム・フェンウィック夫妻、フィリッパ・フォガティ、サイモン・フランツ、アリソン・ジョージ、ザリア・ゴーベット、リチャード・グレイ、クリスチャン・ジャレット、キャサリン・デ・ランジュ、レベッカ・ローレンス、フィオナ・マクドナルド、ダミアーノ・ミリリアーノ、ウィル・パーク、エマとサム・パーティントン夫妻、ジョー・ペリー、ミトゥ・ストローニ、ニールとローレン・サリバン夫妻、イアン・タッカー、メレディス・チューリッツ、ガイア・ビンス、ジェームズ・ウォールマン、リチャード・ウェブ、クレア・ウィルソン――にも感謝を伝えたい。

両親のマーガレットとアルバートには、言い尽くせないほどの恩義を感じている。そして何より、本書制作のあらゆる段階で、また人生のあらゆる場面で支えになってくれているロバート・デイビスに心から感謝している。君がいなければ、本書を書き上げることはできなかっただろう。

IMAGE PERMISSIONS

p.21: Cow illusion. From McCrone, J. (1991). *The Ape That Spoke: Language and the Evolution of the Human Mind.* New York: William Morrow & Company.

p.22: Dog, high contrast, unreadable. Courtesy of Nava Rubin. From: Ludmer, R., Dudai, Y., & Rubin, N. (2011). Uncovering camouflage: amygdala activation predicts long-term memory of induced perceptual insight. *Neuron, 69*(5), 1002-14.

p.23: Duck/rabbit. From *Fliegende Blätter*, 23 October 1892.

p.43: Dog, standard greyscale. Courtesy of Nava Rubin. From: Ludmer, R., Dudai, Y., & Rubin, N. (2011). Uncovering camouflage: amygdala activation predicts long-term memory of induced perceptual insight. *Neuron, 69*(5), 1002-14.

p.147: Change in arm strength. Based on: Yao, W. X., Ranganathan, V. K., Allexandre, D., Siemionow, V., & Yue, G. H. (2013). Kinesthetic imagery training of forceful muscle contractions increases brain signal and muscle strength. *Frontiers in Human Neuroscience, 7,* 561.

p.164: Hunger after 'tasty' and 'healthy' choc bar. Based on: Finkelstein, S. R., & Fishbach, A. (2010). When healthy food makes you hungry. *Journal of Consumer Research, 37*(3), 357-67.

p. 268: Self-affirmation reduces gender difference in spatial reasoning. Based on: Martens, A., Johns, M., Greenberg, J., & Schimel, J. (2006). Combating stereotype threat: The effect of self-affirmation on women's intellectual performance. *Journal of Experimental Social Psychology, 42*(2), 236-43.

p.269: Self-affirmation reduces gender difference in physics performance. Based on: Miyake, A., Kost-Smith, L.E., Finkelstein, N.D., Pollock, S.J., Cohen, G.L., & Ito, T.A. (2010). Reducing the gender achievement gap in college science: A classroom study of values affirmation. *Science, 330*(6008), 1234-7.

p.281: Effects of age beliefs on dementia incidence. Based on: Levy, B.R., Slade, M.D., Pietrzak, R.H., & Ferrucci, L. (2018). Positive age beliefs protect against dementia even among elders with high-risk gene. *PLoS One, 13*(2), e0191004.

ブックデザイン　山之口正和（OKIKATA）
本文ＤＴＰ　横川浩之
翻訳協力　株式会社トランネット（www.trannet.co.jp）

BRAIN BOOST（ブレイン・ブースト）
脳《のう》を変《か》える究《きゅう》極《きょく》のマインドセット

2024年7月20日　初版発行

著　者　デビッド・ロブソン
訳　者　中尾由恵
発行所　株式会社 二見書房
東京都千代田区神田三崎町2-18-11
電話　03(3515)2311［営業］
03(3515)2313［編集］
振替　00170-4-2639
印　刷　株式会社 堀内印刷所
製　本　株式会社 村上製本所

落丁・乱丁本はお取り替えいたします。
定価は、カバーに表示してあります。
©Yoshie Nakao 2024,　Printed in Japan
ISBN978-4-576-24052-7
https://www.futami.co.jp/

二　見　書　房　の　本

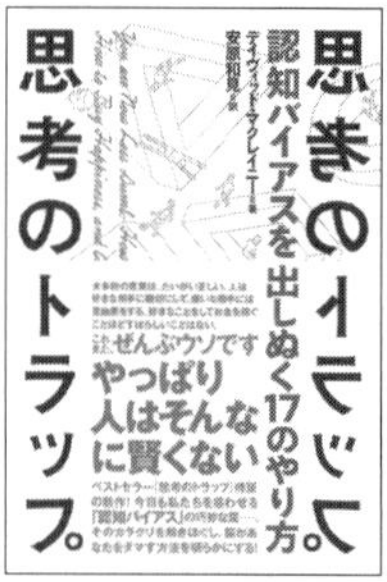

思考のトラップ
認知バイアスを出しぬく17のやり方

デイヴィッド・マクレイニー＝著／安原和見＝訳

「認知バイアス」が仕掛ける巧妙な罠。
そのカラクリを解きほぐし、
脳があなたをダマす方法を明らかにする！

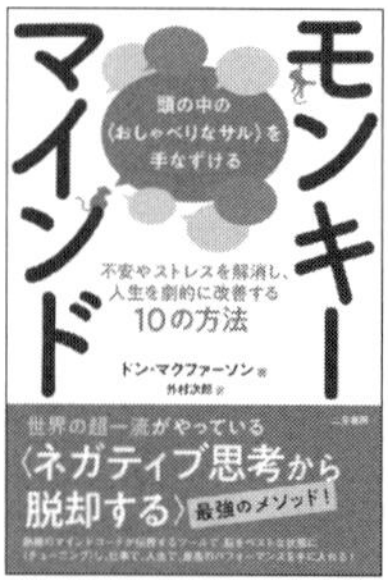

モンキーマインド：
頭の中の〈おしゃべりなサル〉を手なずける
不安やストレスを解消し、人生を劇的に改善する10の方法

ドン・マクファーソン＝著／外村次郎＝訳

世界の超一流が実践！　脳をチューニングして、
〈ネガティブ思考から脱却する〉最強のメソッド！

絶　賛　発　売　中　！